JAMT技術教本シリーズ

第2版

細胞検査技術教本

監修 一般社団法人 日本臨床衛生検査技師会

丸善出版

JAMT技術教本シリーズについて

　本シリーズは，臨床検査に携わる国家資格者が，医療現場や検査現場における標準的な必要知識をわかりやすく参照でき，実際の業務に活かせるように，との意図をもって発刊されるものです。

　今日，臨床検査技師の職能は，医学・医療の進歩に伴い高度化・専門化するだけでなく，担当すべき業務範囲の拡大により，新たな学習と習得を通じた多能化も求められています。

　"臨床検査技師による臨床検査技師のための実務教本"となるよう，私たちの諸先輩が検査現場で積み上げた「匠の技術・ノウハウ」と最新情報を盛り込みながら，第一線で働く臨床検査技師が中心になって編集と執筆を担当しました。

　卒前・卒後教育は言うに及ばず，職場内ローテーションにより新たな担当業務に携わる際にも，本シリーズが大きな支えとなることを願うとともに，ベテランの検査技師が後進の教育を担当する場合にも活用しやすい内容となるよう配慮しています。さらには，各種の認定制度における基礎テキストとしての役割も有しています。

一般社団法人　日本臨床衛生検査技師会

本書の内容と特徴について

　『細胞検査技術教本』は，臨床検査技師を目指す学生から，細胞検査士資格取得を目指す臨床検査技師，さらには細胞診断の現場で実際に手に取って使える実践的な技術書を目指し，2018年に初版が発刊されました。それから6年が経過し，その間，医学・医療の進歩はめざましく，多くの臓器や領域における腫瘍分類の改訂や新しい報告様式の導入が進み，改訂を行う必要性が生じました。

　『細胞検査技術教本 第2版』は，初版同様，細胞検査の基礎，細胞検査標本作製の基礎，スクリーニングの実際，各論，検査室の管理の各章で構成されています。細胞検査標本作製の基礎においては，塗抹・固定法，染色法，免疫細胞化学，セルブロック法，LBC法，細胞転写法，FISH法などの技術について古典的な技術から最近の技法まで触れ，スクリーニングの実際においては，正常細胞の基本形態，異型細胞の見かた，細胞判定区分について記載されています。各論は，婦人科，呼吸器，体腔液，泌尿器，消化器，乳腺，甲状腺，骨軟部，脳神経系（中枢神経系），リンパ・血液疾患で構成されており，腫瘍分類の改訂や新しい報告様式などの情報も追加されています。各領域は，解剖と組織・細胞，標本作製法，おもな病変と細胞像，報告様式で構成され，ポイントや特徴が的確にまとめられており，細胞を見る骨子は初版と変わりません。最後に検査室の管理についても詳細に盛り込まれています。

　現場の第一線で活躍中のわが国でも屈指の細胞検査士が多くの写真や図を用いてわかりやすく解説し，検査実務の参考となる関連知識を深めるための「参考情報」も掲載しています。本書が細胞検査を学ぶ学生から現場で細胞検査を担当している細胞検査士まで，多くの皆様方に活用されることを願っています。

「細胞検査技術教本 第2版」編集部会

編集委員および執筆者一覧

●編集委員

阿部　　仁	がん研究会有明病院　臨床病理センター　細胞診断部	
伊藤　　仁*	東海大学医学部付属病院　病理検査技術科	
澁木　康雄	国立がん研究センター中央病院　病理診断科	
小松　京子	日本臨床衛生検査技師会	
白波瀨浩幸	日本臨床衛生検査技師会	

[*は委員長]

●執筆者

青木　裕志	順天堂大学　人体病理病態学講座
阿部　　仁	がん研究会有明病院　臨床病理センター　細胞診断部
池畑　浩一	がん研究会有明病院　臨床病理センター　細胞診断部
石井　脩平	がん研究会有明病院　臨床病理センター　病理部
伊藤　崇彦	がん研究会有明病院　臨床病理センター　細胞診断部
伊藤　　仁	東海大学医学部付属病院　病理検査技術科
遠藤　浩之	済生会新潟病院　病理診断科
加戸　伸明	東海大学医学部付属病院　病理検査技術科
城戸　貴之	大阪府済生会野江病院　病理診断科
小松　京子	つくば臨床検査教育・研究センター
澁木　康雄	国立がん研究センター中央病院　臨床検査科/病理診断科
白波瀨浩幸	京都大学医学部附属病院　消化器内科
鈴木　彩菜	隈病院　病理診断科
竹中　明美	畿央大学　臨床細胞学研修センター
塚本　龍子	神戸大学医学部附属病院　病理部
平田　哲士	前 千葉病理診断科クリニック
古田　則行	PCL JAPAN　病理・細胞診センター
古畑　彩子	京都大学医学部附属病院　病理部
丸川　活司	北海道医療大学　医療技術学部
三宅　真司	東京医科大学病院　病理診断部
村田　佳彦	筑波大学附属病院　病理部

[五十音順，所属は2024年11月現在]

初版 編集委員および執筆者一覧

● **初版（2018年）**

編集委員 [*は委員長]

青木　裕志	伊藤　　仁*	竹中　明美	古田　則行
小郷　正則	小松　京子		

執筆者

青木　裕志	池畑　浩一	伊藤　　仁	加戸　伸明
小松　京子	白波瀬浩幸	竹中　明美	平田　哲士
古田　則行	丸川　活司	三宅　真司	

［五十音順］

目　次

1章　● 細胞検査の基礎 ― 1
1.1　細胞検査の基礎・・・・・・・・・2

2章　● 細胞検査標本作製の基礎 ― 5
2.1　塗抹・固定法・・・・・・・・・6
2.2　染色法・・・・・・・・・12
2.3　免疫細胞化学・・・・・・・・・20
2.4　セルブロック法・・・・・・・・・23
2.5　液状化検体細胞診・・・・・・・・・26
2.6　細胞転写法・・・・・・・・・28
2.7　蛍光 *in situ* ハイブリダイゼーション法・・・・・・30

3章　● スクリーニングの実際 ― 33
3.1　スクリーニングの実際・・・・・・34

4章　● 各論 ― 37
4.1　婦人科・・・・・・・・・38
4.2　呼吸器・・・・・・・・・67
4.3　体腔液・・・・・・・・・81
4.4　泌尿器・・・・・・・・・95
4.5　消化器・・・・・・・・・111
4.6　乳腺・・・・・・・・・130
4.7　甲状腺・・・・・・・・・143
4.8　骨軟部・・・・・・・・・151
4.9　脳神経系（中枢神経系）・・・・・159
4.10　リンパ・血液疾患・・・・・・・・・171

5章　● 検査室の管理 ― 179
5.1　検査室の管理・・・・・・・・・180
5.2　細胞診の精度管理・・・・・・・・・193
5.3　細胞診の教育と学習・・・・・・・・・194

略語一覧・・・・・・195
査読者一覧・・・・・・199
初版　査読者一覧・・・200
索　引・・・・・・・・201

1章 細胞検査の基礎

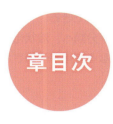
章目次

1.1：細胞検査の基礎　　　　　　　　　2

SUMMARY

　細胞検査は，当初は生体の一部から剥がれ落ちた細胞を回収して標本を作製する方法（剥離細胞診）であり，補助的手段として位置付けられていたが，穿刺吸引細胞診の普及により，腫瘍そのものを穿刺して得られた細胞は病的状態を反映しているため，臨床的確定診断にもなり得る機会が増加し，意義も目的も変化している。細胞診の検体の多様化に伴い，検体の処理方法や報告様式も時代のニーズに合ったものに改良されている。本章では細胞検査の背景や歴史とともに，検体の活用や報告様式などに関する最新の情報を解説する。

1.1 細胞検査の基礎

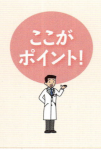

ここがポイント!

- 細胞診は癌細胞のスクリーニングだけでなく，腫瘍への直接穿刺による診断や感染症の診断にも有用であり，また検体は，治療方針に関わる免疫細胞化学や遺伝子解析にも活用できる。
- 細胞診は，剥離細胞診から穿刺吸引細胞診へ，パパニコロウ分類からベセスダ分類へ，液状化検体細胞診（LBC）や分子生物学的手法の開発など，進化しており，今後さらなる変化が予想される。時代の変化に対応する能力が要求される。

● 1. 細胞検査の目的と意義

細胞検査は，細胞学的診断，細胞学的塗抹検査，スメアテスト，パップテスト細胞診などともよばれる。細胞検査士資格認定試験に合格した臨床検査技師（細胞検査士と称される）がスクリーニング（細胞診標本から診断に有用な細胞あるいは所見を抽出し，マークすること）を行い，陽性例や疑陽性例などは細胞診専門医がチェックする。つまり，陰性と判定した症例は細胞検査士が責任を負うこととなる。

細胞検査士の資格は法的には業務独占ではないが，多数の細胞が塗抹されている（子宮頸部標本では5～30万個）標本の中から少数の悪性細胞を検出するには，専門的知識と経験が必要である。

また，穿刺吸引標本は腫瘍の診断に直結する。よって細胞検査は有資格者が行うべき業務であり，業務の精度管理も必須である。日本臨床細胞学会では，陰性例の10％以上の再スクリーニングや，1人の細胞検査士が1日にスクリーニングする枚数の制限による業務管理を推奨している。さらに，施設ごとの見逃し（偽陰性）防止策として，異なる細胞検査士による再スクリーニングや1日の鏡検枚数の制限，細胞検査士別の診断の統計と教育など，精度を保証するためのシステム構築も必須である。

スクリーニングを行って観察された所見をもとに，総合判断としてどのような病態が推測されるかを考慮した結果は，判定あるいは推定診断とよばれる。細胞診の判定は，癌細胞の有無や腫瘍の組織型の推定だけでなく，経過の観察，治療効果の判定，予後の推定にも有用である。また，性周期の判定，ホルモン作用の追究，各種感染症などの診断にも貢献している。

細胞診は患者への侵襲が小さく，体腔液や脳脊髄液など組織が採取できない部位での悪性細胞の検出に有用である。また，膵臓など超音波ガイド下で採取[*1]した穿刺吸引細胞診の結果は，腫瘍の確定診断となり得る。近年ではコンパニオン診断[*2]のための免疫細胞化学や遺伝子解析が細胞診検体でも可能となり，患者の治療に直結するようになってきた。組織診検体に比べて遺伝子の保存性がよく，腫瘍細胞のみを抽出して遺伝子の回収ができるなど，検体としての有用性も高まっている。

> **参考情報**
>
> [*1] **超音波ガイド下での細胞採取**：穿刺吸引細胞診は診断精度が高く有用であるが，診断に適切な部位から細胞を採取する必要がある。また，周囲の血管や神経組織などを避ける必要もあり，超音波やコンピュータ断層撮影（CT）のガイド下で採取することが推奨される。膵臓などの深在性の病変には，超音波内視鏡下穿刺吸引法（EUS-FNA）が活用され，細胞診や組織診に応用されている。腫瘍播種や出血のリスクが高い場合は避けなければならないが，穿刺による採取は応用範囲が広く，有用である。
>
> [*2] **コンパニオン診断**：臨床検査は通常，患者がどのような疾病に罹患しているかを調べるために行われる。コンパニオン診断は，薬剤の効果や副作用の個人差を検査により予測し，それぞれの患者にとって最適な投薬を行うことを目的として実施される。現在実用化されているコンパニオン診断は，遺伝子解析や免疫細胞化学などの検査結果による有効な分子標的薬の選択に活用されている。今後はコンパニオン診断が可能な分野が拡大され，癌以外の疾患でも行われるようになることが期待される。

用語 免疫細胞化学（immunocytochemistry；ICC），コンピュータ断層撮影（computed tomography；CT），超音波内視鏡下穿刺吸引法（endoscopic ultrasound-guided fine needle aspiration；EUS-FNA）

● 2. 細胞診の動向

(1) 歴史

George Nicholas Papanicolaou（1883～1962年）が1928年に子宮癌患者の腟分泌物中に癌細胞を発見し，1941年に腟分泌液塗抹標本から子宮癌の診断ができることを発表して以来，細胞診は多くの人々によって追試され，その価値が認められるようになった。さらに，細胞診は子宮癌のみならず，ほかの臓器の悪性腫瘍にも応用されるに至った。すなわち，口腔癌，肺癌，唾液腺腫瘍，食道癌，胃癌，膵・胆道癌，肝臓癌，大腸癌，膀胱癌，前立腺癌，乳癌，甲状腺癌，リンパ腫，骨・軟部肉腫，癌性腹膜炎，癌性胸膜炎，癌性髄膜炎など，ほとんど全身の諸臓器にわたって適用されている。

当初の細胞診は，生体から剥離した検体の細胞を検索する剥離細胞診のみであった。剥離細胞診は患者への侵襲が小さく，反復検査が可能であり，子宮腟部/頸部や喀痰・尿などには有用である。しかし，剥離細胞診の細胞はばらばらになりやすく，剥離面に存在する細胞や貯留した細胞などであるため標本になるまでに時間がかかり，変性していることも多い。穿刺吸引細胞診（FNAC）は，注射針を腫瘍部分に挿入し，注射筒に装着されたピストンを急激に引くことによって穿刺部位を陰圧下に置き，針の中に細胞を採取して診断する方法である。剥離細胞診は細胞を広い範囲から採取できるので，がん検診や体腔液中の悪性細胞の検出などに適している。一方，穿刺吸引細胞診は，病変部から直接採取されるので，細胞は新鮮で，病変部の組織像を観察するのに適している。

がん検診における子宮頸部の細胞診は，スクリーニングがもたらした予防医学への最大の貢献ともいえる。わが国では2004年に，厚生労働省の子宮頸がん検診ガイドラインにより20歳からが検診の対象年齢となり，2年に1回の受診が推奨された。しかしながら，統計を見てもわが国における子宮頸がん検診の受診率は45％前後であり，検診率の引き上げは今後の大きな課題である。

(2) 分類（報告様式）

Papanicolaouが行ったPapanicolaou（Pap）染色とPapanicolaou分類の提唱は，細胞診における多大な功績となった。その後，Papanicolaou分類の問題点を解消すべく，1968年には陰性・疑陽性・陽性の3段階分類，1989年には子宮頸部ベセスダシステム（TBS）が提示された。わが国では2009年に子宮頸部細胞診にTBS 2001が導入された。唾液腺「ミラノシステム」，乳腺「ヨコハマシステム」，尿「パリシステム」など各領域において国際的にコンセンサスの得られた分類（報告様式）が適用されつつある。

(3) 液状化検体細胞診（LBC）

保存液の中でブラシを洗浄した検体を用いる液状化検体細胞診（LBC）は，細胞塗抹～固定の標本作製技術が不要であることと，ヒトパピローマウイルス（HPV）-DNA検査を併用できることより，普及している。保存液は検体採取に使用された針の洗浄，沈渣の保存，免疫細胞化学などにも応用されており，今後ますます広く活用されると考えられる。

(4) 自動化

検査の自動化は，検体処理・標本作製・染色といった工程と，スクリーニングの部分に分けられる。

自動化による検体処理・標本作製を行うと，コストはかかるが一定レベルの標本ができる。子宮頸癌の自動スクリーニング機器としては，1998年にBD Focalpoint™ GS Imaging System，2003年にはThinPrep Imaging Systemが米国食品医薬品局（FDA）の承認を受けており，現在もこれらの製造元である2社の機器が主流である。わが国における普及率は高くないが，今後は多くの施設が導入したうえで精度管理・使用方法などを十分に検討し，人的資源節約のために有効に活用することが期待される。

今後はディープラーニングなど人工知能（AI）を利用した自動化が活用されると考えられる。

(5) 資格認定試験

細胞検査士と細胞専門医の資格は日本臨床細胞学会が認定している。わが国における細胞検査士は現在細胞検査士数8,111名（実数），認定数11,426名（2024年4月）であり，資格認定の対象は1年以上の実務経験者や大学・養成所などで細胞検査士コースを選択した臨床検査技師資格取得見込みの者である。国際細胞検査士（CT・IAC）の資格を得るには，日本の細胞検査士資格認定試験合格と3年間の実務経験が必要となる。国際細胞検査士の資格は万国共通ではないが，ヨーロッパの一部やオーストラリアなどでは，そのまま認定資格として通用する。

国際細胞学会（IAC）は3年ごとに国際会議を開催している。日本人も多数参加しており，国際的なコミュニケーションの場として活用されている。

用語 剥離細胞診（exfoliative cytology），穿刺吸引細胞診（fine needle aspiration cytology；FNAC），パパニコロウ（Papanicolaou；Pap）染色，ベセスダシステム（The Bethesda System；TBS），液状化検体細胞診（liquid-based cytology；LBC），ヒトパピローマウイルス（human papillomavirus；HPV），米国食品医薬品局（Food and Drug Administration of the United States；FDA），人工知能（artificial intelligence；AI），国際細胞検査士（cytotechnologist・International Academy of Cytology；CT・IAC），国際細胞学会（International Academy of Cytology；IAC）

● 3. 細胞診の今後の展望

子宮頸癌のスクリーニングで高い評価を受けてきた細胞診であるが，HPV-DNA検査の普及に伴い，「HPV-DNA検査を先に行い，陽性を示した症例のみ細胞診を行う」とするなど，細胞診の需要が減少している国も見受けられる。わが国では，2024年4月からHPV検査単独法による子宮頸がん検診が実施されHPV検査で陽性となった場合のトリアージ検査として細胞診が行われる。

癌の診断方法に関しては，今後も多くの新しい手法が開発され多様化していくと予測されるが，細胞形態の変化をとらえ得る細胞診の重要性が消失することはなく，個々の細胞の分子生物学的手法による分析のフィードバックにより，さらに客観性をもった検査としてステップアップしていくと思われる。国際レベルでの検討・進化が期待される。

［阿部　仁・小松京子］

2章 細胞検査標本作製の基礎

章目次

- 2.1：塗抹・固定法 …… 6
  - 2.1.1 塗抹法
  - 2.1.2 固定法
- 2.2：染色法 …… 12
  - 2.2.1 Pap染色
  - 2.2.2 Giemsa染色（MG染色，WG染色）
  - 2.2.3 過ヨウ素酸シッフ（PAS）反応
  - 2.2.4 alcian blue染色（pH2.5）
- 2.3：免疫細胞化学 …… 20
- 2.4：セルブロック法 …… 23
- 2.5：液状化検体細胞診 …… 26
- 2.6：細胞転写法 …… 28
- 2.7：蛍光 in situ ハイブリダイゼーション法 …… 30

SUMMARY

　正しい細胞診断を行うためには，良好な標本作製が必須である。

　細胞診の対象となる生体材料は多岐にわたる。女性性器など綿棒やブラシで擦過された材料は細胞の挫滅を避けながらスライドガラスに塗抹する。組織片は捺印法や圧挫法，喀痰や粘稠性のある体液は2枚のスライドガラスによるすり合わせ法，体腔液や尿などの液状検体は遠心後に沈渣を引きガラス法で塗抹する。また，細胞成分が少ない脳脊髄液などは自動遠心塗抹法などの集細胞法を用いる。いずれの塗抹方法においても，一定で均一な厚さに塗抹することにより，細胞の重なりが少なく鏡検しやすい標本となる。

　固定法は細胞の変性を防ぎ，染色性を向上させる目的で行う。染色法に応じて湿固定法や乾燥固定法が選択される。湿固定法には95％エタノールなどが用いられ，塗抹後の標本は乾燥させることなく1秒以内に固定液へ浸漬する。一方，乾燥固定法では，塗抹後の標本は冷風で直ちに乾燥させる。適切な固定方法が実施されない場合はアーチファクトを生じ，診断に適さない標本となる。

　染色法は，おもにPapanicolaou染色が実施されるが，血液細胞の観察や細胞成分の少ない材料ではGiemsa染色，腺癌の鑑別において粘液産生を確認する場合はPAS反応やalcian blue染色を行う。

2.1 塗抹・固定法

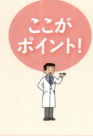

ここがポイント！

- 標本の作製において，細胞を一定で均一な厚さに塗抹して固定することは，後に標本を染色し観察するうえで重要となる。
- 細胞診の対象となる生体材料は体液や組織片など幅広く，染色法もさまざまである。各々に適した塗抹法や固定法を正しく行うことが良好な標本の作製，さらには診断精度の向上につながる。

2.1.1 塗抹法

塗抹は，検体採取により得られた細胞をスライドガラスに塗布する操作である。細胞診に供する良好な標本を作製するうえで，最も重要な操作となる。細胞診の対象となる生体材料は，女性性器からの擦過物や喀痰などの分泌物，尿や体腔液といった液状検体など多岐にわたるため，その種類や性状，および採取法に応じた適切な塗抹法を選択する必要がある（**表2.1.1**）。塗抹に際しては，細胞形態の観察を妨げる過度の細胞の重なりや偏りが生じないように努めなければならない。

● 1. 擦過塗抹法

女性性器や気管支などの粘膜の表面を，綿棒やブラシ，ヘラなどで擦過して得られた材料に対して行われる。

採取器具を直接スライドガラスにすり付けて細胞を塗抹する。綿棒であれば，スライドガラス上で回転させながら塗抹する（**図2.1.1**）。ブラシであれば，スライドガラスを叩くようにしてブラシの間に入った細胞を出してから薄く引き伸ばす。

塗抹時に力を加え過ぎると細胞の挫滅が生じるため，注意が必要である。また，薄く伸ばした材料は乾燥しやすいため，湿固定（後述）においては塗抹後1秒以内に固定液へ浸漬する。

表2.1.1 生体材料と塗抹法

領域	生体材料名	採取法	塗抹法
婦人科	女性性器	擦過	擦過塗抹法
呼吸器	喀痰	喀出	すり合わせ法
	気管支，肺	擦過	擦過塗抹法
		洗浄	引きガラス法
		穿刺吸引	吹き付け法，合わせ法，すり合わせ法
泌尿器	尿	自然排尿，導尿，洗浄尿	引きガラス法，集細胞法
消化器	膵液，胆汁	吸引	引きガラス法
	肝臓，消化管	摘出	捺印法
体腔	胸水，腹水	吸引	引きガラス法
脳神経	脳脊髄液	穿刺吸引	集細胞法
	腫瘍	摘出	圧挫法
体表臓器	乳腺，リンパ節，甲状腺	穿刺吸引	吹き付け法，合わせ法，すり合わせ法
体深部臓器	粘膜下腫瘍（胃・十二指腸・大腸），腫瘍（膵臓・胆道・肝臓），腹腔内リンパ節，縦隔腫瘍	EUS-FNA	合わせ法，すり合わせ法
その他	腫瘍	摘出	捺印法

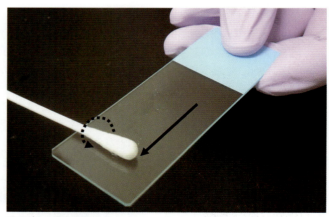

図2.1.1 擦過塗抹法
綿棒をスライドガラス上で回転させながら塗抹する。

用語 超音波内視鏡下穿刺吸引法（endoscopic ultrasound-guided fine needle aspiration；EUS-FNA）

2. 捺印法

リンパ節や腫瘍など，外科的に摘出された材料に対して行われる。

メスで材料に割入れを行い，割面をスライドガラスに軽く押し付けて細胞を塗抹する。小さな材料はピンセットでつまんで，スライドガラスに軽く押し付ける（図2.1.2）。

リンパ節など，細胞成分が多く柔らかい組織の細胞塗抹は容易であるが，線維成分が多く硬い組織では難しいため，スライドガラスの縁で削るようにしてから塗抹する。血液が多く付着している組織は，ガーゼなどで余分な血液を除去してから塗抹する。

組織を引きずるように押し付けたり，ピンセットで強くつまんだりすると細胞が挫滅する。また，同一割面から多くの捺印を行うことも細胞の挫滅や乾燥を招くため，作製する標本は10枚程度にとどめる（図2.1.3）。それ以上の枚数が必要な場合には，新たな割面から捺印を行う。

3. 圧挫法（あつざ）

脳腫瘍など，柔らかく小さな組織に対して行われる。

組織片をスライドガラスに載せ，もう1枚のスライドガラスを重ね合わせる。組織片を軽く押し潰してから2枚を引き離し，固定操作を行う（図2.1.4）。

強い力で押し潰すと細胞の挫滅が生じる。

4. 吹き付け法

乳腺やリンパ節などからの穿刺吸引材料に対して行われる。

穿刺後の注射器の針を外してシリンジ内に空気を入れ，再び針を取り付ける。針先のカット面を下に向けて針先をスライドガラスに近づけ，一気に噴出させて塗抹する（図2.1.5）。

細胞構築が保たれる反面，塗抹が厚くなり過ぎると細胞形態の観察が困難となる（図2.1.6）。

5. 合わせ法

乳腺やリンパ節などからの穿刺吸引材料に対して行われる。

吹き付け法と同様に注射器からスライドガラスへの吹き付けを行い，もう1枚のスライドガラスを重ね合わせる。軽く押し潰してから2枚を引き離し，固定操作を行う（図2.1.7）。

吹き付け法に比べ，細胞構築はやや崩れるが，塗抹が薄くなるので細胞形態の観察は容易となる（図2.1.8）。

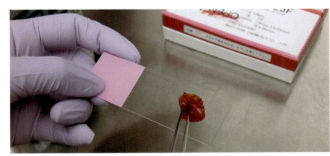

図2.1.2 捺印法　リンパ節摘出材料
メスで割入れを行い，スライドガラスに割面を軽く押し付ける。

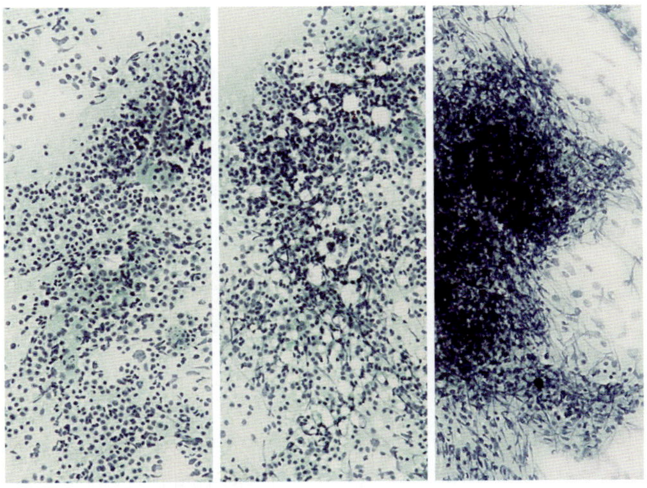

図2.1.3 捺印法の細胞像　リンパ節摘出材料　×100　Pap染色
左：1枚目の捺印標本。細胞形態が保たれている。中央：10枚目の捺印標本。一部の細胞に挫滅が見られる。右：20枚目の捺印標本。細胞の挫滅とともに乾燥も見られ，診断に適さない標本となっている。

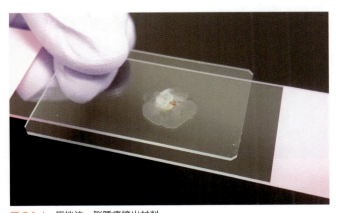

図2.1.4　圧挫法　脳腫瘍摘出材料
スライドガラスに載せ，もう1枚のスライドガラスを重ね合わせて軽く押し潰してから引き離し，固定する。

用語　パパニコロウ（Papanicolaou；Pap）染色

2章 細胞検査標本作製の基礎

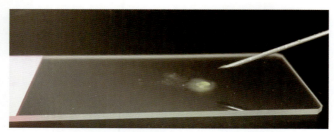

図2.1.5 吹き付け法 乳腺穿刺吸引材料
針先のカット面を下に向けて吹き出させる。

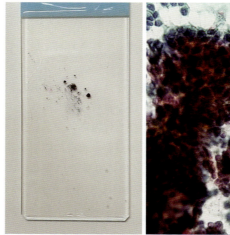

図2.1.6 吹き付け法の細胞像 乳腺穿刺吸引材料 ×400(右) Pap染色
左：ルーペ像。右：細胞構築は保たれるが重積を示す。

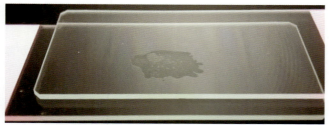

図2.1.7 合わせ法 乳腺穿刺吸引材料
スライドガラスに吹き出させ，もう1枚のスライドガラスを重ね合わせて軽く押し潰してから引き離し，固定する。

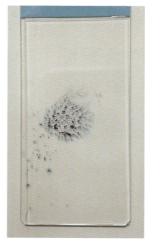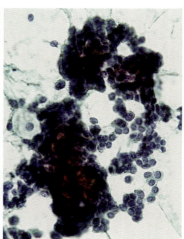

図2.1.8 合わせ法の細胞像 図2.1.7の標本 ×400(右) Pap染色
左：ルーペ像。右：細胞重積は吹き付け法より軽度で，形態の観察が容易である。

図2.1.9 喀痰からの採取
血性(A)，膿性(B)，漿液性(C)の部分を認める。このように肉眼的に性状の異なる3箇所以上の部位から採取を行う。

● 6. すり合わせ法

喀痰などの粘稠性の高い材料や，穿刺吸引材料に対して行われる。

喀痰は肉眼的な性状を観察した後，性状の異なる3箇所以上の部位から採取を行う（図2.1.9）。2枚のスライドガラスによりはさみ切るか，ピンセットやピペットなどを用いて1枚のスライドガラス上に小豆大の量を採取する。もう1枚のスライドガラスを重ねて軽く押し潰し，2枚を左右にずらしながら引き離す。塗抹が不均一な場合には，その2枚のスライドガラスを再び重ね合わせ，上下にずらしながら引き離して均一に塗抹する（図2.1.10）。

穿刺吸引材料の場合には，合わせ法と同様に2枚のスライドガラスを重ね合わせ，左右にずらしながら引き離して均一に塗抹する（図2.1.11）。

2枚のスライドガラスに平行かつ均等に力を加えなければ，塗抹ムラが生じる。重ねて引き離す操作は喀痰で3回程度，穿刺吸引材料では1回にとどめる。

薄く均一に塗抹されれば，細胞形態の観察に優れた標本となる（図2.1.12）。

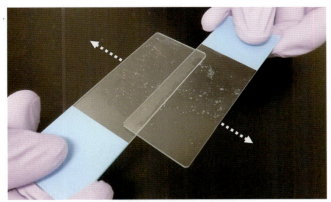
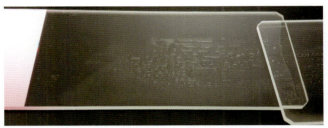

図 2.1.11　すり合わせ法　乳腺穿刺吸引材料
2 枚のスライドガラスを重ね合わせ，左右にずらしながら引き離して均一に塗抹する。

図 2.1.10　すり合わせ法　喀痰
スライドガラスに小豆大の量を採取し，もう1枚のスライドガラスを重ねて軽く押し潰してから，2 枚を左右・上下にすり合わせて均一に塗抹する。

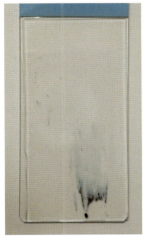
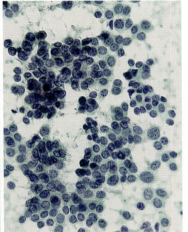
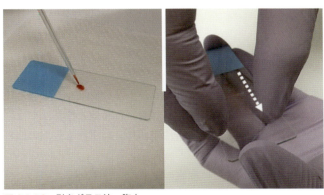

図 2.1.13　引きガラス法　胸水
左：沈渣をスライドガラスの一端に落とす。右：引きガラスで薄く引き伸ばす。

図 2.1.12　すり合わせ法の細胞像　図 2.1.7 と同一症例　×400（右）　Pap 染色
左：ルーペ像。右：細胞が薄く引き伸ばされるため，形態の観察が容易である。

● 7. 引きガラス法

　尿や体腔液などの液状検体で，沈渣の粘稠性が低い材料に対して行われる。

　材料を 1,500*g* にて 5～10 分遠心する。上清を捨て，遠沈管を 3～5 分程度転倒させて余分な水分を落とす。沈渣の適切な部位から，マイクロピペットで 5～10μL 採取する。スライドガラスの一端にその沈渣を落とし，引きガラスを用いて薄く引き伸ばす（図 2.1.13）。沈渣量が多い場合は，引きガラスを立てて素早く引く。沈渣量が少ない場合，あるいは沈渣の粘稠性が比較的高い場合は，引きガラスをねかせてゆっくり引く。

　尿には種々の成分が含まれており，沈渣の性状も多様である。細胞成分が多く良好な標本を作製するには，沈渣の有核細胞層（バフィーコート）から採取することが重要である。沈渣は粘液や結晶が成分の主体となっていることが多く，その場合上皮細胞は最下部に白色の沈層を形成する（図 2.1.14）。一方，血液成分を主体とする沈渣では，最下部に暗赤褐色の赤血球の沈層が形成され，その表面に上皮細胞が集まる（図 2.1.15）。そのため，沈渣を採取する際には，肉眼的に沈渣の性状や層形成を確認したうえで適切な部位から採取する。

　なお，尿沈渣に含まれる粘液や結晶は核染色前の水洗で多くが溶失するため，細胞層をこれらの成分と混ぜ合わせて採取してはならない。集めた細胞が薄まるだけでなく，染色過程でこれらの成分とともに細胞成分が流失し，細胞量の少ない標本となるからである。

　体腔液においても，基本的な処理法は尿と同様である。血液が混入した場合には，最下部の赤血球沈層の表面にバフィーコートが形成されるため，その部分から採取する。

　フィブリンが析出した場合には，フィブリン塊をピペットで潰して中の細胞成分を液中に出してから遠心操作を行う。フィブリン塊はホルマリン固定後，セルブロック標本を作製する。

2章　細胞検査標本作製の基礎

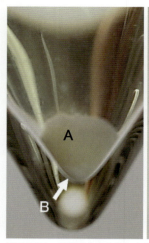

図2.1.14　粘液成分を主体とする尿沈渣
左：粘液は白色ないし半透明を呈し（A），最下部に上皮細胞からなる白色の沈層（B）を認める．右：沈渣の凍結標本の免疫組織化学（AE1/AE3）．左図と一致して，最下層に褐色に染まる上皮細胞を認める（B）．

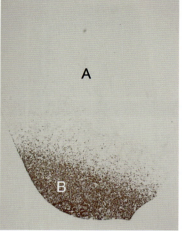

図2.1.15　血液成分を主体とする尿沈渣
左：上部には粘液に少量の赤血球が混じった淡褐色の沈層（A），最下部には暗赤褐色の赤血球の沈層（B）を認める．バフィーコートの部分には細胞層（C）が形成される．右：沈渣の凍結標本の免疫組織化学（AE1/AE3）．左図と一致して，赤血球層の表面に褐色に染まる上皮細胞を認める（C）．

● 8. 集細胞法

　脳脊髄液や尿など，細胞成分が少ない材料や少量しか採取できない材料に対して行われる．自動遠心塗抹法やフィルターなどを用いた膜濾過法があり，いずれも専用の機器を用いる．

　自動遠心塗抹法では細胞の剥離や変性を防ぐために，材料に1％アルブミン溶液を1滴加えてから集細胞法を行うとよい．

　引きガラス法では遠心や沈渣の採取など各工程において検体（細胞）のロスが生じるのに対し，集細胞法では集細胞（遠心・濾過）と同時に標本への塗抹が行われるため検体のロスが少なく，少量の検体でも効率よく細胞を回収できる．また，自動遠心塗抹装置は小型であるため，安全キャビネット内への設置が可能であり，感染性液状検体の処理における感染対策にも有用である．

2.1.2　固定法

　固定は細胞の自己融解を防ぐ目的で行われる．固定を行うと細胞内成分が保たれ，染色性の向上がもたらされる．固定法の種類によって細胞形態や物質の保存性が異なってくるため，染色法や用途に応じ，適した固定方法を選択することが必要である．

● 1. 湿固定法

　塗抹標本が湿っている状態で固定液に浸漬する方法である．固定液としては95％エタノールやエーテル・エタノール等量混合液が用いられる．核クロマチン（クロマチン構造）の観察に優れ，多糖類の保存性もよく，Pap染色や過ヨウ素酸シッフ（PAS）反応などのさまざまな染色法に適応する．

　材料をスライドガラスに塗抹後，1秒以内に固定液に浸漬する．塗抹の厚さにもよるが，15分以上かけて固定する．固定前に標本が乾燥すると，核クロマチンは不明瞭となり，細胞形態の観察に適さない不良標本となる（図2.1.16）．

● 2. 乾燥固定法

　塗抹標本を乾燥させる方法である．本法の名称の「固定」は，本来の意味合いとは異なり，乾燥のみで物質の良好な保存性や染色性が十分に得られるわけではない．後にメタノールなどで固定することで染色性が向上する．

　乾燥により細胞がスライドガラス上に薄く伸ばされるため，核および細胞質内構造物の観察に優れるうえ，細胞の保持も良好となる．Giemsa染色に適応する．

　材料をスライドガラスに塗抹後，冷風で急速に乾燥させる．乾燥が遅れると細胞の収縮を招くため，塗抹は薄く伸ばすことが重要であり，厚い塗抹標本には適さない（図2.1.17）．

✏️ **用語**　過ヨウ素酸シッフ（periodic acid-Schiff；PAS）反応，ギムザ（Giemsa）染色

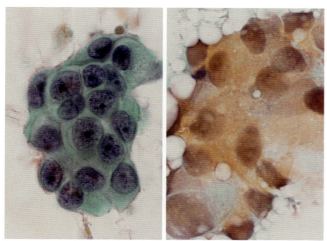

図 2.1.16　湿固定の細胞像　乳腺穿刺吸引材料　×400　Pap 染色
左：塗抹後 1 秒で湿固定した標本。核および細胞質が明瞭に観察される。右：塗抹後 30 秒で湿固定した標本。核クロマチンは不明瞭で，細胞質はエオジン好性となる。

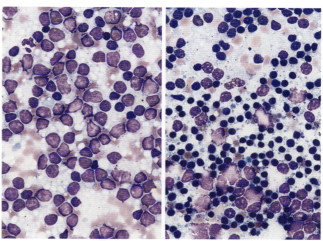

図 2.1.17　乾燥固定の細胞像　リンパ節　×400　Giemsa 染色
左：冷風で急速に乾燥させた標本。細胞が伸ばされ，核および細胞質が明瞭に観察される。右：緩徐に乾燥させた標本。細胞が収縮し，核および細胞質は濃染傾向を示す。

● 3. コーティング固定法

　塗抹標本に固定液を噴霧する方法である。固定液はプロパノールを主剤とし，ポリエチレングリコールなどが配合されており，細胞表面に形成される保護膜が細胞の剥離や乾燥を防ぐ。細胞数の少ない材料で標本を作製する場合や，標本を搬送する場合に用いられる。

　材料をスライドガラスに塗抹後，塗抹面から 10〜15cm 離れた位置から固定液を噴霧する。固定液が軽く盛り上がる程度まで（2〜3秒）噴霧した後，約 5 分放置して標本を乾燥させる（図 2.1.18）。固定後 1 週間程度は安定した染色性を示すが，それ以降は日数の経過とともに細胞が乾燥し，形態観察に適さない標本となる。

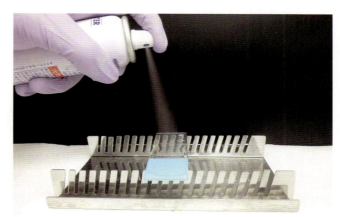

図 2.1.18　コーティング固定法　尿
塗抹面から 10〜15cm 離れた位置から 2〜3 秒噴霧する。

［青木裕志・石井脩平］

2.2 染色法

ここがポイント！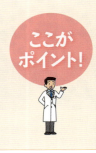

- Pap染色は分子量の異なる酸性色素により細胞を染め分けるため，染色液の管理や染色時間の設定が重要である。
- Pap染色では，染色標本の退色を防ぐために，脱水および透徹を十分に行う。
- Giemsa染色液には塩基性色素と酸性色素が含まれるため，調製（緩衝液による希釈）後は色素が凝集，沈殿し，染色性が減弱する。染色液は使用直前に調製する。
- PAS反応は好中球，alcian blue染色は粘液が染色されていることを標本上あるいはコントロール標本にて確認しながら染色を行うことが重要である。

2.2.1 Pap染色

1. 原理

Pap染色は，塩基性色素と分子量（MW）の異なる酸性色素を組み合わせることで，細胞や細胞外成分をさまざまな色調で染め分ける染色法である。

塩基性色素としてヘマトキシリンとEA50に少量含まれるビスマルクブラウンが用いられる。これらの色素は水溶液中で正に荷電し，核のリン酸基（$=PO_4^-$）や粘液の硫酸基（$-SO_4^-$），カルボキシル基（$-COO^-$）など負荷電の官能基とイオン結合して染色する。

細胞診では重なり合った細胞の核を鮮明に染め出すため，強い染色性を示し，退行性であるギルのヘマトキシリンが用いられる。ギルのヘマトキシリンは細胞質などに共染しやすいため分別が必要である。分別液には0.25～1％の塩酸水溶液もしくは塩酸アルコール（70％エタノール）が用いられ，分別の強さは水素イオン濃度に依存するため，塩酸濃度が高いほど，同一濃度であればイオン化しやすい水溶液の方がアルコール溶液より分別しやすい。

酸性色素としてOG6に含まれるオレンジG，EA50に含まれるエオジンYとライト緑が用いられる（表2.2.1）。これらの色素は水溶液中で負に荷電し，細胞質の蛋白中に存在するアミノ基（$-NH_3^+$）など正荷電の官能基とイオン結合する。pH調整に用いられるリンタングステン酸も負に荷電する大きな分子であり，酸性色素と同様の挙動を示すと考えられている。これらの色素類は分子の大きさが異なり，構造が密な成分ほど分子の小さいオレンジGに，構造が粗な成分ほど分子の大きいライト緑に，エオジンYは両者の中間的な挙動を示し，リンタングステン酸は構築が粗な成分に小さな分子の色素が入り込むのを防ぎ，さまざまな成分の染め分けを可能にしている（図2.2.1）。

2. 染色の実際

(1) 試薬の調製
① ギルのヘマトキシリン
　ヘマトキシリン　5g
　ヨウ素酸ナトリウム　0.52g
　硫酸アルミニウム　44g

表2.2.1 Pap染色の酸性色素と試薬

染色液	色素と試薬	構造式
OG6	オレンジG $C_{16}H_6N_2O_7S_2Na_2$ (MW：452.4) リンタングステン酸 $H_3PW_{12}O_{40}$ (MW：2,880)	
EA50	エオジンY $C_{20}H_6O_5Br_4Na_2$ (MW：691.9) ライト緑 $C_{37}H_{34}N_2O_9S_3Na_2$ (MW：792.9) リンタングステン酸 $H_3PW_{12}O_{40}$ (MW：2,880)	

用語 分子量（molecular weight；MW），ヘマトキシリン（hematoxylin），水素イオン指数（potential of hydrogen；pH）

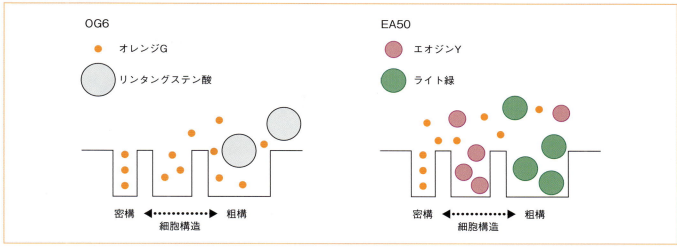

図 2.2.1　Pap 染色の原理
OG6（左）：分子が小さいオレンジ G はおもに密な構造に入り込んで染色する。リンタングステン酸はオレンジ G が粗な構造に入り込むのを防ぐ。
EA50（右）：分子が大きいライト緑は粗な構造を，エオジン Y は中間的な構造を染色する。

　　エチレングリコール　250mL
　　氷酢酸　60mL
　　精製水　730mL
②OG6
　　10%オレンジ G 水溶液　50mL
　　リンタングステン酸　0.15g
　　95%エタノール　950mL
③EA50
　下記の 1)180mL，2)180mL，3)40mL を混合した後，4)2.4g を加えて溶解する。
　1)0.1%ライト緑液：
　　　10%ライト緑 SF 水溶液　2mL
　　　95%エタノール　198mL
　2)0.5%エオジン液：
　　　10%エオジン Y 水溶液　10mL
　　　95%エタノール　190mL
　3)0.5%ビスマルクブラウン液：
　　　10%ビスマルクブラウン水溶液　2.5mL
　　　95%エタノール　47.5mL

　4)リンタングステン酸　2.4g
　なお，現在ではいずれの染色液も，安定した染色性を得られる市販品が広く普及している。

(2) 染色操作[*1]（図2.2.2〜2.2.6）
①湿固定
②70%エタノール　15秒
③流水　15秒
④精製水　15秒
⑤ギルのヘマトキシリン　2分
⑥流水　15秒
⑦0.25%塩酸水溶液　10秒
⑧流水　5分
⑨70%エタノール　30秒
⑩100%エタノール　30秒
⑪OG6　2分
⑫100%エタノール　2槽　各1分
⑬EA50　2分
⑭100%エタノール　4槽　各2分

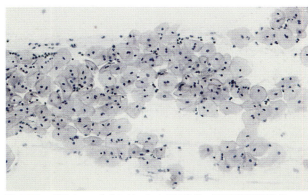

図 2.2.2　ギルのヘマトキシリンによる核染色　子宮頸部擦過検体　×100　Pap 染色
本文の操作⑤の状態。退行性ヘマトキシリンを使用するため，核に加えて細胞質も染色される。

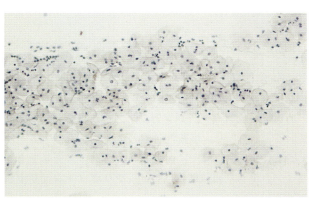

図 2.2.3　塩酸水溶液による分別　図 2.2.2 と同一症例　×100　Pap 染色
操作⑦の状態。細胞質の共染が脱色される。

■ 2章　細胞検査標本作製の基礎

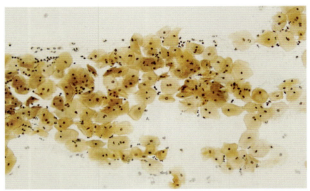

図2.2.4　OG6による染色　図2.2.2と同一症例　×100　Pap染色
操作⑪の状態。細胞質はオレンジGにより橙色に染色される。

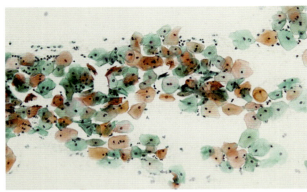

図2.2.5　EA50による染色　図2.2.2と同一症例　×100　Pap染色
操作⑬の状態。一部の細胞の細胞質はライト緑により緑色に，エオジンYにより淡赤色に染色される。

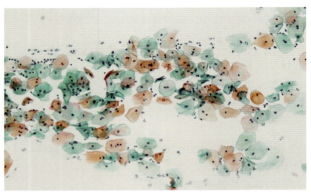

図2.2.6　封入　図2.2.2と同一症例　×100　Pap染色
操作⑮の状態。エタノールによる脱水と分別で色調がやや明るくなり，キシレンによる透徹で透明感が出る。

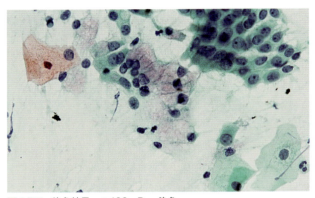

図2.2.7　染色結果　×400　Pap染色
子宮頸部。核は青藍色，扁平上皮細胞の細胞質は橙色および青緑色，頸管腺上皮細胞の粘液は淡紫色に染色される。

⑮脱水，透徹，封入
＊1　低濃度エタノールやキシレンでは細胞剥離が起こりやすい。染色標本間のコンタミネーションを防ぐため，定期的に薬液の濾過を行う。

(3) 染色結果　(図2.2.7)
核：青藍色

細胞質〔重層扁平上皮細胞（表層細胞）〕：淡赤色～黄橙色
　　　　　　　　　　　　（中層細胞）：淡青緑色
　　　　　　　　　　　　（傍基底細胞）：濃青緑色
〔腺上皮細胞〕：淡青緑色
赤血球：橙色
粘液：淡紫色

2.2.2　Giemsa染色（MG染色，WG染色）

1. 原　理

　Giemsa染色に用いるギムザ液やメイ・グリュンワルド液，ライト液には，酸性色素のエオジンYと塩基性色素のチアジン系色素（メチレン青，アズールBなど）が含まれている（表2.2.2）。塩基性色素のメチレン青やアズールBなどは水溶液中では正に荷電し，負荷電の官能基を有する核〔デオキシリボ核酸（DNA）〕やリボソーム〔リボ核酸（RNA）〕，好塩基球顆粒（ヘパリン）と結合し，紫色に染色する。酸性色素のエオジンYは，正荷電のアミノ基を多く含む赤血球（ヘモグロビン）や好酸球顆粒（アミンオキシダーゼなど）と結合し，赤色に染色する。中性色素のアズールⅡ・エオジンは，好中球顆粒中の脂質に溶け込み染色する。ギムザ液にはメチレン青の酸化により生じたさまざまなチアジン系色素が含まれるため，細胞成分はさまざまな色調に染め分けられる。

用語　メイ・グリュンワルド-ギムザ（May-Grünwald-Giemsa；MG）染色，ライト-ギムザ（Wright-Giemsa；WG）染色，デオキシリボ核酸（deoxyribonucleic acid；DNA），リボ核酸（ribonucleic acid；RNA）

表 2.2.2 Giemsa染色の色素

色素		構造式
酸性色素	エオジン Y $C_{20}H_6O_5Br_4Na_2$	
塩基性色素	メチレン青 663〜667nm	
	アズール B 648nm	
	アズール A 625〜632nm	
	アズール C 607〜610nm	
	チオニン 598〜599nm	

　細胞診においては，塗抹標本の乾燥により細胞が引き伸ばされるため，核クロマチンの分布や核形態の観察に優れ，特徴的な染色態度からさまざまな情報を得ることができる。甲状腺乳頭癌では，核溝や核内細胞質封入体の観察が容易である。唾液腺多形腺腫では，粘液腫様間質がメタクロマジー（異染）を示し赤紫色に染色される。また，悪性黒色腫ではメラニン顆粒が青黒い紫色に染色されるため，同定が容易となる。

● 2. 染色の実際

(1) 試薬の調製

①pH6.4リン酸緩衝液

下記の1)73.5mLと2)26.5mLを混和する。

1) 1/15mol/Lリン酸二水素カリウム（第一リン酸カリウム）：

　リン酸二水素カリウム　4.54g

　精製水　500mL

2) 1/15mol/Lリン酸水素二ナトリウム（第二リン酸ナトリウム）：

　リン酸水素二ナトリウム　4.735g

　精製水　500mL

②ライト液

　多染性メチレン青・エオジン　0.3g

　メタノール　125mL

③ライト希釈液

　pH6.4リン酸緩衝液36mLにライト液4mLを混和する（使用時調製）。

④ギムザ液

　アズールⅡ・エオジン　3.0g

　アズールⅡ　0.8g

　グリセリン　200mL

　メタノール　312mL

⑤ギムザ希釈液

　pH6.4リン酸緩衝液38mLにギムザ液2mLを混和する（使用時調製）。

(2) 染色操作（WG染色）（図2.2.8〜2.2.11）

①乾燥固定*1

②ライト液　3分

③ライト希釈液　4分

④ギムザ希釈液　15分

⑤精製水　2分

⑥冷風にて乾燥*2

⑦透徹，封入

*1 塗抹後の標本はなるべく速く染色する。

*2 水滴が残ると染色ムラの原因となる。標本の水分を十分に切った後，直ちに乾燥させる。

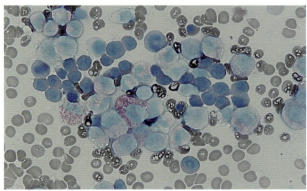

図 2.2.8　ライト液による染色　骨髄　×400　WG染色
本文の操作②の状態。核および細胞質は淡く染色される。

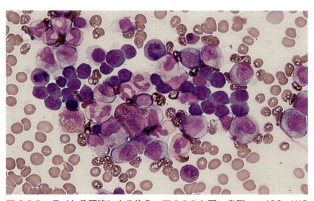

図 2.2.9　ライト希釈液による染色　図2.2.8と同一症例　×400　WG染色
操作③の状態。核は赤紫色，細胞質は淡青〜濃青色，好酸性顆粒は橙色に染色される。

■2章 細胞検査標本作製の基礎

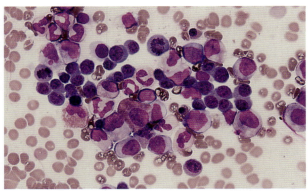

図 2.2.10 ギムザ希釈液による染色 図 2.2.8 と同一症例 ×400 WG 染色
操作④の状態。核および細胞質の染色性が強くなる。

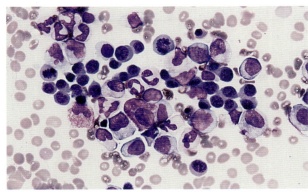

図 2.2.11 封入 図 2.2.8 と同一症例 ×400 WG 染色
操作⑦の状態。赤みが取れ，核は紫色，細胞質は青色調を示す。

(3) 染色結果（図 2.2.12）
　核：紫色
　核小体：淡紅〜淡青色
　細胞質：淡青〜青藍色
　コンドロイチン硫酸を含む物質：赤紫色（メタクロマジー）

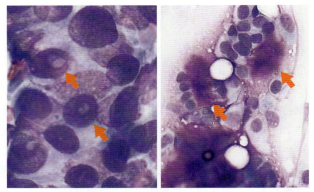

図 2.2.12 染色結果　左：甲状腺乳頭癌　×1,000　右：唾液腺多形腺腫　×200　WG 染色
左：核内細胞質封入体が見られる（赤矢印）。右：粘液腫様間質がメタクロマジーを示して赤紫色を呈する（赤矢印）。

2.2.3　過ヨウ素酸シッフ（PAS）反応

● 1. 原　理

　過ヨウ素酸により，多糖類の隣接水酸基（α-グリコール），およびアミノ糖の隣接する水酸基とアミノ基（α-アミノアルコール）が酸化され，2分子のアルデヒドを生じる。シッフ試薬はアルデヒドと結合する。次いでヒドロキシメチル基の水酸基と亜硫酸が反応し，亜硫酸エステルを生成する。亜硫酸エステルは水洗により亜硫酸を離脱してキノイド色素となり発色する（図 2.2.13）。

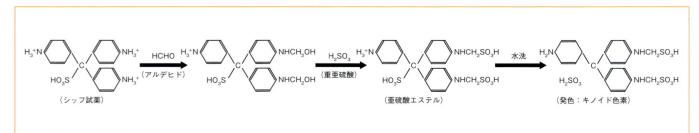

図 2.2.13　PAS 反応の原理
シッフ試薬とアルデヒドが結合し，重亜硫酸が結合した亜硫酸エステルが生成される。水洗により亜硫酸が離脱してキノイド色素となり発色する。

2. 染色の実際

(1) 試薬の調製

①0.5%過ヨウ素酸水溶液
　オルト過ヨウ素酸　0.5g
　精製水　100mL

②シッフ試薬
　＜ボイルドシッフの処方＞
　パラローズアニリン（塩基性フクシン）　1g
　1mol/L塩酸水溶液　10mL
　亜硫酸水素ナトリウム（重亜硫酸ナトリウム）　0.5g
　精製水　200mL

500mL三角フラスコに精製水を入れ，加温式マグネティックスターラーで沸騰させる。三角フラスコをスターラーから下ろし，パラローズアニリンを静かに加える。加温を止めたスターラーで撹拌しながら50℃まで冷まし，濾過する。濾液に1mol/L塩酸水溶液を加えて25℃まで冷まし，亜硫酸水素ナトリウムを加えて溶解する。密栓して冷蔵庫で保管する。

　＜コールドシッフの処方＞
　パラローズアニリン（塩基性フクシン）　2g
　0.15mol/L塩酸水溶液　200mL
　亜硫酸水素ナトリウム（重亜硫酸ナトリウム）　3.8g

300mL三角フラスコに0.15mol/L塩酸水溶液200mLを入れ，パラローズアニリン2g，二亜硫酸ナトリウム3.8gを加え，マグネティックスターラーを用いて室温で1晩かけて溶解する。

③重亜硫酸水
　1mol/L塩酸水溶液　25mL
　10%重亜硫酸水素ナトリウム水溶液　25mL
　精製水　450mL

(2) 染色操作（図2.2.14〜2.2.16）

①湿固定
②70%エタノール　15秒
③流水　15秒
④0.5%過ヨウ素酸水溶液　10分
⑤流水　5分
⑥シッフ試薬　10〜15分
⑦重亜硫酸水　3槽　各1分
⑧流水　10〜20分[*1]
⑨後染色（ヘマトキシリン）　1分
⑩流水，色出し　5分
⑪脱水，透徹，封入

＊1　好中球が染色されているのを確認する。染色が不十分な場合は⑥に戻り，反応時間を追加する。

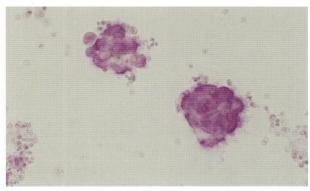

図2.2.14　シッフ試薬による染色　腹水　×400　PAS反応
本文の操作⑥の状態。腺癌細胞の粘液が淡赤色を呈する。

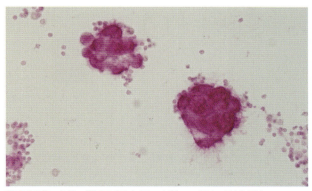

図2.2.15　水洗　図2.2.14と同一症例　×400　PAS反応
操作⑧の状態。発色が強くなり，濃赤色を呈する。

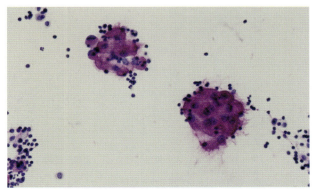

図2.2.16　封入　図2.2.14と同一症例　×400　PAS反応
操作⑪の状態。腺癌細胞の粘液が赤紫色に染色される。

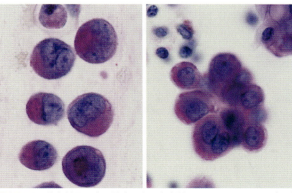

図2.2.17　染色結果　左：腺癌　右：中皮腫　×1,000　PAS反応
細胞質内の粘液が赤紫色を呈する。細胞質内のグリコーゲンが顆粒状の赤紫色を呈する。

(3) 染色結果（図2.2.17）
グリコーゲン，粘液：赤紫色

中皮細胞，ユーイング肉腫，横紋筋肉腫，精上皮腫，粘液産生腺癌に陽性像が見られる。

2.2.4　alcian blue 染色（pH2.5）

● 1. 原　理

alcian blue染色に用いられるアルシアン青は，分子内に銅を有するフタロシアニン系色素である。pH7.0以下の水溶液中ではイオン化して正に荷電し，酸性粘液多糖類に含まれるカルボキシル基（$-COO^-$）や硫酸基（$-SO_4^-$），リン酸基（$=PO_4^-$）などの負荷電の官能基と結合する。負荷電の官能基は酸性粘液多糖類のほか，核にも含まれるが，アルシアン青は分子量が大きいため，構造が粗な酸性粘液多糖類に対しては良好な染色性を示すが，構造が密な核酸に対しては立体障害を生じるため染色性は弱い。

負荷電の官能基は，pHによりイオン化の程度が異なる。すなわち，pH1.0の強酸性下では，コンドロイチン硫酸やスルホムチンの硫酸基はイオン化し染色されるが，ヒアルロン酸やシアロムチンのカルボキシル基はイオン化せず染色されない。しかし，pH2.5においてはいずれもイオン化するため染色される（図2.2.18）。

● 2. 染色の実際

(1) 試薬の調製
① 3%酢酸水溶液
　氷酢酸　3mL
　精製水　97mL
② アルシアン青液（pH2.5）
　アルシアン青 8GX　1g
　3%酢酸水溶液　100mL

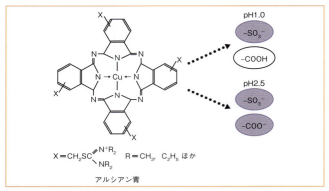

図2.2.18　alcian blue 染色の原理
アルシアン青は水溶液中では正に荷電し，負荷電の官能基と結合する。

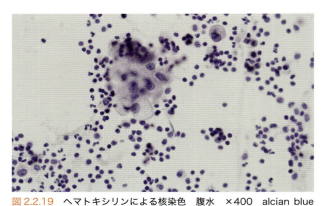

図2.2.19　ヘマトキシリンによる核染色　腹水　×400　alcian blue 染色
本文の操作③の状態。退行性ヘマトキシリンを使用するため，核に加えて細胞質も染色される。

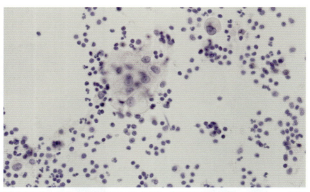

図2.2.20　塩酸水溶液による分別　図2.2.19と同一症例　×400　alcian blue 染色
操作⑤の状態。細胞質の共染が脱色される。

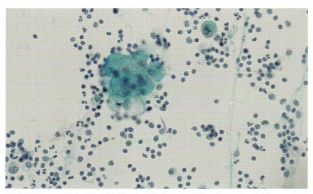

図2.2.21　アルシアン青液による染色　図2.2.19と同一症例　×400　alcian blue 染色
操作⑧の状態。酸性粘液多糖類が青みを帯びる。

用語　ユーイング肉腫（Ewing sarcoma），アルシアン青（alcian blue）染色

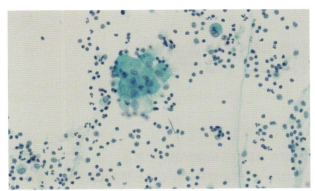
図2.2.22 封入 図2.2.19と同一症例 ×400 alcian blue染色
操作⑩の状態。細胞質内の酸性粘液多糖類が青色に染色される。

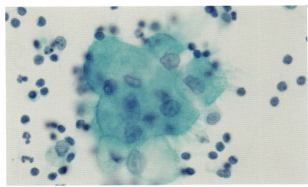
図2.2.23 染色結果 ×1,000 alcian blue染色
腺癌。細胞質内の酸性粘液多糖類が青色を呈する。

(2) **染色操作**（図2.2.19〜2.2.22）
　①湿固定
　②流水　30秒
　③ギルのヘマトキシリン（核染色）　2分
　④流水　15秒
　⑤0.25％塩酸水溶液　10秒
　⑥流水　5分
　⑦アルシアン青液（pH2.5）　15〜30分
　⑧3％酢酸水溶液　1分
　⑨流水　3分
　⑩脱水, 透徹, 封入

(3) **染色結果**（図2.2.23）
　酸性粘液多糖類：青色
　中皮細胞：青色（ヒアルロニダーゼ消化試験で消化される）

［青木裕志・石井脩平］

2.3 免疫細胞化学

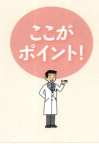

ここがポイント!
- 免疫細胞化学は細胞標本を用いるため,組織標本と異なる配慮が必要である。
- 胸水や腹水などの体腔液領域では細胞診検体が唯一の診断材料になることが多いため,免疫細胞化学を駆使して確定診断に結び付けることが重要である。
- 分子標的治療薬の出現により,その投与の適否を細胞診検体を用いて判断することを求められる場合がある。その際には,細胞転写法やセルブロック法なども応用し,試薬メーカーが指定した方法を遵守し検査を行うことが肝要である。

1. はじめに

免疫組織化学は,病理検査の確定診断や治療法の選択に必要不可欠な検査となっている。現在では細胞診分野においても免疫細胞化学として積極的に応用されるようになってきた。

本項では,免疫細胞化学の中でも標識酵素を用いた酵素抗体法について述べる。本法で用いる標識酵素の代表的なものとしては,西洋わさびペルオキシダーゼ(HRP)やアルカリホスファターゼ(ALP)などが知られている。

2. 酵素抗体法の種類

(1) 直接法
抗原と直接反応する一次抗体に酵素を標識する方法。

(2) 間接法
一次抗体を抗原と反応させた後,酵素を標識した二次抗体を反応させ,間接的に抗原の局在を観察する方法。

(3) LSAB法
一次抗体を抗原と反応させた後,ビオチン化二次抗体を反応させる。次にHRP標識ストレプトアビジンを反応させる3ステップからなる方法。この方法はABC法を改良したもので,ABC法よりも細胞内への浸透性が高く,使用時調製を必要としない利点を有する。

(4) ポリマー法
一次抗体反応後,多数の酵素と二次抗体を付着させた高分子ポリマー試薬を反応させることで,より高感度な抗原検出が可能となる間接法である。本法を用いることにより,LSAB法よりも感度が高いにもかかわらず,染色手順は2ステップであるため,現在では多くの施設で使用されている。デキストランポリマーを使用した試薬や,アミノ酸ポリマーを使用した試薬などが市販されている。また,最近ではリンカーを使用することでさらなる感度の向上を図った試薬も販売されている。

3. 抗原賦活処理

標本作製過程における抗原のmaskingが問題となることがあり,抗原のunmaskingをはかるために抗原賦活処理が必要な場合がある。その方法として,オートクレーブや電気ポットなどを用いて加熱する方法が知られている(HIER)。この処理には,核内に埋没した抗原を露出させる効果があるといわれており,核内抗原を染色する際には有効な方法とされている。ただし,細胞標本に対してこの処理を行うと,良好な染色が得られる一方で,細胞変化が著しく,ヘマトキシリンによる核染色が不良となり,コントラストの低い不鮮明な標本となりやすいことに注意が必要である。

また,ほかの抗原賦活処理法としてペプシンやトリプシンなどの蛋白分解酵素を用いる方法が知られているが,この方法はホルマリン固定パラフィン包埋(FFPE)で作製される組織標本に対しては有用であるものの,95%エタノールにて固定する細胞標本には原則不要である。細胞剥離の面からもこの処理は避けるべきである。

用語 免疫組織化学(immunohistochemistry;IHC),免疫細胞化学(immunocytochemistry;ICC),西洋わさびペルオキシダーゼ(horseradish peroxidase;HRP),アルカリホスファターゼ(alkaline phosphatase;ALP),labeled streptavidin-biotin(LSAB)法,avidin-biotin peroxidase complex(ABC)法,HIER(heat induced epitope retrieval),ホルマリン固定パラフィン包埋(formalin-fixed, paraffin-embedded;FFPE)

4. 実際の手技（ポリマー法）

現在一般的に用いられている，ポリマー試薬を用いた染色の原理を示す（図2.3.1）。染色の手順は以下のとおりである[1]。

① 95％エタノールにて固定
② 下降エタノール系列にて親水化→精製水
③ 抗原賦活処理
④ 流水水洗→精製水
⑤ 0.3％過酸化水素加メタノール　20分（内因性ペルオキシダーゼ活性の失活）
⑥ 流水水洗→精製水→リン酸緩衝生理食塩水（PBS）2回
⑦ 一次抗体　室温　1時間
⑧ PBSにて洗浄
⑨ ポリマー試薬　室温　30分
⑩ PBSにて洗浄
⑪ DABにて発色　1〜5分
⑫ 流水水洗→精製水
⑬ ヘマトキシリンにて核染色
⑭ 流水にて色出し　5分
⑮ 脱水→透徹→封入

5. 注意事項

1) 抗原賦活処理はHIER処理（たとえばオートクレーブを用い121℃, 5分）が有効であり，とくに核内抗原に対しては必須の操作である。用いる抗体により抗原賦活が不要である場合や，抗原賦活液の至適pH（6.0, 7.0, 9.0）が異なるので注意を要する。
2) 加熱処理後の抗原賦活液は急冷せず，扇風機などを用いて室温中で穏やかに冷やす。
3) 染色時には必ず陽性コントロール標本と一緒に染色し，DABによる発色もコントロール標本と同じ時間で反応させることが重要である。
4) DABによる発色時間は抗体によって異なるため，鏡検しながら発色させる。場合によっては10秒程度であっても問題ない。
5) 検出する抗原や用いる抗体によっては，エタノール固定状態での長期間保存により抗原性が減弱することが知られており，注意を要する。

6. 実際の染色例

(1) 体腔液細胞診

細胞診材料が唯一の診断材料となることが多い体腔液領域において，免疫細胞化学はPap染色標本から得られた形態学的情報に客観性を付与する重要な手法である。とくに近年増加傾向にある中皮腫は，アスベストばく露との因果関係が疫学的にも証明されており，正確な中皮腫の診断は臨床のみならず社会的にも要求されている。しかしながら，中皮腫は形態学的に腺癌との鑑別が困難なことがしばしばあり，両者の鑑別に際し免疫細胞化学は必要不可欠な手法として認識されている。現在のところ中皮腫あるいは腺癌のみに特異的に染色される絶対的なマーカーは知られていないことから，複数のマーカーを用いた検索が必要である。

ここでは，環境省中央環境審議会 石綿健康被害判定小委員会[2]が推奨する上皮型中皮腫の陽性マーカーと陰性マーカー（腺癌マーカー）をあげ（表2.3.1），代表的な染色例を提示する（図2.3.2〜2.3.4）。

さらに，上記資料内には「上皮型中皮腫と炎症などにおいて出現した反応性中皮細胞の鑑別には，十分な経験と慎重な判断が必要である」と記載され，腺癌と中皮腫の悪性

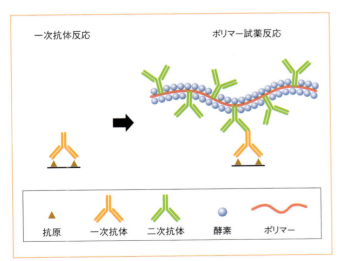

図2.3.1　ポリマー法の原理

表2.3.1　上皮型中皮腫の陽性マーカーと陰性マーカー

陽性マーカー	陰性マーカー
カルレチニン WT1 ポドプラニン（D2-40 など）	CEA クローディン4 TTF-1 ナプシンA エストロゲン受容体 プロゲステロン受容体

〔環境省中央環境審議会 石綿健康被害判定小委員会：「医学的判定に関する留意事項」，https://www.env.go.jp/content/000194910.pdf より〕

用語　精製水（purified water），リン酸緩衝生理食塩水（phosphate-buffered saline；PBS），DAB（3,3'-diaminobenzidine），カルレチニン（calretinin），WT1（Wilms tumor 1），ポドプラニン（podoplanin），癌胎児性抗原（carcinoembryonic antigen；CEA），クローディン（claudin），甲状腺転写因子-1（thyroid transcription factor-1；TTF-1），ナプシンA（napsin A），エストロゲン受容体（estrogen receptor），プロゲステロン受容体（progesterone receptor）

■2章　細胞検査標本作製の基礎

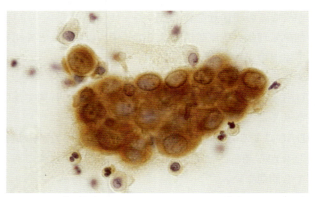

図2.3.2　上皮型中皮腫におけるカルレチニンの陽性像　×1,000　免疫細胞化学

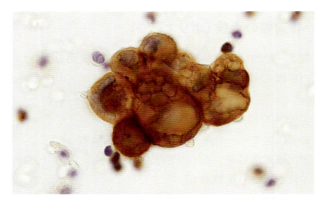

図2.3.3　腺癌におけるCEAの陽性像　×1,000　免疫細胞化学

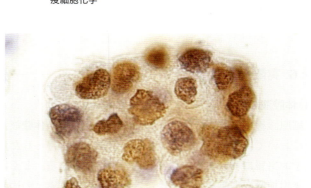

図2.3.4　肺腺癌におけるTTF-1の陽性像（核）　×1,000　免疫細胞化学

表2.3.2　上皮型中皮腫と反応性中皮細胞の鑑別に有用なマーカー

	上皮型中皮腫	反応性中皮細胞
BAP1	−	＋
desmin	−	＋
EMA	＋（細胞膜）	−
MTAP	−	＋
$p16$遺伝子欠失	＋	−

〔環境省中央環境審議会 石綿健康被害判定小委員会：「医学的判定に関する留意事項」，https://www.env.go.jp/content/000194910.pdf より〕

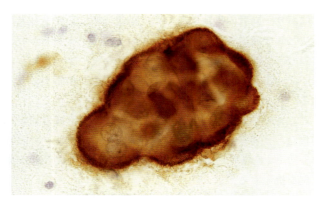

図2.3.5　上皮型中皮腫におけるEMAの陽性像（細胞膜）　×1,000　免疫細胞化学

腫瘍同士の鑑別のみならず，良悪性の鑑別にも留意する必要性が指摘されている。また，良悪性の鑑別に有用なマーカーについても上記資料に記載されており（表2.3.2），その染色例を提示する（図2.3.5）。

［加戸伸明・伊藤　仁］

■用語　BAP1（BRCA1-associated protein 1），上皮膜抗原（epithelial membrane antigen；EMA），MTAP（methylthioadenosine phosphorylase）

■参考文献

1）加戸伸明，芹澤昭彦，伊藤　仁：「特殊染色の基本操作とトラブル例」，Medical Technology，2015；43：852-857．
2）環境省中央環境審議会 石綿健康被害判定小委員会：「医学的判定に関する留意事項」，https://www.env.go.jp/content/000194910.pdf

2.4 | セルブロック法

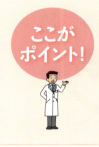

ここが ポイント！

- 細胞標本は組織標本と異なり，複数枚の標本を作製することが困難であるが，セルブロックを作製することにより，この問題を解決することが可能である。
- セルブロック作製法にはさまざまな種類があり，それぞれの長所と短所を把握し応用することが重要である。
- セルブロック作製法の1つであるアルギン酸ナトリウム法は，比較的手間や時間がかからず，操作も簡便な方法として知られている。

1. はじめに

通常，細胞診標本は，形態学的診断に必要な枚数のみを作製し，残りの細胞沈渣は破棄することが多い。一方，セルブロック法はパラフィン包埋ブロックとして保存可能で，後日必要に応じて免疫細胞化学的検索や in situ ハイブリダイゼーション（ISH）法などに応用することができる。

診療報酬点数についても，2013年に中皮腫を疑う症例に対して初めて認定されたのを皮切りに，2018年の診療報酬改定時には，中皮腫に加えて肺悪性腫瘍を疑う症例も追加認定され，細胞診の項目（N004）からN000病理組織標本作製の項目に変更となった（N000-2　セルブロックによるもの）。2020年改定時には，胃癌・大腸癌の消化器領域，卵巣癌の婦人科領域，そしてリンパ腫と適応対象がさらに拡大され，さらに2024年改定時には乳癌も適応対象となり，ますますセルブロック法は必要不可欠な手法となっている。

2. セルブロック作製法の種類

セルブロック法は，細胞診検体を種々の方法にて固形化した後，パラフィン包埋・薄切・染色といった組織学的手法を取り入れ，二次元的に観察する手法である。

セルブロックの作製方法には，遠心管を用いた方法[1]，寒天[2] やセルロース[3]，アルギン酸ナトリウム[4]，あるいはグルコマンナン[5] による細胞凝固・固化法，クロロホルム重層法[6]，ナイロンメッシュを用いた方法[7]，コロジオンバックを用いた方法[8]，血液凝固系を用いた方法[9] などさまざまなものが存在する。また，クライオバイアルを用いたセルブロック法[10] も報告された。クライオバイアルとは，臓器の一部を凍結保存したり，免疫組織化学に用いる抗体を保存したりする際に用いられる容量約2mLの容器である。このクライオバイアルに沈渣を入れホルマリンにて固定後，クライオバイアルを適当な大きさに切断してサンプルパックに入れ，そのまま脱水，置換，パラフィン浸透，包埋を行う。この方法は比較的簡便であり，新たな試薬のコストもかからないといったメリットを有する。実際の作製方法などの詳細は，各文献を参照されたい。

本項では，上記のさまざまなセルブロック作製法の中で，比較的手間や時間がかからず操作も簡便な，アルギン酸ナトリウム法について述べる。

3. アルギン酸ナトリウム法[11]

(1) 原理と特徴

アルギン酸はマンヌロン酸とグルロン酸という2種類の単糖から構成され，アルギン酸ナトリウム水溶液は粘度調整剤として食品に添加されたり，人工イクラを加工する際に用いられるなど，さまざまな産業で利用されている。

アルギン酸ナトリウム水溶液は，カルシウムイオンの存在下ではナトリウムイオンとカルシウムイオンの交換が起こり，アルギン酸はカルシウムイオンを抱き込むような egg box junction 構造を形成することで，瞬時にゲル化する。この原理を体腔液などの液状検体に用い，セルブロック作製に応用したのが本法である。手順の概略を図2.4.1，2.4.2に示した。図2.4.1には注意点も併記したので，参照されたい。

本法は，アルギン酸ナトリウムを沈渣に添加して細胞を凝固・固化させるため，細胞濃度が低くなってしまうのが欠点であるが，ゲル状に固める操作を沈渣量に応じて変え

用語　*in situ* ハイブリダイゼーション（*in situ* hybridization；ISH）法，アルギン酸ナトリウム（sodium alginate）法

■2章 細胞検査標本作製の基礎

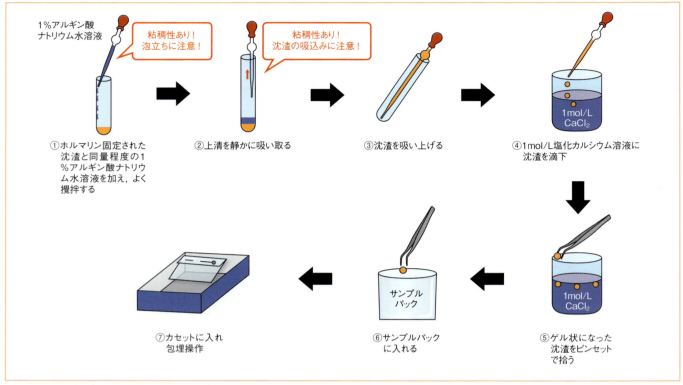

図2.4.1 アルギン酸ナトリウムを用いたセルブロック作製法

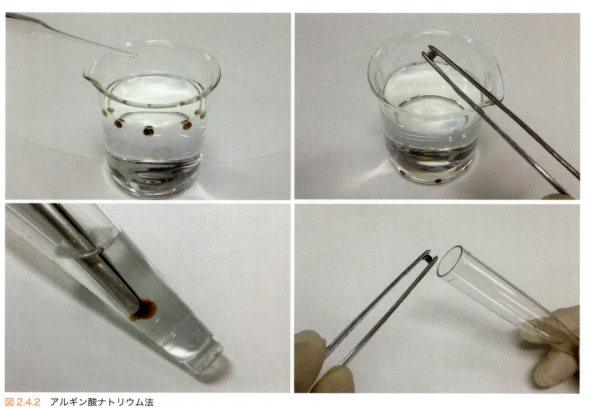

図2.4.2 アルギン酸ナトリウム法
左上：1mol/L 塩化カルシウム溶液を入れたビーカーに沈渣を滴下する。右上：ゲル化した沈渣をピンセットでピックアップし，パラフィン切片を作製する。左下：沈渣量が少ないときには，スピッツに1mol/L 塩化カルシウムを直接入れる。右下：ゲル化した沈渣をピンセットでピックアップし，パラフィン切片を作製する。

られるため，沈渣量が少なくてもセルブロックの作製が可能である。さらに，アルギン酸ナトリウムは比較的安価で手に入るというメリットも有している。

(2) 注意点

アルギン酸ナトリウム法は手技が簡便で，かつ短時間でセルブロックを作製できる優れた方法であるが，いくつか

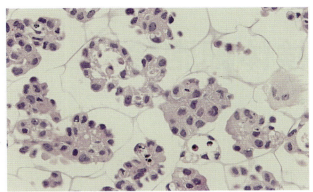

図 2.4.3　胸水中に出現した肺腺癌細胞　×400　HE染色
アルギン酸ナトリウムを用いて作製したセルブロック標本。アルギン酸は粘液多糖類であるため，腫瘍周囲に粘液様物質として観察される。

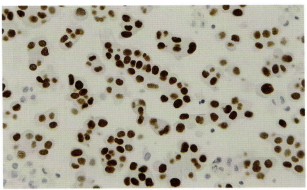

図 2.4.4　胸水中に出現した肺腺癌細胞のTTF-1染色像　×400　免疫組織化学
核に陽性所見を認める。

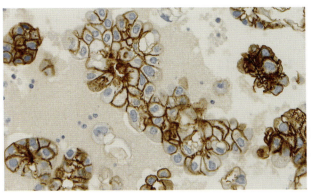

図 2.4.5　胸水中に出現した乳癌細胞のHER2染色像　×400　免疫組織化学
細胞膜に陽性所見を認める。

の注意点もある。まず，アルギン酸ナトリウムは非常に水に溶けにくいため，1%アルギン酸ナトリウム水溶液を作製する際には，アルギン酸ナトリウム粉末に精製水を加えるのではなく，精製水にアルギン酸ナトリウム粉末を少しずつ入れ，さらに50℃程度の湯煎にて熱をかけてよく混和する。このようにしても，完全に溶解するまでには数時間を要する。

また，鏡検時にも注意点があり，アルギン酸は粘液多糖類であることからヘマトキシリン・エオジン（HE）染色で粘液様物質として見られ（図2.4.3），alcian blue染色において陽性を示すことに留意する必要がある。

セルブロックを用いて免疫細胞化学を施行し，原発巣推定のために行ったTTF-1染色例（図2.4.4）と，分子標的治療薬の適否を決定するために行った乳癌ヒト上皮成長因子受容体2（HER2）染色例（図2.4.5）を提示する。

［加戸伸明・伊藤　仁］

📝 用語
ヘマトキシリン・エオジン（hematoxylin-eosin；HE）染色，ヒト上皮成長因子受容体2（human epidermal growth factor receptor type 2；HER2）

📖 参考文献
1) 福島範子：細胞診とその技術　病理技術マニュアル6，37-56，日本病理学会（編），医歯薬出版，1981．
2) 川島活彦，他：「寒天を用いたセルブロック法」，病理技術研究会誌，1983；27：24-26．
3) 牛島友則：「細胞診断および免疫染色に有用なcell block標本の作製法」，検査と技術，2005；33：19-26．
4) 佐野順司，他：「アルギン酸ナトリウムを用いたセルブロック法の有用性についての検討」，日本臨床細胞学会雑誌，2005；44：291-297．
5) 神谷　誠，他：「グルコマンナンを用いたセルブロック作製法」，病理と臨床，2006；24：871-875．
6) 畠山重春，他：「液状検体よりのセルブロック標本の作り方」，Medical Technology，1999；27：613-618．
7) 夏目園子，他：「子宮内膜細胞診におけるセルブロック法の検討」，日本臨床細胞学会雑誌，1991；30：657-661．
8) 坂東美奈子，広川満良：「コロジオンバックを用いたセルブロック作製法」，臨床検査，1994；38：1335-1338．
9) 三浦弘守，他：「セルブロックの正しいつくり方」，病理と臨床，2002；20：32-39．
10) 濱川真治，他：「クライオバイアルを用いた簡易セルブロック作製法」，病理技術，2006；69：18-19．
11) 加戸伸明，伊藤　仁：「細胞転写法・セルブロック法の実際とその応用」，Medical Technology，2013；41：785-790．

2.5　液状化検体細胞診

ここがポイント！
- LBCでは，再現性を保持した標本の作製が可能である。
- LBCでは，細胞の密度が均等で重なりが少ない薄層（単層）標本として鏡検できる。
- LBCでは，直接塗抹法と細胞像が若干異なるため注意が必要である。
- LBCでは，残余検体を分子生物学的な検査に活用できる。

1. LBCとは

直接塗抹に対して，液状化検体細胞診（LBC）は，採取した細胞を専用の保存液バイアルに回収して細胞浮遊液として保存し，専用の検体処理機あるいは用手法を用いて細胞診標本を作製，観察する方法である。現在普及しているLBCには転写塗抹法，沈降塗抹法などがあり，それぞれ原理が異なる。

2. 直接塗抹とLBCの標本作製法の違い

直接塗抹およびLBCの細胞採取から鏡検までの流れを図2.5.1に示す。

直接塗抹では，臨床医が細胞を採取して塗抹・固定までを行い，その後検査室で染色および鏡検を行うのに対し，LBCでは，臨床医が採取した細胞を保存液バイアルに回収・浮遊させ，検査室で検体を処理し，塗抹・固定・染色および鏡検を行うという流れである。

直接塗抹では，スライドガラスに細胞を塗抹後，直ちに固定液に浸漬し，細胞の乾燥を防止しなければならないが，LBCでは保存液バイアルにて細胞を浮遊させるため，細胞の乾燥がない。塗抹や固定といった臨床医の作業負担が軽減されると同時に，一定水準の標本の作製がなされることはLBCの利点である。報告様式に関しては，2024年現在，ベセスダシステム（TBS）2014子宮頸部細胞診報告様式[1]が適用されている。標本の適不適に関しては詳細な取り決めがあり，検体が適正とされる場合でも，子宮内頸部細胞/移行帯細胞の有無，部分的に血液などで不明瞭となっている検体の質についても適切に記載することが明記されている。検体が適正とされるには，従来法では扁平上皮細胞が8,000個以上，LBCでは細胞数が5,000個以上であることが必要であるが，萎縮性変化を伴う閉経後の女性や，子宮摘出した患者の検体などでは患者の既往を考慮する必要がある。その場合，TBS 2014ではLBCにて細胞数2000個に満たない場合には不適正とするとしている。

3. 直接塗抹とLBCの細胞像の違い

直接塗抹とLBCでそれぞれ塗抹された細胞診標本を比較すると，直接塗抹ではスライドガラス全面に塗抹されるため，細胞が均等になりにくい傾向があり，部分的には細胞の重なりが強く見づらい場合もある。一方，LBCでは限局した円形の範囲に塗抹されるため，鏡検範囲は直接塗抹より狭いが，密度が均等で重なりが少ない細胞像を見ることができる（図2.5.2）。

しかしながら，LBCでは細胞の出現パターンが直接塗抹と異なる点もあるため，見慣れていないと誤判定あるいは過剰判定を引き起こす可能性があり，鏡検に習熟するに

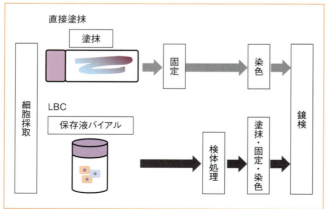

図2.5.1　直接塗抹およびLBCの細胞採取から鏡検までの流れ

用語　薄層（単層）(thin-layer) 標本，液状化検体細胞診 (liquid-based cytology；LBC)，ベセスダシステム (The Bethesda System；TBS)

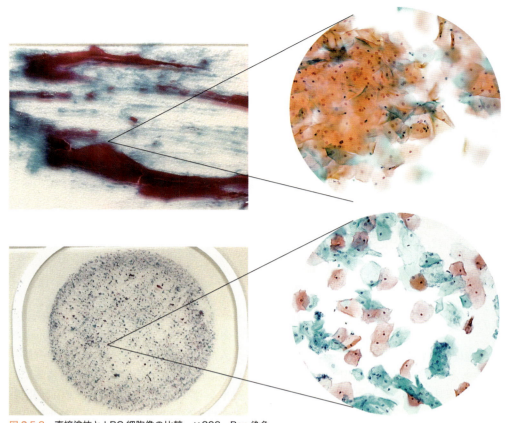

図 2.5.2　直接塗抹と LBC 細胞像の比較　×200　Pap 染色
上：直接塗抹。塗抹ムラによる細胞の重なりを認める。下：LBC（Thinprep™）。細胞の密度が均等で重なりが少ない。

はトレーニングが必要である。

● 4. LBC の活用

　LBC では，細胞の保存性がよく長期間保存可能である。さらに，細胞診標本作製後，同一の残余検体から同等の，すなわちばらつきの少ない再現性を保持した標本を作製することが可能である。

　そのため，細胞診塗抹標本作製にとどまらず，免疫細胞化学，ヒトパピローマウイルス（HPV）検査や蛍光 *in situ* ハイブリダイゼーション（FISH）法などの遺伝子検索に活用することができ，それらが細胞診の補助診断として有用となる場合がある。

　現在では，子宮頸部検体のみならず，子宮内膜や穿刺吸引細胞診検体，さらには尿・体腔液などの液状検体にも応用されている。

● 5. LBC のまとめ

(1) 長所
- 細胞の乾燥がない。より多くの細胞を回収できる。
- 細胞は直ちに保存液で固定されるため，細胞の保存性がよく，長期間保存が可能である。
- 標本の再作製が可能で，同等な標本を作製できることにより活用範囲が広がる。
- 免疫細胞化学や遺伝子検索などに活用できる。

(2) 短所
- 標本作製に手間がかかる。
- コストが高い。
- 細胞像が直接塗抹と若干異なるため，鏡検のトレーニングが必要である。

［池畑浩一・小松京子・阿部　仁］

用語　ヒトパピローマウイルス（human papillomavirus；HPV），蛍光 *in situ* ハイブリダイゼーション（fluorescence *in situ* hybridization；FISH）法

参考文献

1) 平井康夫（監訳）：ベセスダシステム 2014 アトラス 子宮頸部細胞診報告様式，丸善出版，2016．

2.6 細胞転写法

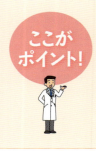

ここがポイント！

- 細胞標本は通常Pap染色標本のみを作製することが多いが，形態学的検査後に免疫細胞化学的検索などが必要になった場合には，細胞転写法を応用することにより，1枚の標本から複数枚のスライドガラスに分割転写が可能になる。
- 細胞転写法には，非水溶性封入剤をはじめとする封入剤を用いる。封入剤の種類により手順が若干異なることに注意が必要である。

● 1. 細胞転写法の概要

細胞転写法とは，細胞標本上にある細胞をほかのスライドガラスに移す方法である[1]。この方法により，1枚の標本から複数枚のガラスに分割転写し，複数の抗体による免疫細胞化学的検索が可能となる。

細胞転写法は，①キシレン中でのカバーガラスの剥離，②封入剤の塗布，③封入剤の硬化，④硬化させた封入剤の温水中での軟化，⑤カッターやはさみによる分割・トリミング，⑥温水中でのシランコートガラスへの貼り付け，⑦乾燥，⑧キシレンによる脱封入剤，という手順で行われる。

封入剤として，さまざまな溶剤が市販されており，各種封入剤で応用が可能であるが，その溶剤の特性を理解し用いることが重要となってくる。具体的には，キシレンの含有率や粘度（単位cp）に応じて，軟化操作における水温を変更することが求められる。封入剤の成分（キシレン含有率）が40%以下だと水あめ状になってしまい，軟化操作がしにくい。また，粘度が500cp以上の場合は30℃以下のぬるま湯で，450cp以下の場合は40℃以上の温水を用いて軟化操作をすると剥離操作がしやすいことが報告されている[2]。

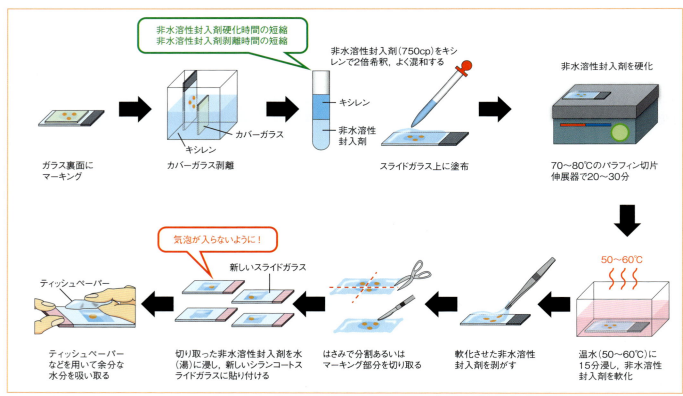

図2.6.1 細胞転写法の手技

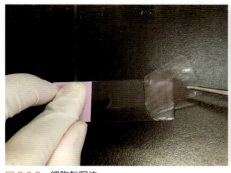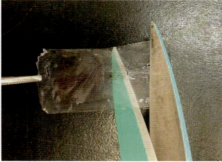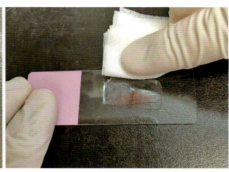

図 2.6.2　細胞転写法
左：軟化した封入剤をピンセットなどで剥がす。中，右：はさみやカッターなどで適宜分割する。

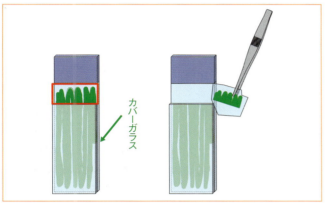

図 2.6.3　細胞転写法の応用例 1
カバーガラスからはみ出した部分を転写。

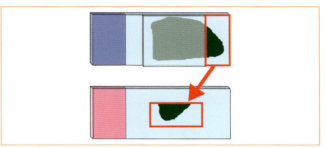

図 2.6.4　細胞転写法の応用例 2
サイズの小さなカバーガラスで再封入し，その余剰部分を転写。

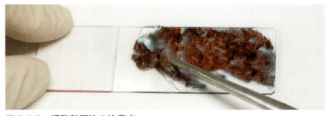

図 2.6.5　細胞転写法の注意点
細胞量の多い標本に対し，キシレンにて希釈した封入剤を用いて転写を行うと，スライドガラスからの剥離時に封入剤に細胞が付着しないだけでなく，途中で破れてしまう。

● 2. 実際の手技

細胞転写法の手技を図2.6.1と図2.6.2に示す。非水溶性封入剤（750cp）とキシレンを等量混合することで細胞転写の迅速化がはかれる，迅速細胞転写法を用いている[3]。従来の方法では封入剤の硬化におおよそ2時間～1晩，またキシレンによる脱封入剤の作業も同様の時間がかかるが，この方法は全行程を1時間程度で完了可能であり，迅速性に優れる。

● 3. 応用例と注意点

一般的に，細胞転写法ではPap染色標本1枚すべてを転写するため，Pap染色標本が残らず，その後再度形態学的検討が必要であっても観察できない欠点がある。しかし，目的とする腫瘍細胞が標本全面に出現している場合などはカバーガラスからはみ出た部分を転写する（図2.6.3）か，サイズの小さいカバーガラスで再封入し，その余剰部分を転写する（図2.6.4）ようにすれば，その欠点を解決できる。

なお，子宮内膜擦過標本などで見られることの多い，血液成分や細胞塗抹量が多い標本に対して上述の迅速細胞転写法を応用すると，スライドガラスからの細胞の剥離時に非水溶性封入剤側に細胞が付着せず，さらに非水溶性封入剤も破れてしまい，細胞転写不能となることが多い（図2.6.5）。そういった標本の細胞を転写する場合には，時間を要するがキシレン無添加の750cpの非水溶性封入剤そのものを用いる必要がある。

［加戸伸明・伊藤　仁］

参考文献

1) 加戸伸明，伊藤　仁：「細胞転写法・セルブロック法の実際とその応用」，Medical Technology，2013；41：785-790．
2) 久住利香，他：「封入剤を用いた細胞転写法の検討」，日本臨床細胞学会雑誌，2001；40：91-92．
3) 伊藤　仁，他：「迅速細胞転写法の検討」，日本臨床細胞学会雑誌，2002；41：302-303．

2.7 蛍光 *in situ* ハイブリダイゼーション法

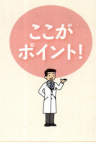

ここがポイント！

- FISH法とは，蛍光色素を用いたISH法の総称である。
- 細胞標本を用いるFISH法では，組織標本とは異なるプロトコールにて染色することが求められる。
- 細胞が重積した集塊が多い細胞標本では，結果判定の際に十分な注意が必要である。
- 上記のことより，細胞重積が少なく，複数枚の未染標本を作製できるLBCが適しているといえる。

1. はじめに

蛍光 *in situ* ハイブリダイゼーション（FISH）法とは，蛍光色素を用いた *in situ* ハイブリダイゼーション（ISH）法の総称である。ISH法とは，組織標本や細胞標本上のそのままの位置（*in situ*）で，目的とする遺伝子の塩基配列と相補的な塩基配列をもつプローブとをハイブリダイゼーションさせる方法である。とくにFISH法は，蛍光色素で標識したプローブを用いて遺伝子異常を検索する方法として応用されている。

基本原理は，まず熱処理やホルムアミドを用いて2本鎖DNAを1本鎖DNAに熱変性させた後に，目的とする遺伝子に相補的な1本鎖DNAプローブ（蛍光標識）をハイブリダイゼーションさせ，最後に結合したDNAプローブから発せられる蛍光シグナルを蛍光顕微鏡下で観察して判定を行う（図2.7.1）。

従来FISH法は先天性疾患や造血器腫瘍に対し行われていたが，乳癌におけるヒト上皮成長因子受容体2（*HER2*）遺伝子増幅検査が保険収載されたことから，固形腫瘍に対しても一斉にFISH法が応用されるようになった。しかしながら，一般的にカルノア液にて固定を行う骨髄液や末梢血と異なり，病理組織標本や細胞標本はホルマリン固定，95％エタノール固定を行うため，病理検体専用のプロトコールにて染色を行うことが重要となる。

具体的には，固定条件や用いるプローブによって，熱処理や酵素処理などの前処理に用いる試薬濃度や温度，反応時間を変更することが必要となる。ここでは95％エタノールにて固定された細胞標本に対してFISH法を行う際の代表的な手順を記載するが，使用するプローブや細胞診材料により，熱処理や酵素処理の時間を適宜変更することが重要である。現在では自施設で調製した試薬を使用するのではなく，試薬メーカーから市販されている染色キットを使用し，メーカー推奨のプロトコールを用いている施設が多いと思われる。

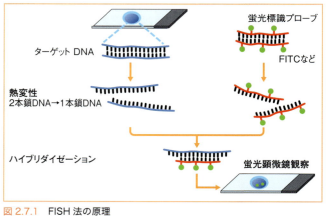

図2.7.1　FISH法の原理

2. 細胞標本を用いたFISH法の検査手順（未染標本）[1〜3]

(1) 前処理

① 下降エタノール系列→親水化→精製水[*1]
② 10％ホルマリン　1時間
③ 流水水洗→精製水→2×生理食塩水—クエン酸ナトリウム（SSC）
④ 熱処理：0.1％ NP-40/0.01mol/Lクエン酸緩衝液　80℃ 15分[*2]
⑤ 2×SSC→精製水→100％エタノール→乾燥

用語　ホルムアミド（formamide），イソチオシアン酸フルオレセイン（fluorescein isothiocyanate；FITC），生理食塩水—クエン酸ナトリウム（saline-sodium citrate；SSC）

⑥酵素処理：0.3％ペプシン/0.01N塩酸　37℃　1分[*3]
⑦2×SSC→精製水
⑧10％ホルマリン　10分
⑨2×SSC/0.1％界面活性剤に浸漬　37℃　15分（界面活性剤はTween20ないしNP-40を推奨）
⑩2×SSC→精製水
⑪上昇エタノール系列（70％→95％→100％）　各1分
⑫乾燥

(2) ハイブリダイゼーション
⑬プローブを標本上に10μL滴下しカバーガラスでおおう（カバーガラスシールなどを用いてシールする）
⑭ハイブリダイザーにセットしDNAを変性させる　80℃　5分[*4]
⑮ハイブリダイザー　37℃　1晩[*5]

(3) プローブの洗浄
以下の工程は，標本に光があたらないよう細心の注意を払うこと。
⑯室温の2×SSCに浸漬しカバーガラスを剥がす
⑰74℃に温めた2×SSCに浸漬　2分[*6]
⑱室温の2×SSC/0.1％界面活性剤に浸漬　2分（界面活性剤はTween20ないしNP-40を推奨）[*7]
⑲室温の2×SSC　2分　2回
⑳精製水
㉑暗所で乾燥
㉒4',6-ジアミジノ-2-フェニルインドール（DAPI）を用いて封入
㉓蛍光顕微鏡下で観察，判定

[*1] 精製水の後にカルノア液にて再固定する方法も報告されている[1]。

[*2] 使用するプローブや細胞診材料により，濃度・時間などを最適な条件に変更することが望ましい。

[*3] 使用するプローブや細胞診材料により，濃度・時間などを最適な条件に変更することが望ましい[2]。

[*4] ハイブリダイザーなどの機器がないときは，70％ホルムアミド/2×SSC，あるいはホットプレートや組織標本を作製する際の薄切切片伸展板などで代用可能である[3]。ただし，使用するプローブによって変性温度や時間が異なるので，添付文書を確認することが重要である。

[*5] ハイブリダイゼーションを2晩行った方が良好な結果が得られるものもある。使用するプローブによって適宜変更することが望ましい。

[*6] 0.3％ Tween20/2×SSCに72℃で3～5分浸漬する方法も報告されている[1]。

[*6,7] プローブの洗浄には，ホルムアミドを用いる方法も知られている[3]が，ホルムアミドを使用しない方法の方が簡便かつ迅速性に優れる。

● 3. 組織標本と細胞標本の違い

　組織標本の大きなメリットの1つとして，同じ標本を複数枚作製できることがあげられる。HE染色標本にて腫瘍細胞の有無や位置を確認し，その連続切片を作製すればFISH法による解析が容易に可能となる。しかし，組織標本はFFPEであり，ホルマリンの濃度や固定時間によってはDNAの断片化が起こり，良好な蛍光シグナルを得られないことも多い。

　一方，95％エタノールにて固定された未染細胞標本は遺伝子の保存性に優れ，質の高いDNAでの検査が可能である。また，細胞標本は薄切作業を行わないため核が部分的に切断されることがなく，wholeの核での判定が可能で，シグナルの脱落がないこともメリットとしてあげられる。しかしこのことは，蛍光顕微鏡下で判定する際には大きな問題点にもなる。判定を避けるべき細胞を図2.7.2に示すが，細胞核同士が重積している箇所での判定は禁忌であるため，重積した細胞集塊が多い細胞標本では判定可能な細胞が少なくなってしまう。また，通常は1晩かけてハイブリダイゼーションを行うが，重積のある集塊中の細胞核には蛍光標識したプローブが入り込まず，集塊辺縁の細胞のみに蛍光シグナルが認められる傾向がある。

　この問題を解決する方法として，LBCがあげられる。LBCは，以前はthin-layer, mono-layerともよばれており，従来の塗抹法より細胞重積の少ない標本を作製することが可能であり，プローブの浸透，判定時の細胞重積の問題点を解消できる。加えてLBCでは，診断用のPap染色標本のほかに複数枚の未染標本を作製できることも大きな魅力である。しかしながら，LBCの固定保存液にはさまざま

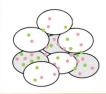

片方の細胞核が隠れており核全体が観察できないため，正確なシグナル判定ができない

重積性の強い細胞集塊である。個々の蛍光シグナルがどの細胞核のシグナルかが判別不可能であるため，正確な判定ができない

図2.7.2　判定を避けるべき細胞

用語　4',6-ジアミジノ-2-フェニルインドール（4',6-diamidino-2-phenylindole；DAPI）

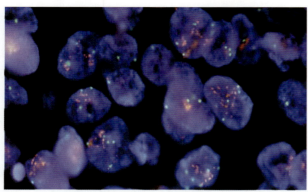

図 2.7.3 乳癌における *HER2/neu* 遺伝子増幅症例 ×1,000 FISH法

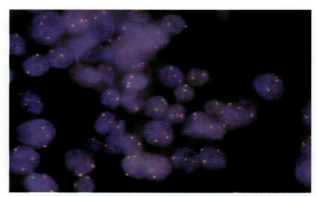

図 2.7.4 濾胞性リンパ腫における t(14;18) *IgH/bcl-2* ×1,000 FISH法

なものが市販されており，それぞれに応じたプロトコールの検討が必要といえる。

なお，いくつかの施設ではPap染色を施した標本に対するFISH法のプロトコールを作成し検査を行っているが，使用する試薬の種類や濃度，反応時間などが施設ごとに異なり染色結果に施設間差が生じ得ること，安定した染色結果が得られにくいことから，ここでは安定した結果が得られる未染標本の使用を推奨したい。

● **4. 実際の染色例**

(1) 遺伝子増幅

乳癌症例における *HER2/neu* 遺伝子増幅症例を図2.7.3に示した。*HER2/neu* 遺伝子（17q11.2-q12）に特異的に反応するプローブに橙色の蛍光色素を標識し，17番染色体のセントロメア領域に特異的に反応するプローブに緑色の蛍光色素を標識している。蛍光顕微鏡下で両者のシグナルを観察し，*HER2/neu* 遺伝子（橙色）とセントロメア（緑色）の比が2.0以上であれば増幅ありと判定する。

(2) 遺伝子転座

濾胞性リンパ腫，Grade 1・2症例におけるt(14;18) *IgH/bcl-2* が認められたFISH法による染色像を図2.7.4に示す。break apartプローブを用いているため，緑色シグナル1個，赤色シグナル1個，黄色シグナル1個を認める（正常細胞では黄色シグナル2個のみ）。

［加戸伸明・伊藤　仁］

用語　免疫グロブリン（immunoglobulin；Ig）

参考文献

1) Matsumoto S, *et al.*："Morphology of 9p21 homozygous deletion-positive pleural mesothelioma cells analyzed using fluorescence *in situ* hybridization and virtual microscope system in effusion cytology", Cancer Cytopathology, 2013；121：415-422.
2) 郡司昌治：「病理組織・細胞診分野への遺伝子染色体解析の応用―個別化治療への現状と問題点―」，日本臨床細胞学会広島県支部会誌 2014；35：1-7.
3) 曽根美智子，他：「臨床検査としての間期細胞FISH基準法の確立」，医学検査，2005；54：1303-1309.

3章 スクリーニングの実際

章目次

3.1：スクリーニングの実際……………34
    3.1.1　正常細胞の基本形態
    3.1.2　異型細胞の見かた
    3.1.3　細胞判定区分

SUMMARY

現在，細胞診は「スクリーニング」と「判定・同定」に大別できる。とりわけ「スクリーニング」は細胞検査士に委ねられる重要な任務である。一般的には，異型（異常）細胞，初期のがん細胞や感染症の原因を見つけ出すことが目的とされている。実際に「見落とし」が治療を遅らせる原因や予後を左右する原因となり，判定に関わる責任は重い。一方，見かたを変えると，細胞検査士が陰性と判定した標本には「異常がない」ことを担保することでもある。

3.1 スクリーニングの実際

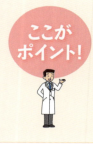

- スクリーニングの目的は，異型（異常）細胞や病因となる物質を見つけ出すことにある。
- 前癌病変の細胞や初期癌の細胞をスクリーニングによって見つけ出すことは，癌の早期発見と早期治療に結び付く。

3.1.1 正常細胞の基本形態

正常細胞は臓器ごとに異なり，基本形態についても臓器ごとに理解する必要がある。ここでは組織学的な分類と細胞診で用いられている呼称について簡単に説明する。

上皮組織は，形態的に以下の3つに分類される。

(1) 単層上皮（単層扁平上皮，単層立方上皮，単層円柱上皮）
(2) 多列上皮（多列線毛上皮）
(3) 重層上皮（重層扁平上皮，重層立方上皮，重層円柱上皮，移行上皮）

細胞診では，細胞を形態的に扁平上皮細胞，円柱上皮細胞とよび，腺に由来する円柱上皮細胞を腺細胞とよぶことも多い。気管支上皮細胞，尿路上皮細胞，中皮細胞などと具体的な呼称を用いる。

3.1.2 異型細胞の見かた

「異型（異常）細胞」は，「正常ではない細胞」と言い換えることができる。正常細胞と形態的に異なる細胞を異型細胞とよび，良性異型細胞，異形成（前癌病変）由来細胞や初期癌の細胞が含まれる。そして，正常細胞と形態的にかけ離れた異型細胞を悪性細胞とよぶことが多いが，正常細胞に類似した癌細胞もあるため注意が必要である。一般的な異型細胞の見かたについて以下に説明する。

● 1. 核／細胞質比（N/C比）

本来核／細胞質比（N/C比）[*1]とは，核と細胞質の容積比である。しかし面積比で代用されていることや，長径比として誤用されていることもある。

遺伝子変化に伴う増殖能の亢進は，まずDNA含量の増加として核に表現される。N/C比の上昇は核内物質の増加，すなわち核クロマチン，染色体数，遺伝子情報の増加に結び付く現象であり，癌細胞は正常細胞より核が大きくなることの裏付けともいえる。N/C比を知ることは，正常細胞と異型細胞，とりわけ癌細胞を鑑別するうえで重要な観察ポイントとなる。

Pap染色標本では，顕微鏡のピントを上下させて調整すると細胞が立体的に見えるため，本来のN/C比に近い観察ができる（図3.1.1）。

> **参考情報**
>
> [*1] **N/C比**：本来のN/C比は容積比であるが，諸外国では面積比で表すことが多い。写真や画像では深度を表現することが難しいからである。昨今では，ピントをずらして画像を複数撮影し，立体的に置き換える方法もある。N/C比を長径比として誤用している場合があるのはわが国だけであるが，たとえば「子宮頸部の上皮内癌のN/C比は80％以上」などと定着もしている。

用語 核／細胞質比（nuclear-cytoplasmic ratio；N/C比），デオキシリボ核酸（deoxyribonucleic acid；DNA），パパニコロウ（Papanicolaou；Pap）染色

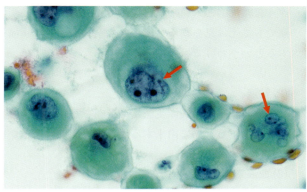
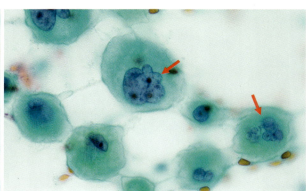

図3.1.1　胸水　低分化腺癌（左右とも）×1,000　Pap染色
ピントを上下させることで核を立体的に観察できる。

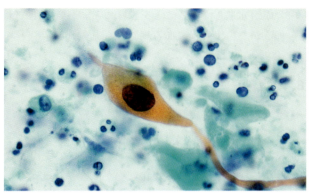

図3.1.2　胸水　形質細胞腫　×1,000　Pap染色
多極分裂を意味する3核細胞が見られる。車軸状とよばれる，形質細胞腫に独特なクロマチンパターンも観察できる。

図3.1.3　喀痰　扁平上皮癌　×1,000　Pap染色
扁平上皮癌細胞では核クロマチンが濃染傾向を示す。クロマチン増量とクロマチンの濃染がある程度比例する。

● 2. 核分裂像

核分裂像が多い場合は増殖が活発であることが考えられ，悪性細胞の可能性が高くなる。核分裂像は核分裂能のある細胞のみに見られ，核分裂能のない細胞（たとえば形質細胞）に核分裂像が見られた場合は腫瘍性増殖である。多極分裂などの異常分裂は腫瘍性の核分裂であり，悪性細胞の可能性が高い。3核細胞などは多極分裂を意味する（図3.1.2）。核分裂像や多核細胞はいずれにも注意が必要である。

● 3. 核形態

核形態異常は癌細胞や異型細胞で見られることが多いが，変性によっても起こるため，過大評価に注意する。

● 4. 核クロマチン

核クロマチンは，扁平上皮系細胞と腺系細胞では見かたを変える必要がある。核クロマチンの種類を大別すると，ヘマトキシリンには染まりにくい活動期クロマチン（ユークロマチン）と，ヘマトキシリンに好染する休止期クロマチン（ヘテロクロマチン）に分けられる。

扁平上皮系細胞ではヘテロクロマチンが多く，核クロマチンの増量と核の濃染傾向がほぼ一致し，癌細胞の核はヘマトキシリンに濃染傾向を示す（図3.1.3）。しかし，腺系細胞はユークロマチンを有することが多く，癌細胞であっても核クロマチンはヘマトキシリンに濃染しない場合が多い（図3.1.4）。また，変性細胞や壊死細胞の核クロマチンはヘマトキシリンに濃染する。核クロマチンの濃染と核クロマチンの増量は意味が異なる場合が多い。さらに，核クロマチンの顆粒の状態（微細，細，粗）や分布の状態も，細胞の良悪性を鑑別するための重要な所見となる場合や腫瘍を特定できる所見となる場合があり，詳細に観察する必要がある（図3.1.2）。

● 5. 核小体

DNAが変化し，その変化がRNAに伝播されることが核小体の増加につながる。核小体の腫大と数の増加は，細胞

用語　ヘマトキシリン（hematoxylin），ユークロマチン（euchromatin），ヘテロクロマチン（heterochromatin），リボ核酸（ribonucleic acid；RNA）

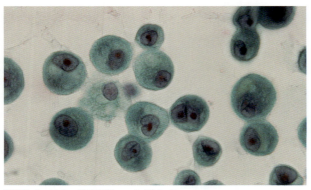

図 3.1.4　喀痰　腺癌細胞　×1,000　Pap 染色
腺癌細胞はユークロマチンを有することが多く，癌細胞であっても核クロマチンは濃染しない場合が多い。

の蛋白合成が亢進していることを意味する。悪性細胞でよく見られるが，再生過程にある細胞でも見られる。

● 6. 細胞質

合成された蛋白が発現して細胞分化を表現し，細胞質に変化をもたらすため，細胞質の変化は核の変化の後に起こる。正常細胞との違いは細胞分化の違いとして表現される。例として扁平上皮癌の過角化細胞があげられる。

● 7. 背　景

(1) 壊死物質

壊死を伴う病変に生じるため，悪性腫瘍で認められることが多い。浸潤癌で見られる壊死物質には癌の組織浸潤に伴う組織反応と，癌細胞自体の壊死がある。非浸潤性の乳癌でも壊死は見られるため，壊死物質が必ず浸潤癌を意味するというわけではない。

(2) 粘液

粘液の存在が粘液産生腫瘍の存在を意味する場合もあるので注意する。癌に由来する場合は浸潤癌のことが多い。

(3) 血液

古い血液や同時に存在する大食細胞がヘモジデリンや赤血球断片を貪食している場合は，過去の出血や出血しやすい腫瘍の存在を意味する。細胞採取時にも出血は起こるので，混同しないよう注意が必要である。

(4) 炎症細胞

炎症の程度を判断するために，炎症細胞の種類を鑑別する場合もあるが，炎症以外で好中球を誘引する腫瘍やリンパ球を伴って出現する腫瘍もあり，炎症細胞の出現が炎症性か腫瘍性であるか腫瘍性であれば予後因子となることを意味する場合もある[*2]。

> **参考情報**
> [*2]　**腫瘍性背景**：子宮頸部の上皮内病変（非浸潤癌）と浸潤癌を区別するための用語である。癌の間質浸潤における生体反応による，蛋白様滲出物や壊死様物質と理解されていたものが，わが国では腫瘍性背景という言葉が一人歩きし，悪性細胞があり背景が汚い場合を指すのに使われてしまっている。

3.1.3　細胞判定区分

● 1. Papanicolaou の分類

細胞診の判定結果にはPapanicolaouによる5段階区分のクラス分類が古くから広く用いられてきた。
　　クラスⅠ：異型細胞を認めない（陰性）
　　クラスⅡ：異型細胞を認めるが悪性とは考えられない
　　　　　　　（陰性）
　　クラスⅢ：悪性と断定はできないが否定もできない（疑陽性）
　　クラスⅣ：悪性が強く疑われる異型細胞を認める（陽性）
　　クラスⅤ：悪性細胞を認める（陽性）

● 2. 3 段階の細胞判定区分

次に登場したのが陰性（negative），疑陽性（suspicious），陽性（positive）の3段階の判定区分である。子宮頸部以外の臓器では，5段階の代わりにこの3段階分類を用いるのが一般的である。
　　陰　性：Papanicolaou分類のクラスⅠとⅡが相当
　　疑陽性：Papanicolaou分類のクラスⅢ
　　陽　性：Papanicolaou分類のクラスⅣとⅤが相当

● 3. ベセスダシステム（TBS）2001

子宮頸部細胞診の分類である。詳細はp.38，4.1参照。

［古田則行・池畑浩一・伊藤崇彦］

用語　ベセスダシステム（The Bethesda System；TBS）

4章 各論

章目次

4.1：婦人科 …………………………… 38
4.2：呼吸器 …………………………… 67
4.3：体腔液 …………………………… 81
4.4：泌尿器 …………………………… 95
4.5：消化器 …………………………… 111
4.6：乳腺 ……………………………… 130
4.7：甲状腺 …………………………… 143
4.8：骨軟部 …………………………… 151
4.9：脳神経系（中枢神経系）………… 159
4.10：リンパ・血液疾患 ……………… 171

「リンパ腫」の表記について
　学術的には「リンパ腫（lymphoma）」が主流であり，本教本でも「リンパ腫」を用いている。しかし，「悪性リンパ腫」も，標準病名マスターに残っているため（病名管理番号 20053902），行政に関連する文書やそれに準じた公的な文書や取扱い規約では，現在でも使用されている。
各種報告様式における判定区分の和訳について
　臓器（領域）横断的に統一されていないため，それぞれの領域でおもに使用されている和訳を掲載した。

SUMMARY

　人体はさまざまな組織や細胞により構成されており，対象となる臓器により組織像や細胞像は異なる。また，臓器ごとに発生する良性病変や悪性病変の頻度や特徴も異なるため，臓器別に正常な構造や機能，良性病変および悪性病変について理解する必要がある。本章では，解剖と組織・細胞，標本作製法およびおもな病変と細胞像，報告様式について，臓器別に詳細に記述する。

4.1 婦人科

4.1.1 子宮頸部

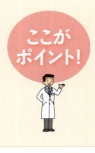

ここがポイント！

- ベセスダシステム（TBS）2014による報告様式では，検体の適正・不適正を明記しなければならないことはTBS 2001から変更はない。
- TBS 2014における各病変の細胞所見に関する判定基準は，従来と変わりない。
- TBS 2001以降，新しいカテゴリーとして，異型扁平上皮細胞（ASC）が設定されている。これは個々の細胞に適用するのではなく，標本全体を判断するためのものである。

● 1. 解剖と組織・細胞

子宮は子宮頸部と子宮体部からなり（図4.1.1），構成する細胞が異なる。

子宮頸部は，重層扁平上皮細胞と連続する頸管内膜で構成される。重層扁平上皮細胞は，表層細胞，中層細胞，傍基底細胞，基底細胞からなる（図4.1.2）。頸管内膜は，子宮頸管上皮とよばれる単層の線毛円柱上皮および粘液産生円柱上皮細胞からなる（図4.1.3, 4.1.4）。ここでは，子宮頸管上皮を頸管腺細胞とよぶことにする。子宮頸部の重層扁平上皮領域と頸管腺領域の接合部を扁平上皮-円柱上皮境界部（SCJ）といい，子宮頸癌の好発部位である（図4.1.5）。また，生理的に腟内には，グラム陽性細菌であるデーデルライン桿菌が常在している。この細菌は，扁平上皮細胞に含まれるグリコーゲンの存在下に生存し乳酸を産生している。それによって，腟内のpHを4.0前後の酸性に保ち，腟の自浄作用に役立っている。このとき，デーデルライン桿菌による細胞融解像は，中層細胞に見られる（図4.1.6）。

子宮体部は，子宮体内膜細胞と間質細胞で構成される。被覆上皮に内膜腺管が開口し，その周囲に間質細胞を認める。

子宮は主として卵巣ホルモンの影響を受けて周期的に変化し，エストロゲンやプロゲステロンのホルモン状態によって細胞像に違いが見られる。子宮頸部では，基底細胞や予備細胞は，扁平上皮化生細胞や扁平上皮細胞まで分化する。子宮体部では，増殖期から分泌期そして月経期と，細胞の採取時期によって多彩な像を呈する（図4.1.7, 4.1.8）。

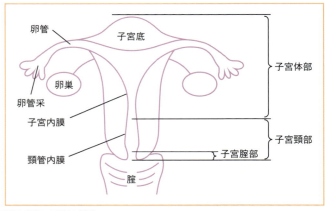

図4.1.1 子宮の構造

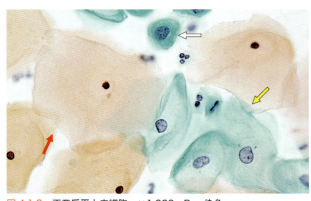

図4.1.2 正常扁平上皮細胞 ×1,000 Pap染色
表層細胞（赤矢印），中層細胞（黄矢印），傍基底細胞（白矢印）を認める。

用語 扁平上皮-円柱上皮境界部（squamo-columnar junction；SCJ），水素イオン指数（potential of hydrogen；pH），パパニコロウ（Papanicolaou；Pap）染色

4.1｜婦人科

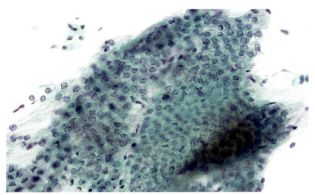

図4.1.3　頸管腺細胞　×400　Pap染色
粘液を有する頸管腺細胞の平面的集塊。

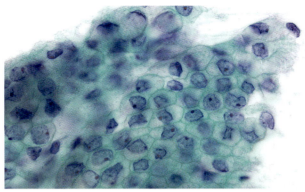

図4.1.4　頸管腺細胞　×1,000　Pap染色
蜂巣状構造を示し、細胞質内の粘液によって核が圧排される。

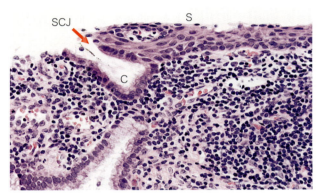

図4.1.5　SCJ付近の組織像　×400　HE染色
扁平上皮領域（S）から頸管腺領域（C）への移行を認める。

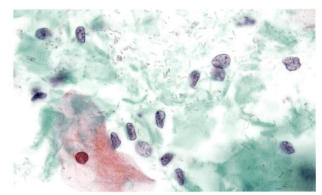

図4.1.6　デーデルライン桿菌　×1,000　Pap染色
デーデルライン桿菌による扁平上皮細胞の融解像。

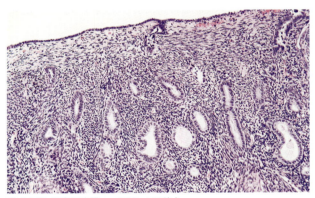

図4.1.7　増殖期内膜　×200　HE染色
被覆上皮から直線的な腺管を認める。腺管の周囲には多数の間質細胞を認める。

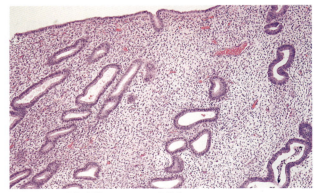

図4.1.8　分泌期内膜　×200　HE染色
腺管は蛇行し、間質はやや浮腫様変化を呈している。

2. 標本作製法

(1) 検体採取方法の差異

子宮頸部の採取器具はさまざまであり、採取部位、あるいは用途によっていくつかの採取方法が用いられている。一般的に、綿棒よりもヘラやブラシなどを用いる方が採取できる細胞量は多く、採取器具を変えれば「検体不適正」を減らすことが可能である。同時に、採取方法の違いにより細胞の出現パターンも異なるため、それぞれで細胞所見の見かたを変えなければならない。

とくに、ベセスダシステム（TBS）2001における「検体不適正」の運用から、採取細胞量が多い場合の標本では、集塊の見かたを着眼点とすることが重要である。

(2) 標本作製法の差異

直接塗抹法（従来法）では、一定の方向で均一にスライドガラスに塗抹するのが最善であるが、細胞が乾燥して検体不適正となることもあるため、素早い処理が求められ

用語　ヘマトキシリン・エオジン（hematoxylin-eosin；HE）染色、ベセスダシステム（The Bethesda System；TBS）

る。そこで，液状化検体細胞診（LBC）用の保存液バイアルにて固定する方法を用いることも，検体不適正を防ぐ手段の1つといえる。

ただし，従来法とLBCでは細胞の出現パターンが異なり，LBCでは見慣れていないと誤判定あるいは過剰判定を行ってしまう可能性があるので注意が必要である。

本項では，従来法の細胞所見について述べる。

● 3. おもな病変と細胞像

(1) 細胞診判定の実際
①陰性〔上皮内病変ではない／悪性ではない（NILM）〕

腫瘍性の細胞所見を認めない場合であり，HPV以外による感染および炎症所見，再生上皮（修復）細胞所見もここに含まれる。

ⅰ）腟トリコモナス

トリコモナスは西洋ナシ形や卵円形を呈する15～30μmの原虫であり，腟内酸性度低下時に増殖しやすい。感染すると帯下の増加と搔痒感を伴うことが多い。扁平上皮細胞内のグリコーゲンを栄養素として取り込んで増殖する。これは，トリコモナスが扁平上皮細胞に群がる「虫食い状所見」として見ることができる（図4.1.9）。また，標本上の背景は好中球を多数認める炎症性であることが多く，それに伴い，好中球が球状に塊を形成することがありキャノンボールとよばれる（図4.1.10）。また，扁平上皮細胞の核の周囲が抜ける核周囲明庭を認める。これは炎症性変化の所見の1つであり，コイロサイトーシスとの違いに注意する（図4.1.11）。また，多数の好中球が脱核してトリコモナス様に見えることもあるので注意を要する。その鑑別として，トリコモナス内の三日月状核，赤褐色調の顆粒状物質に留意することが重要である（図4.1.12）。

特徴的な所見を以下にまとめる。

- 好中球を多数認める炎症性背景
- 西洋ナシ形や卵円形でライト緑好性に染まる
- ときに三日月状の核を認める
- トリコモナス内，外にも認められる赤褐色調の顆粒状物質（ミトコンドリア顆粒）
- 扁平上皮細胞の炎症性変化や虫食い状所見

ⅱ）Candida

真菌であるCandidaによるカンジダ症は，腟自浄度低下時や免疫力低下時，妊娠時などに発症しやすい。臨床的には，白色帯下が増量し，疼痛を伴うことが多い。Pap染色では赤橙色調を呈する。3～7μmの発芽酵母から延長してできた仮性菌糸が特徴的所見であり，扁平上皮細胞の集塊内を突き抜けて走行するように出現する。集塊の辺縁から糸状に仮性菌糸が突出しているように見えることも少なくない。また，集塊内に埋もれて見つけにくいため，注意深い観察を要する（図4.1.13，4.1.14）。

ⅲ）単純ヘルペスウイルス感染細胞

単純ヘルペスウイルスは，口唇に感染しやすいⅠ型と，性器感染を起こすⅡ型に分けられる。DNAウイルスの一種であり，細胞学的には上皮細胞の核内に感染所見を呈する。すなわち，核の圧排を伴う多核形成，核縁の肥厚，すりガラス状の核，核内封入体が見られる。核のすりガラス状変化は核内のウイルス粒子によるものであり，その結果，核クロマチンの辺縁移動によって核縁の肥厚が見られることになる（図4.1.15）。

ⅳ）萎縮性腟炎

萎縮性腟炎は，エストロゲンのはたらきが欠乏し，重層扁平上皮細胞が萎縮して菲薄になりグリコーゲン量が減少する。それによって，乳酸の産生が低下し腟内のpHが上昇し感染を起こしやすくなる。炎症性背景に，傍基底型細胞が主体となり，細胞質のオレンジG好性化や裸核細胞が出現する。高齢者だけでなく，産褥婦やエストロゲン抑制

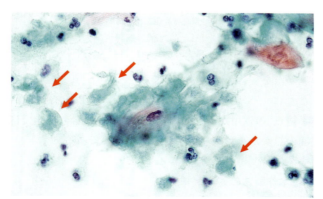

図4.1.9　腟トリコモナス　×1,000　Pap染色
炎症性背景とトリコモナス（矢印）。中心には「虫食い状所見」を認める。

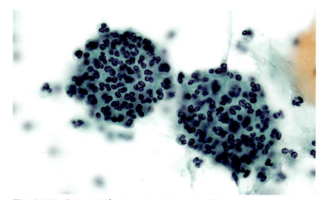

図4.1.10　キャノンボール　×1,000　Pap染色
好中球が集まり塊状をなしている。

用語　液状化検体細胞診（liquid-based cytology；LBC），上皮内病変ではない／悪性ではない（negative for intraepithelial lesion or malignancy；NILM），デオキシリボ核酸（deoxyribonucleic acid；DNA）

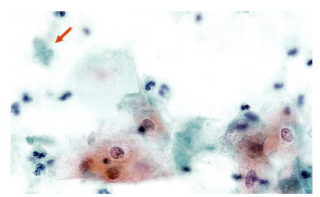

図4.1.11　膣トリコモナス　×1,000　Pap染色
トリコモナス（矢印）感染に伴う炎症によって，扁平上皮細胞の核周囲明庭像を認める。

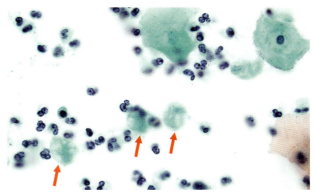

図4.1.12　膣トリコモナス　×1,000　Pap染色
トリコモナス内に核と赤褐色調の顆粒状物質を認める。

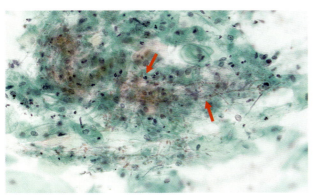

図4.1.13　*Candida*　×400　Pap染色
*Candida*の仮性菌糸が細胞集塊内を貫くように認められる（矢印）。

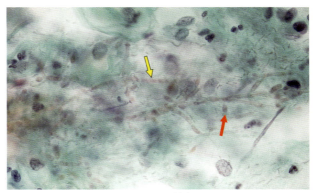

図4.1.14　*Candida*　×1,000　Pap染色
図4.1.13の強拡大像。赤橙色調に染まった酵母（赤矢印）と仮性菌糸（黄矢印）。

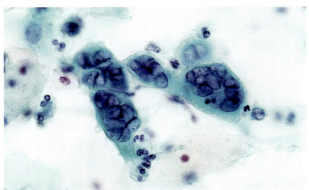

図4.1.15　単純ヘルペスウイルス感染細胞　×1,000　Pap染色
核の圧排を伴う多核形成が見られ，核はすりガラス状を呈している。

剤投与者，両側卵巣摘出例にも見られる（図4.1.16）。
ｖ）扁平上皮化生細胞[*1]

　SCJは年齢によって移動し，SCJが外方へ移動すると子宮腟部びらんとして認識される。この付近の上皮が損傷し剥離すると，予備細胞が増生して初期の扁平上皮化生が起こる。これは未熟化生細胞とよばれる。この場合，移行帯細胞として頸管腺細胞とともに出現することが多い。細胞境界不明瞭な平面的集塊で出現し，細胞質はやや多稜形でライト緑に淡染し，核／細胞質比（N/C比）は高い。核は類円形，核クロマチンは細顆粒状で均一である。ときに核小体を認める（図4.1.17，4.1.18）。

　未熟化生細胞から成熟した扁平上皮化生細胞へ分化していくが，その移行像が見られることもある（図4.1.19）。成熟した扁平上皮化生細胞は敷石状配列を呈し，ライト緑好性のやや厚い細胞質と細胞質突起を有する。核は類円形で核クロマチンは均一である。ときに核小体を認める（図4.1.20）。

　また，扁平上皮化生細胞は異型未熟化生細胞あるいは異型化生とよばれる細胞異型を示すことがあり，HSILとの鑑別を要する場合もある。

> **参考情報**
> [*1]　扁平上皮化生細胞には，NILMと断定できないものが出現する場合がある。N/C比の増大や核異型を伴う場合には，ASC-USやASC-H（後述）とし，HPV検査あるいは生検に委ねるべきである。

ⅵ）再生上皮（修復）細胞
　扁平上皮細胞あるいは円柱上皮細胞の再生または組織修復の際に出現する細胞であり，放射線照射後，炎症，ある

用語　核／細胞質比（nuclear-cytoplasmic ratio；N/C比），異型未熟化生細胞（atypical immature metaplastic cells），異型化生（atypical metaplasia）

4章　各論

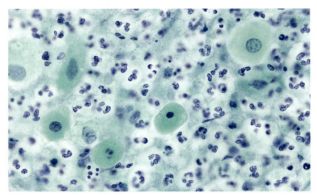

図 4.1.16　萎縮性腟炎　×1,000　Pap 染色
炎症性背景に傍基底型の細胞を認める。核が濃縮状を示す。

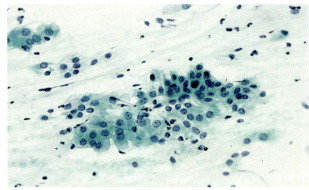

図 4.1.17　未熟化生細胞と頸管腺細胞の集塊　×400　Pap 染色

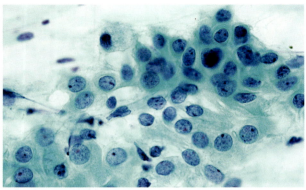

図 4.1.18　未熟化生細胞　×1,000　Pap 染色
図 4.1.17 の強拡大像。頸管腺細胞（左下）と未熟化生細胞（右）が移行するように認められる。

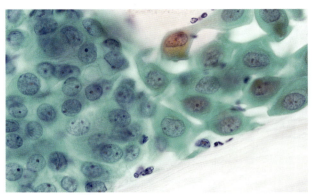

図 4.1.19　扁平上皮化生細胞　×1,000　Pap 染色
左：未熟化生細胞集塊，右：成熟した扁平上皮化生細胞集塊。

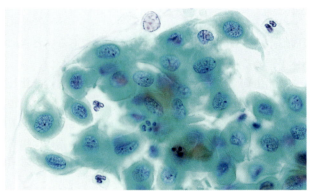

図 4.1.20　扁平上皮化生細胞　×1,000　Pap 染色
成熟した扁平上皮化生細胞が敷石状に配列している。

いは細胞および組織生検採取後などに，結合性のよいシート状ないし流れるような配列を示す平面的集塊として見られる。細胞質は豊富で，ライト緑に淡染〜好染する。核は腫大し大小不同に富み，核小体が著明であるが，核クロマチンは均一である（図 4.1.21）。

vii）放射線照射による細胞変化

放射線照射による細胞変化は，正常細胞，悪性細胞の両者に見られ，一般的に分化のよい細胞より分化の低い細胞ほど強く影響を受ける。照射後直ちに現れる初期変化として以下のような細胞所見を認める（図 4.1.22，4.1.23）。

・細胞の巨大化および空胞形成があるが N/C 比は低い
・細胞質の染色性の変化（両染性）
・多核形成
・核破砕・融解像
・核小体の腫大

さらに，放射線治療後も続く変化では，上記のような細胞変化に加えて再生上皮細胞などが出現する。放射線治療による細胞の変化はさまざまであり，再生上皮細胞や照射後異形成[2]との鑑別，そして癌細胞を見落とさないことが重要である。

細胞診判定に際しては，その細胞に見合ったベセスダ分類を用いることを考慮しなければならない。

②扁平上皮内病変（SIL）

ⅰ）HPV[3]感染に伴う細胞変化

子宮頸癌の95％以上に HPV 感染が関与している。HPV には100種類余の型があるが，その中でも子宮頸癌に関連するのは15種類程度である。HPV 感染の多くは一過性であるが，持続感染すると，細胞核内に組み込まれ，数年から十数年かけて異形成から癌へと進行していく。しかしながら，癌に至るものは10〜20％程度で，消失してしまうものも多い。

細胞診での HPV 感染に伴う細胞所見を以下に示す。こ

用語　両染性（two-tone color），照射後異形成（post-irradiation dysplasia），扁平上皮内病変（squamous intraepithelial lesion；SIL）

れらは細胞像として容易に判定できる。
- コイロサイトーシス（図4.1.24）
- 単核や2核の核腫大細胞（図4.1.25）
- 巨細胞（図4.1.26）
- パラケラトーシス（図4.1.27）
- スマッジ核（図4.1.28）

> **参考情報**
> *2 **照射後異形成**：女性性器癌の放射線治療後に組織学的に異形成と同様な組織構築が，照射領域に出現した場合の総称[1]。
>   (1) 再発癌の前段階として出現する病変
>   (2) 放射線によって生じた新たな病変
>   (3) 再発癌と隣接または共存する病変
>   などの説がある。
> *3 HPVは100種類以上あることが知られている。世界的には，子宮頸癌発症の高リスク型は，HPV16・18・31・33・35・39・45・51・52・56・58・59・68型 の13種である。わが国では，16・18・31・33・35・52・58型が子宮頸癌患者から高頻度に検出されている。

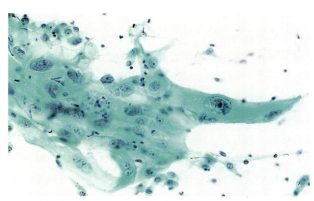

図4.1.21　再生上皮（修復）細胞　×400　Pap染色
流れるような配列を示す平面的集塊を認める。

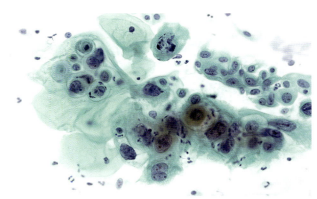

図4.1.22　放射線照射による変化　×400　Pap染色
多核形成，核破砕像，細胞質の空胞化を認める。

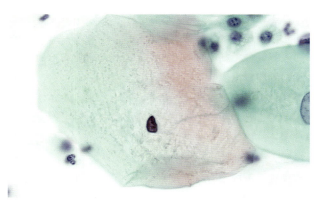

図4.1.23　放射線照射による変化　×1,000　Pap染色
両染性を示す巨大な扁平上皮細胞。

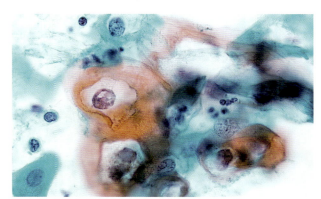

図4.1.24　コイロサイトーシス　×1,000　Pap染色
細胞質が広く抜ける変化（コイロサイトーシス）。

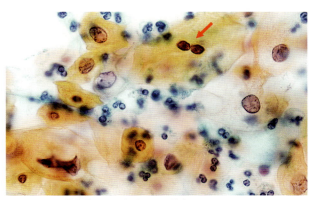

図4.1.25　2核細胞　×1,000　Pap染色
単核や2核（矢印）の核腫大細胞を認める。

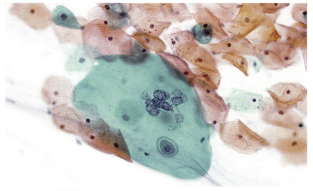

図4.1.26　巨細胞　×400　Pap染色
多核形成を伴う巨細胞を認める。

■ 4章　各論

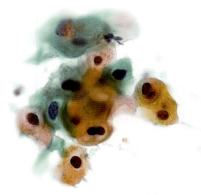

図4.1.27　パラケラトーシス　×1,000　Pap染色
オレンジG好性ないしライト緑好性の小型扁平上皮細胞。核は濃縮状である。

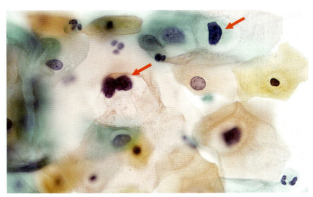

図4.1.28　スマッジ核　×1,000　Pap染色
核クロマチンの無構造化，濃染性の核を呈する細胞（矢印）。

ⅱ）軽度扁平上皮内病変（LSIL）

軽度異形成であり，N/C比増大，核形不整，核クロマチン増加を認める。表層型の核異常細胞が出現する（図4.1.29）。上述のHPV感染所見を呈することが多い。TBSではコイロサイトーシスを示す細胞質の変化に加え核異型を伴うものをLSILとする。

ⅲ）高度扁平上皮内病変（HSIL）

中等度異形成から高度異形成，上皮内癌（CIS）までが含まれる。中等度異形成では中層型主体の，高度異形成では傍基底型主体の核異常細胞が出現する（図4.1.30, 4.1.31）。

異形成細胞は，孤立細胞で認める場合もあれば，集塊で認める場合もある。軽度異形成から高度異形成の集塊では，その細胞を孤立細胞に置き換えた場合に，どの分化程度の異型扁平上皮細胞であるかに着目するとよい（図4.1.32, 4.1.33）。

CISでは，組織学的には基底膜側からの全層を腫瘍細胞が占めることから，細胞診でも異型細胞が単調に出現する。ただし，採取器具によって出現パターンは異なる。病変表面部が擦過される綿棒採取では孤立散在性に出現し（図4.1.34, 4.1.35），採取される細胞量が多いブラシなどの採取では集塊で出現することが多い。とくに，集塊内の細胞では単調な細胞所見を呈しており，集塊辺縁には中層型あるいは表層型の核異常細胞は見られない（図4.1.36, 4.1.37）。

CISの細胞所見を以下に記す。

・背景は清（きれい）である
・N/C比が高く細胞質は狭小あるいはレース状
・核緊満感（核の立体感）
・核クロマチンは微細〜細顆粒状で均一

③扁平上皮癌（SCC）

微小浸潤扁平上皮癌から扁平上皮癌（SCC）までが含まれる。

微小浸潤扁平上皮癌は，CIS類似の細胞像に加えて壊死物質，角化異常ないし濃墨状の核クロマチンを呈する小型異型細胞，相互封入像の所見があった場合に疑うことが可能である。また，CIS類似の細胞に差異を認めた場合，すなわち核の大小不同を伴い，核クロマチンが粗顆粒状を呈する場合にも微小浸潤扁平上皮癌を疑う（図4.1.38〜4.1.40）。

SCCは角化型と非角化型に分けられる。ともに背景は壊死性・血性であることが多い。

角化型では，壊死物質を背景に，オレンジG好性ないしライト緑好性で細胞質輝度の高い奇怪な細胞質を有する角化異常細胞が出現する（図4.1.41, 4.1.42）。

非角化型は，細胞が流れのあるような構造を示す集塊で出現することが多い。細胞質はライト緑好性で厚く，核異型は強く，核クロマチンは粗顆粒状で不均一を呈し，核小体は腫大する（図4.1.43, 4.1.44）。

④異型扁平上皮細胞（ASC）

TBS 2001より新しいカテゴリーとしてASC-USとASC-Hがあり，前者は軽度異形成を否定できないASC，後者はHSIL（中等度異形成からCIS）を否定できないASCというとらえ方である。

これは，「ASC-USあるいはASC-Hと判定される特定の細胞所見があるわけではなく，標本全体を見て評価することが必要」ということであり，SILの細胞所見の条件を満たさないが疑わしい細胞の存在を示唆することで臨床的対応を求める，というのが基本的な考え方といえる。また，乾燥気味の細胞である，異型細胞量が極少数であるなど，標本の状態によっては，判定が困難でASCとせざるを得

📝 **用語**　軽度扁平上皮内病変（low-grade squamous intraepithelial lesion；LSIL），軽度異形成（mild dysplasia），高度扁平上皮内病変（high-grade squamous intraepithelial lesion；HSIL），中等度異形成（moderate dysplasia），高度異形成（severe dysplasia），上皮内癌（carcinoma in situ；CIS），扁平上皮癌（squamous cell carcinoma；SCC），壊死物質（squamous ghost）

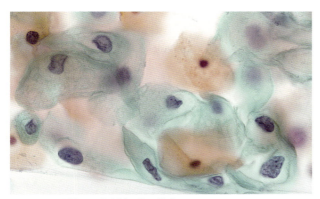
図4.1.29　LSIL　×1,000　Pap染色
軽度の核異型を伴う核異常細胞を認める。

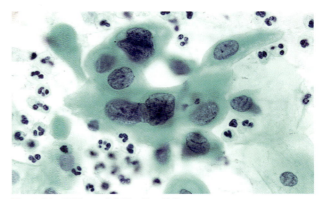
図4.1.30　HSIL　×1,000　Pap染色
中等度異形成。中層型の核異常細胞を認める。

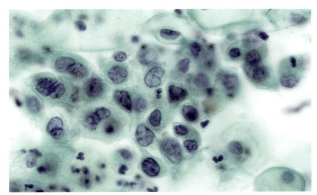
図4.1.31　HSIL　×1,000　Pap染色
高度異形成。傍基底型の核異常細胞を認める。

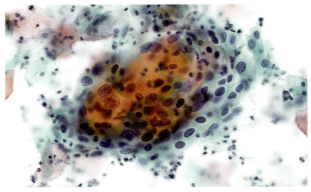
図4.1.32　LSIL　×400　Pap染色
核異常細胞が集塊状で見られる。

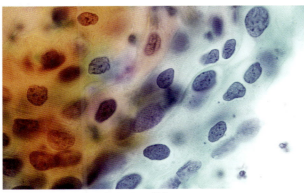
図4.1.33　LSIL　×1,000　Pap染色
集塊辺縁では分化傾向を示し，表層型程度の核異常細胞である。

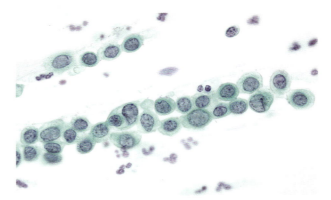
図4.1.34　HSIL（CIS）　×1,000　Pap染色
CIS。N/C比が高く，細胞質はレース状である。

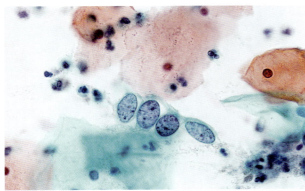
図4.1.35　HSIL（CIS）　×1,000　Pap染色
N/C比は極めて高く，核緊満感に富む。

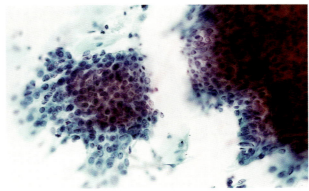
図4.1.36　HSIL（CIS）　×400　Pap染色
単調な異型細胞からなる集塊が層状構造を呈している。

■ 4章　各論

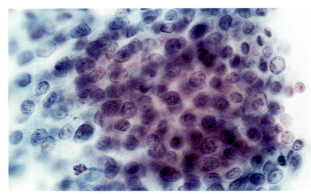

図 4.1.37　HSIL（CIS）　×1,000　Pap 染色
図 4.1.36 の強拡大像。集塊辺縁では核緊満感のある異型細胞が確認できる。

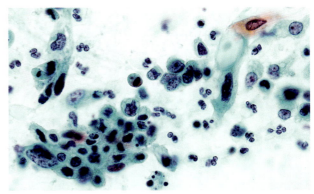

図 4.1.38　微小浸潤扁平上皮癌　×1,000　Pap 染色
濃墨状の核クロマチンを呈する小型異型細胞を認める。

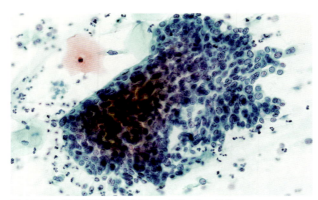

図 4.1.39　微小浸潤扁平上皮癌　×400　Pap 染色
CIS に類似した細胞集塊を認める。

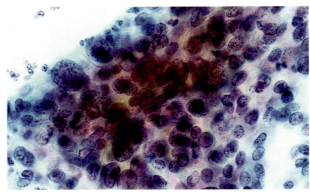

図 4.1.40　微小浸潤扁平上皮癌　×1,000　Pap 染色
図 4.1.39 の強拡大像。核の大小不同を認め，核クロマチンパターンも CIS と異なり粗顆粒状を呈している。

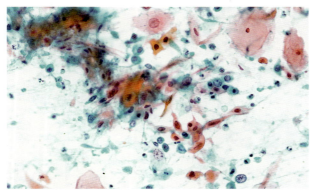

図 4.1.41　SCC（角化型）　×400　Pap 染色
壊死物質を背景に，大小さまざまな角化異常細胞を認める。

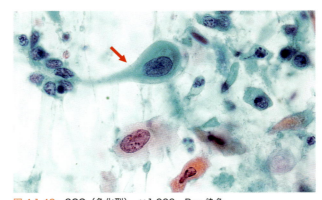

図 4.1.42　SCC（角化型）　×1,000　Pap 染色
おたまじゃくし状の悪性細胞（矢印）を認める。

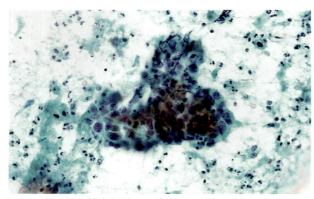

図 4.1.43　SCC（非角化型）　×400　Pap 染色
壊死物質を背景に，悪性細胞の大型集塊を認める。

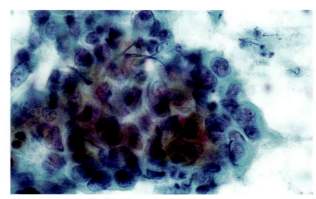

図 4.1.44　SCC（非角化型）　×1,000　Pap 染色
図 4.1.43 の強拡大像。細胞質はライト緑好性で厚く，核異型が強い。

ない場合もある。

ⅰ）意義不明な異型扁平上皮細胞（ASC-US）

軽度異形成が疑わしい細胞，および再生性変化や扁平上皮化生様変化が見られ異形成が疑わしい細胞などが含まれると推測される。

ⅱ）HSILを除外できない異型扁平上皮細胞（ASC-H）*4

良性から癌までが含まれる可能性がある。扁平上皮系か腺系かが判定困難な場合も，ASC-Hとしておくことが望ましい。

繰り返しになるが，ASC-USとASC-Hには特定の細胞像は存在せず，標本全体を見ての評価となる。場合によっては癌が含まれることもあるため，細胞所見を臨床側に伝えることが重要となる。

> 参考情報
> *4　少数でも明らかな異形成を推定し得る細胞，とくにHSILに相当する細胞を認めた場合は，ASC-HとせずにHSILとし，どの程度の病変を推定し得るか明記しておくことが望ましい。ただし，出現細胞量が少ないことも記載する。

⑤集塊の見かたのポイント（とくに扁平上皮系）

採取法によって見かたを変える必要がある。ブラシまたはヘラなどでは組織塊に近い形で採取されるため，組織像を反映した像で出現することが多い。その場合には，集塊がどのような細胞で構成されているかを確認する。分化傾向があるのか，表層細胞までの分化があるのか，傍基底型細胞のみで構成されているのかを観察しなければならない。

ここでは，CISの細胞像と，病変を推定できないいわゆるASC-Hとの鑑別を中心に述べる。

集塊が傍基底型細胞からなる場合，細胞密度（核密度）が高いかどうかを見るために，顕微鏡の微動ねじを動かしピントをずらして核間距離を確認する。隣接する核が近く細胞密度が高い場合にはCISが疑われるため，核分裂像の有無を確認する。この核分裂像には，通常の核分裂像とは異なり，高リスクHPV感染に特異的な傍中心体異所性染色体（ECAC）[2]が，細胞診で認められることもあり，HSIL判定の一助となる（図4.1.45，4.1.46）。このECACとは，CINの分裂中期細胞の両側の中心体近傍に対称性に出現する1対の0.7μの異所性染色体である。子宮頸部病変の病理組織標本でCINおよび浸潤癌の客観的なハイリスクHPV感染を伴った病変としての指標となる。次に，集塊辺縁で個々の細胞を観察する。核の緊満感，核クロマチンパターンなどの核所見の特徴が合致すればCISであるが，それを満たさない場合はASC-Hとせざるを得ない（図4.1.47～4.1.49）。

また，頻度は低いが，予備細胞や未熟化生細胞が集塊で出現している場合も念頭に置いておかなければならない。

なお，閉経後のSILは分化傾向に乏しく，傍基底型の細胞集塊を認めることが閉経前より多くなる。そういった細胞像全体が分化傾向に乏しい場合における判定には注意が必要である。異形成程度なのか，あるいはそれ以上の病変なのか判定に苦慮することがある。その場合ASCと判定し，ホルモン剤投与後の細胞診再検査を臨床側に要望することが必要である（図4.1.50，4.1.51）。

⑥異型腺細胞（AGC）

AGCと判定される可能性がある細胞には，反応性変化や再生性変化との鑑別が困難な細胞，腫瘍性変化を示唆する異型頸管腺細胞であるが上皮内腺癌（AIS）や浸潤性腺癌の特徴を欠く細胞が含まれると推測される。また，標本の状態によっては判定困難でAGCとせざるを得ない場合もある。

内膜細胞由来と思われる異型細胞が出現している場合も考えられるが，わが国では内膜細胞診は通常検査として行

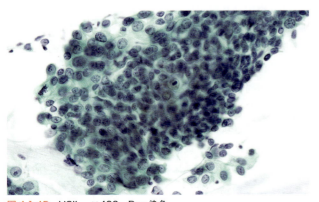

図4.1.45　HSIL　×400　Pap染色
傍基底型の異型細胞集塊。

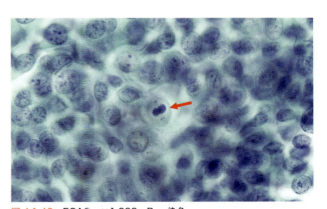

図4.1.46　ECAC　×1,000　Pap染色
図4.1.45の強拡大像。傍中心体異所性染色体（矢印）を認める。

用語　意義不明な異型扁平上皮細胞（atypical squamous cells of undetermined significance；ASC-US），HSILを除外できない異型扁平上皮細胞（ASC cannot exclude HSIL；ASC-H），傍中心体異所性染色体（ectopic chromosome around centrosome；ECAC），異型腺細胞（atypical glandular cells；AGC），上皮内腺癌（adenocarcinoma in situ；AIS）

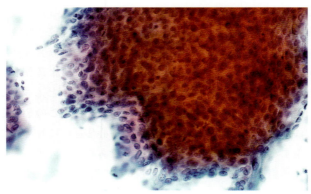
図4.1.47　CIS　×400　Pap染色
傍基底型の異型細胞で構成される集塊を認める。

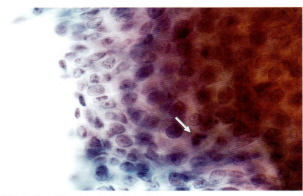
図4.1.48　CIS　×1,000　Pap染色
図4.1.47の強拡大像。核分裂像（矢印）を認める。

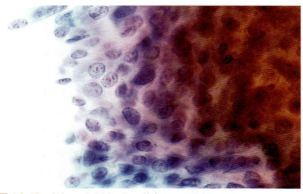
図4.1.49　CIS　×1,000　Pap染色
図4.1.48のピントをずらした像。集塊の細胞密度が高く，集塊辺縁ではCISの核所見を認める。

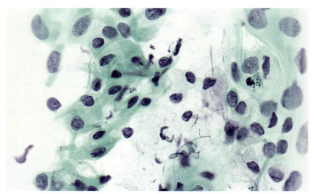
図4.1.50　ASC-US　×1,000　Pap染色
SILを否定できない細胞だが，分化傾向に乏しい。

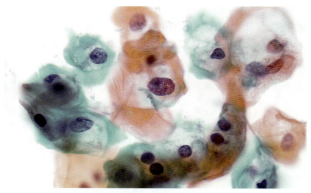
図4.1.51　LSIL　×1,000　Pap染色
図4.1.50のホルモン剤投与後，明らかなLSILを認める。

われており，内膜病変は内膜細胞診標本で判定することが原則とされている[3]。

⑦上皮内腺癌（AIS）

子宮頸癌取扱い規約 第5版 病理編では，「腺癌細胞が正常の頸管腺の構造を保ったまま上皮を置換して増殖するが，間質への浸潤を示さない病変である。腺管内で部分的に見られる場合は正常頸管腺上皮との境界は明瞭で，フロントが形成される」と定義されている[4]。細胞診では，背景は清（きれい）で，高円柱状の異型腺細胞が柵状配列およ

び腺腔様配列を示す重積性集塊を呈する。核は類円形，核クロマチンは顆粒状で均一ないし濃染傾向を示し，核異型と核小体はあまり目立たない。また，核分裂像を認める頻度が高い（図4.1.52～4.1.55）。

⑧腺癌

子宮頸部腺癌のうち，亜型として最も頻度が高いのは通常型内頸部腺癌である。細胞学的には，核偏在性の円柱状細胞が，柵状および不規則重積性集塊で出現する。核形不整を示し，核クロマチンは細顆粒状で比較的均一に増加し，核小体が目立つ（図4.1.56，4.1.57）。

⑨腺扁平上皮癌

組織学的に，腺癌と扁平上皮癌の両成分が連続性に移行または混在する癌である。細胞診では，腺癌成分と扁平上皮癌成分の両成分を認めても，移行像を確認することは難しい。よって，ベセスダシステムでは「その他の悪性腫瘍」と判定し，推定組織型を記載することが望ましい。

また特殊型として，以前は極めて低分化な腺扁平上皮癌とよばれていたすりガラス細胞癌の細胞像は，炎症性背景に，悪性細胞が結合性の緩い集塊状や孤立性に見られる。比較的明るい細胞質を有し，大型類円形核で核小体が明瞭である（図4.1.58，4.1.59）。

📝**用語**　腺癌（adenocarcinoma），フロント（front），すりガラス細胞癌（glassy cell carcinoma）

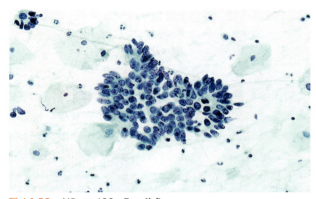
図 4.1.52　AIS　×400　Pap 染色
清（きれい）な背景の中に，腺腔様配列を示す集塊を認める。

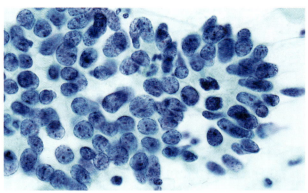
図 4.1.53　AIS　×1,000　Pap 染色
図 4.1.52 の強拡大像。核は類円形で，軽度の重積性を認める。核異型と核小体は目立たない。

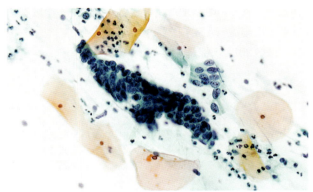
図 4.1.54　AIS　×400　Pap 染色
清（きれい）な背景の中に，柵状配列を示す集塊を認める。

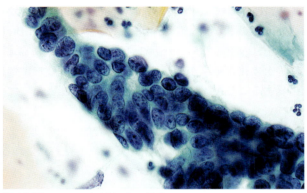
図 4.1.55　AIS　×1,000　Pap 染色
図 4.1.54 の強拡大像。核は類円形で，濃染傾向を示す均一な細胞で構成される。核異型と核小体は目立たない。

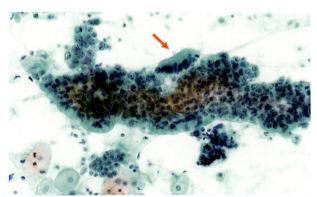
図 4.1.56　通常型内頸部腺癌　×400　Pap 染色
不規則な重積性を示す大型集塊と，柵状配列を示す集塊（矢印）を認める。

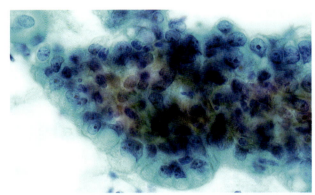
図 4.1.57　通常型内頸部腺癌　×1,000　Pap 染色
図 4.1.56 の強拡大像。核偏在性で細胞質に粘液様空胞を認める。核形不整を示し，核小体が目立つ細胞である。

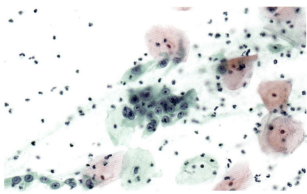
図 4.1.58　すりガラス細胞癌　×400　Pap 染色
炎症性背景に悪性細胞集塊を認める。

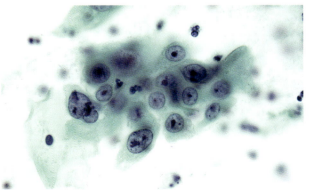
図 4.1.59　すりガラス細胞癌　×1,000　Pap 染色
細胞質がやや明るく，核小体が著明である。

4. 報告様式

(1) ベセスダシステム*5 について

子宮頸癌取扱い規約第3版に則し，子宮頸部細胞診においてはTBS 2001に準拠した報告様式が用いられている[5,6]。TBSの詳細は後述とし，ここでは標本作製に関わる「検体の適否」について述べる。TBS 2001では，細胞診判定に先立ち検体の適正・不適正を明記することが求められるようになりTBS 2014でも変更はない。不適正には「不合格検体」と「不適正検体」が含まれ，その理由の記載も必要である。よって，採取検体と標本作製の良否が判定を大きく左右する。

子宮頸部の細胞は，子宮頸癌の好発部位であるSCJから採取されることが望ましい。TBSでは，従来法とLBCにおいて子宮内頸部/移行帯細胞，いわゆる頸管腺細胞または扁平上皮化生細胞が孤立性もしくは集塊として10個以上出現することが，「検体適正」の標本の指標となっている[7]。

①適正：子宮内頸部/移行帯細胞*6の有無（その他，部分的に血液で不明瞭となっている，炎症所見が見られる，などの検体の質を示す事項について記載）

②不適正（理由を明記）：
ⅰ）不合格検体：検体を処理しておらず，検査前に検体として不合格なもの（検体にラベルがない，標本が破損している，など）
ⅱ）不適正検体：検体を処理・検査したが，評価するには不適正なもの（上皮細胞数が少なく評価に適さない，固定が不良，炎症細胞や血液にマスクされている，など）

子宮頸癌取扱い規約第3版に則し，細胞診の判定はTBSに準拠した様式で報告される[5]。子宮頸癌取扱い規約 臨床編 第4版においても，それは踏襲されている[6]。その判定結果と略語，推定病変，および検診や実臨床における取扱い方針を表4.1.1，表4.1.2に示す。

TBS 2001では，前述した検体の適正・不適正に加え，扁平上皮内病変（SIL）を軽度（LSIL）と高度（HSIL）の2段階に分類し，HSILには子宮頸部上皮内腫瘍（CIN2～3）が包含されている。また，新しいカテゴリーである「異型扁平上皮細胞（ASC）」，「異型腺細胞（AGC）」が存在する。TBS 2014でも，この分類に変更はない。

> **参考情報**
> *5 TBSは米国にて1988年より用いられ，2001年，2014年の改訂を経て現在はTBS 2014が使用されている。TBSは，ヒトパピローマウイルス（HPV）感染が子宮頸癌の原因であるという概念から，HPV感染をとらえることにより進歩しつつある子宮頸癌検診のニーズにも対応して改善できるように，柔軟性をもたせて作成された。
> *6 子宮内頸部/移行帯細胞の重要性については，一貫したデータが得られていない。12カ月後に子宮頸部細胞診を再度実施することが一般に推奨される[7,8]。

用語 子宮頸部上皮内腫瘍（cervical intraepithelial neoplasia；CIN），ヒトパピローマウイルス（human papillomavirus；HPV）

表 4.1.1　ベセスダシステム 2001 細胞診結果とその取扱い：扁平上皮系

結果	略語	推定される病理診断	従来のクラス分類	英語表記	取扱い
陰性	NILM	非腫瘍性所見，炎症	I II	negative for intraepithelial lesion or malignancy	異常なし（定期検診）
意義不明な異型扁平上皮細胞	ASC-US	軽度扁平上皮内病変疑い	II〜IIIa	atypical squamous cells of undetermined significance	要精密検査：（以下の選択肢が可能） 1. ハイリスク HPV 検査を施行 　陰性：1 年後に細胞診検査 　陽性：コルポ・生検 2. HPV 検査は施行せず，6 カ月目と 12 カ月目に細胞診再検査 　一方あるいは両方で ASC-US 以上のときコルポ・生検 3. HPV 検査は施行せず，コルポ・生検を施行することも容認される
HSIL を除外できない異型扁平上皮細胞	ASC-H	高度扁平上皮内病変疑い	IIIa IIIb	atypical squamous cells cannot exclude HSIL	要精密検査：コルポ・生検
軽度扁平上皮内病変	LSIL	HPV 感染 軽度異形成	IIIa	low grade squamous intraepithelial lesion	
高度扁平上皮内病変	HSIL	中等度異形成 高度異形成 上皮内癌	IIIa IIIb IV	high grade squamous intraepithelial lesion	
扁平上皮癌	SCC	扁平上皮癌	V	squamous cell carcinoma	

〔日本産婦人科医会：ベセスダシステム 2001 準拠子宮頸部細胞診報告様式理解のために，5，2008 より〕

表 4.1.2　ベセスダシステム 2001 細胞診結果とその取扱い：腺系

結果	略語	推定される病理診断	従来のクラス分類	英語表記	取扱い
異型腺細胞	AGC	腺異型または腺癌疑い	III	atypical glandular cells	要精密検査：コルポ・生検，頸管および内膜細胞診または組織診
上皮内腺癌	AIS	上皮内腺癌	IV	adenocarcinoma in situ	
腺癌	Adenocarcinoma	腺癌	V	adenocarcinoma	
その他の悪性腫瘍	Other malig.	その他の悪性腫瘍	V	other malignant neoplasms	要精密検査：病変検索

〔日本産婦人科医会：ベセスダシステム 2001 準拠子宮頸部細胞診報告様式理解のために，5，2008 より〕

4.1.2 子宮体部

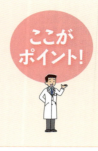

ここがポイント！
- 子宮内膜の細胞像は卵巣ホルモンの影響により増殖期，分泌期，月経期と変化する。
- 判定の際，背景所見が重要である。
- 細胞採取器具，患者の状態（性周期，ホルモン剤の使用の有無など）などの情報は重要である。
- 構造異型を重視する一方で，細胞異型（核異型）もしっかり観察することが重要である。
- それぞれの組織型に関して，典型的な細胞像を把握することが必要である。

● **1. 解剖と組織・細胞**

p.38, 4.1.1 参照。

● **2. 標本作製法**

標本作製については子宮頸部と同じく，従来法が中心で，一部の施設ではLBCが用いられているが，本項では従来法の細胞所見について述べる。

(1) 検体の適否

閉経後など細胞採取が困難な場合もあり，内膜細胞集塊をごく少数でも認めた場合には「検体適正」とすることが可能と思われるが，臨床側へのコメントとしてその旨を記載しておくことが望ましい。

(2) 検体採取方法の差異

ブラシやエンドサイト，吸引法などにより検体採取が行われる。ブラシやエンドサイトでは採取できる細胞量が多い反面，出血が生じたり，細胞の重積性が強くなり鏡検しづらい場合がある。吸引法は留膿腫や出血が多い場合に有効であるが，採取できる細胞量が少ないこともある。

● **3. おもな病変と細胞像**

子宮体部の細胞診では，検体採取器具にブラシやエンドサイトを用いた場合，組織塊に近い形で採取できるため，組織像を反映した像を呈することが多い。よって，構造異型を重視して鏡検しなければならないが，それだけにとらわれず，個々の細胞の核所見を見て総合的に判定を行う。

子宮体部では，陰性・疑陽性・陽性の3段階判定を行い，さらに組織型推定を行う。判定に際して極めて重要なのが背景所見であり，その1つが間質細胞の出現量である。正常および良性病変では間質細胞量が非常に多いが，腺癌では少ない。もう1つは壊死物質や好中球を認める腫瘍性ないし留膿腫様の背景で，腺癌を推測し得る所見の1つでもある。また，内膜腺管の集塊辺縁に間質細胞が付着していれば，それは固有の内膜腺であり，悪性（腺癌）を否定する指標となる。

(1) 正常および良性変化

子宮内膜は，卵巣ホルモンの影響により増殖期，分泌期，月経期と変化する。正常由来内膜の細胞像では，増殖期ではシート状の大型集塊は内膜被覆上皮細胞集塊，管状集塊は内膜腺管集塊，そして腺管の周囲に付着する細胞および背景に見られる多数の孤立性ないし集簇した内膜間質細胞を認める（図4.1.60, 4.1.61）。分泌期の内膜上皮細胞は蜂巣状集塊を呈する（図4.1.62）。

また，月経期終了直後の細胞診標本には子宮内膜上皮あるいは間質由来の細胞が入り混じって出現することがあり，エクソダス，あるいはいわゆるドーナツ様細胞とよばれる。とくに内膜間質細胞には配列の乱れや核濃染などが認められるため，悪性細胞との鑑別が重要となる。核所見が一様で異型が乏しいことに着目する（図4.1.63～4.1.66）。

その他，子宮内膜腺間質破綻（EGBD）や不調増殖期内膜（DPP）でも，月経期や増殖期の内膜に類似する多彩な像を呈する。

また，子宮内膜は妊娠に伴い種々の変化をきたす。すなわち胎児由来である胎盤が形成され，子宮内膜間質細胞はプロゲステロンのはたらきで肥大し，大型の脱落膜細胞となり，子宮内膜腺細胞は頸管腺細胞とともにヒト絨毛性ゴナドトロピン（hCG）の影響を受け過形成や異型を示すようになる。これをアリアス・ステラ反応といい，正常妊娠のほかにも子宮外妊娠などでも見られる。また，妊娠時に

用語 子宮内膜腺間質破綻（endometrial glandular and stromal breakdown；EGBD），不調増殖期内膜（disordered proliferative phase；DPP），脱落膜細胞（decidua cell），ヒト絨毛性ゴナドトロピン（human chorionic gonadotropin；hCG）

は絨毛構造が形成される。正常の絨毛構造では，ジンチチウム型トロホブラストとラングハンス型トロホブラストで構成される（図4.1.67, 4.1.68）。ラングハンス型トロホブラストは胎児の成長とともに数が減り，出産が近づくとほとんど認められなくなる。細胞診では，流産や人工妊娠中絶後に見られる。

その他の良性変化として，組織生検後に出現する再生上皮細胞や，乳癌術後のタモキシフェン（TAM）投与後変化がある。

乳癌術後のTAM投与中，婦人科領域での経過観察が必須といわれている。それは，子宮内膜ポリープや子宮内膜癌が発生することがあるためであり，内膜細胞診の必要性は極めて高い。TAMの影響による子宮内膜の細胞像は以下のようである（図4.1.69〜4.1.71）。

- 内膜腺細胞では萎縮内膜細胞集塊，核腫大を示す内膜細胞集塊，分泌期様内膜などを認める
- 核は濃染傾向を示す
- 大型化した間質細胞

いずれも細胞異型に乏しく悪性としないことが重要である。

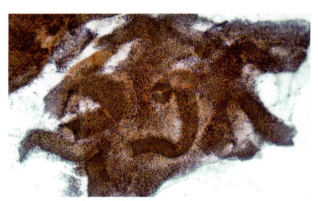
図4.1.60　増殖期の子宮内膜　×40　Pap染色
被覆上皮細胞からの腺管の突出を認める。

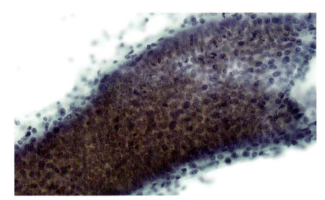
図4.1.61　増殖期の子宮内膜　×400　Pap染色
細胞密度の高い集塊で，腺管の周囲に間質細胞を認める。

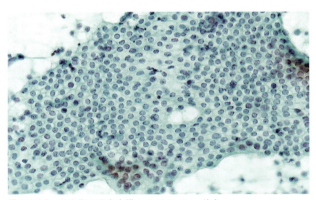
図4.1.62　分泌期の子宮内膜　×400　Pap染色
細胞密度が低く核間距離が均一な蜂巣状集塊を認める。

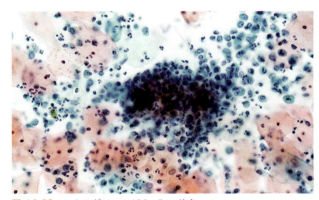
図4.1.63　エクソダス　×400　Pap染色
子宮頸部細胞診標本に見られた，子宮内膜間質由来の細胞。

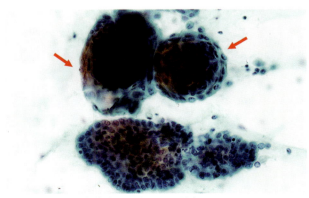
図4.1.64　月経期様内膜　×400　Pap染色
子宮内膜細胞診標本に見られた，子宮内膜上皮間質由来のいわゆるドーナツ様細胞の集塊。

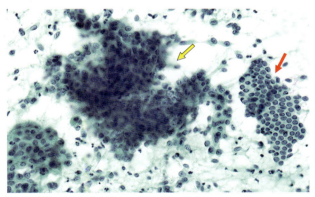
図4.1.65　月経期様内膜　×400　Pap染色
腺細胞集塊は整然とした配列（赤矢印），間質細胞塊は無秩序な配列を示す（黄矢印）。

用語　タモキシフェン（tamoxifen；TAM）

(2) 内膜増殖症

組織学的には内膜増殖症と異型内膜増殖症に分類される。細胞学的には，清（きれい）な背景に，辺縁からの乳頭状ないし半島状突出が見られる集塊や，拡張腺管・分枝状腺管などが見られ増生がうかがわれる像を認めるが，核異型は認めない。

(3) 類内膜癌

子宮内膜癌は，エストロゲン依存性と非依存性（従来のI型とII型に相当する）に大別される。さらに，エストロゲン依存性の類内膜癌と，エストロゲン非依存性で予後不良な漿液性癌および明細胞癌に分類される[9]。頻度は類内膜癌が圧倒的に多く93.8%，漿液性癌は2.41%，明細胞癌は1.12%である。また，予後は漿液性癌が最も不良であり，次いで明細胞癌，そして類内膜癌の順といわれている[10]。各々が特徴的な像を示すため，細胞診でも診断可能なことが多い。

①類内膜癌 grade 1

壊死物質や好中球を認める腫瘍性ないし留膿腫様の背景に，篩状構造，乳頭状および樹枝状構造など構造異型を示す結合性の強い集塊が出現することが多く，異常重積が見られる（図4.1.72）。核の大小不同や核形不整，核小体の腫大などの核異型も認める（図4.1.73, 4.1.74）。

②類内膜癌 grade 3

結合性が疎な悪性細胞が集塊状あるいは孤立散在性に出現する。明らかな腺腔構造は見られない。核形不整が著明で，核小体も腫大するなど核異型が強い（図4.1.75〜4.1.78）。

③扁平上皮への分化を伴う類内膜癌

組織学的には，扁平上皮への分化が認められる部分で

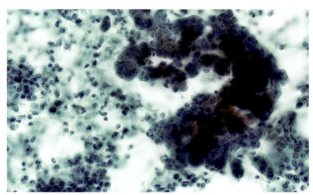

図4.1.66　月経期様内膜　×400　Pap染色
間質細胞の大型集塊。配列の乱れを伴うが，核異型に乏しい細胞。

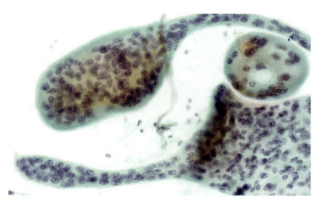

図4.1.67　ジンチチウム型トロホブラスト細胞　×400　Pap染色
細胞質が厚く辺縁明瞭な多核巨細胞。

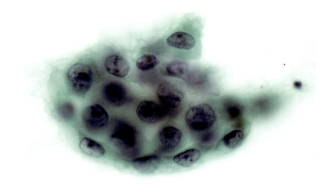

図4.1.68　ラングハンス型トロホブラスト細胞　×1,000　Pap染色
核小体明瞭な単核細胞。

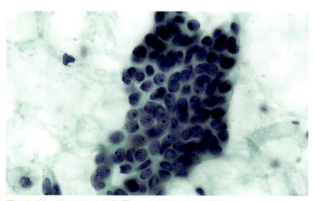

図4.1.69　TAMによる影響　×1,000　Pap染色
萎縮様の内膜細胞集塊を認める。

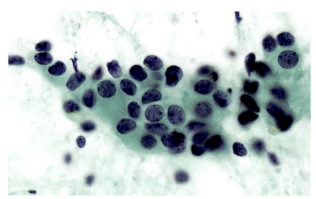

図4.1.70　TAMによる影響　×1,000　Pap染色
濃染した核腫大内膜細胞集塊を認める。

用語　内膜増殖症（endometrial hyperplasia），類内膜癌（endometrioid carcinoma），漿液性癌（serous carcinoma），明細胞癌（clear cell carcinoma）

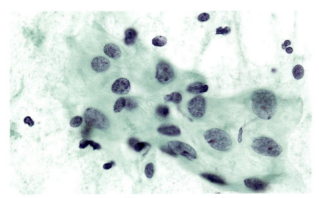
図 4.1.71　TAM による影響　×1,000　Pap 染色
間質細胞に大型化が見られる。

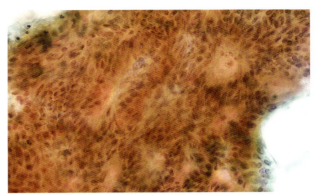
図 4.1.72　類内膜癌 grade 1　×400　Pap 染色
腺腔と腺腔が背中合わせにある篩状構造を認める。

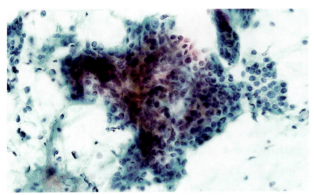
図 4.1.73　類内膜癌 grade 1　×400　Pap 染色
壊死物質を背景に，辺縁不整な悪性細胞集塊を認める。

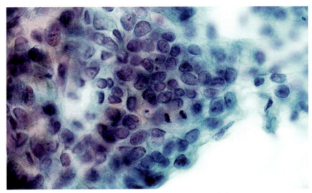
図 4.1.74　類内膜癌 grade 1　×1,000　Pap 染色
図 4.1.73 の強拡大像。不規則配列および不規則重積が見られ，核異型を認める。

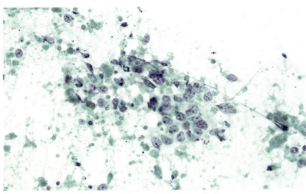
図 4.1.75　類内膜癌 grade 3　×400　Pap 染色
多量の壊死物質と結合性に乏しい悪性細胞。

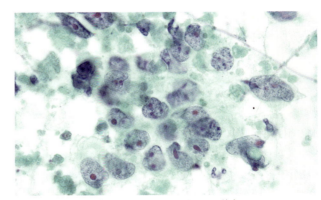
図 4.1.76　類内膜癌 grade 3　×1,000　Pap 染色
図 4.1.75 の強拡大像。大小不同を認め，裸核様で核異型が強い。

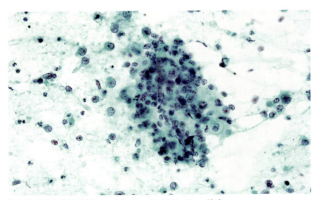
図 4.1.77　類内膜癌 grade 3　×400　Pap 染色
壊死物質を背景に，結合性が疎な悪性細胞集塊を認める。

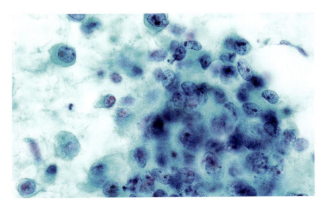
図 4.1.78　類内膜癌 grade 3　×1,000　Pap 染色
図 4.1.77 の強拡大像。異常重積が見られ，核異型が強い。

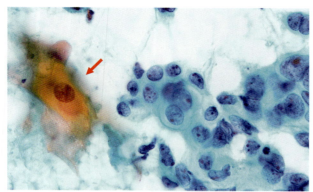

図4.1.79　扁平上皮への分化を伴う類内膜癌　×1,000　Pap染色
腺癌細胞集塊と，扁平上皮への分化を示す細胞（矢印）が混在する。

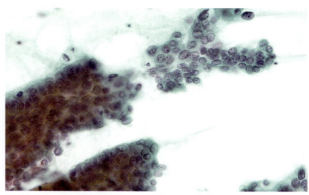

図4.1.80　癌肉腫（異所性）　×400　Pap染色
類内膜癌grade 1の細胞集塊。肉腫細胞は図4.1.81。

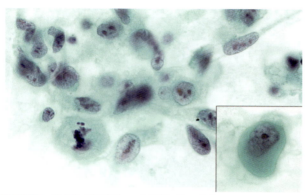

図4.1.81　癌肉腫（異所性）　×1,000　Pap染色
肉腫細胞。紡錘形細胞や核分裂像を認める。右下は細胞質に厚みのある細胞。横紋筋肉腫であった。

は，細胞境界が明瞭で比較的広い細胞質をもつ。著明な角化を伴っていたり，細胞間橋が確認できたりする場合もある。細胞学的には，類内膜癌（grade 1から2が多い）の細胞像に加えて，角化異常細胞が集塊状および孤立性に出現する場合が多い（図4.1.79）。扁平上皮への分化を示す細胞では，核異型は目立たないこともある。

（4）癌肉腫（同所性／異所性）

上皮性・間葉性混合腫瘍の中では最も頻度が高く，肉腫成分の違いにより同所性と異所性に分けられる。同所性は平滑筋肉腫や子宮内膜間質肉腫など，異所性は横紋筋肉腫や軟骨肉腫，および骨肉腫などの肉腫成分が含まれるものをいう。癌腫成分は類内膜癌である場合が多い（図4.1.80, 4.1.81）。

（5）子宮内膜間質肉腫

組織学的に，低悪性度子宮内膜間質肉腫と高悪性度子宮内膜間質肉腫に分類されている。前者は子宮内膜間質細胞に類似した細胞からなる。後者は子宮内膜間質細胞由来の異型の強い細胞である。細胞診では，壊死物質を背景に，比較的小型の腫瘍細胞が孤立散在性に出現する。類円形核で裸核様であり，核クロマチンは細〜粗顆粒状で，核小体の腫大を認める（図4.1.82, 4.1.83）。

（6）漿液性癌

類内膜癌より予後不良であり，細胞学的に鑑別すべき特殊型内膜癌の1つである。60代以降の高齢者に多い。

類内膜癌では腺腔形成を主体とする管状腺癌の形態を取るのに対し，漿液性癌は外向性の乳頭状増殖が著明な腫瘍であり，砂粒小体を伴うこともある。細胞像の背景は汚く，悪性細胞が重積性のある乳頭状集塊として出現する。核形不整，核小体の腫大といった核異型が強い（図4.1.84〜4.1.86）。また，漿液性癌を構成する細胞と同様の異型細胞が増殖するが，間質浸潤のない腫瘍が存在し，これを漿液性子宮内膜上皮内癌という。漿液性癌の前駆病変あるいは初期段階とされる癌で，萎縮内膜や子宮内膜ポリープに発生することが多い。

（7）明細胞癌

卵巣や子宮頸部に見られるものと同様の細胞像を呈する。すなわち，グリコーゲンに富む淡明な細胞質を有する悪性細胞が平面的集塊や乳頭状集塊で出現し，裸核様の異型細胞が散在性に出現することもある。核は類円形でN/C比が低く，核小体の腫大が著明である（図4.1.87）。ホブネイル（鋲くぎ）状の形態を取る場合もある。

（8）子宮外からの腫瘍細胞の混入

他臓器からの転移は，乳癌，卵巣癌，胃癌などからが多い。また，子宮周囲の臓器からの直接浸潤や，経卵管的に腹腔内から腫瘍細胞が混入してくる場合もある。とくに卵

用語　癌肉腫（同所性／異所性）（carcinosarcoma（homologous/heterologous）），砂粒小体（psammoma body），漿液性子宮内膜上皮内癌（serous endometrial intraepithelial carcinoma），ホブネイル（Hobnail）

4.1｜婦人科

巣癌からの混入は，背景は清（きれい）で正常内膜細胞集塊を認める中に，突如として悪性細胞の集塊が出現することにより推定可能である。漿液性癌や明細胞癌からの混入が多く，細胞所見もそれらに類似するが，臨床所見を参照し，矛盾しないかどうか確認して判定することが必要である（図4.1.88〜4.1.90）。

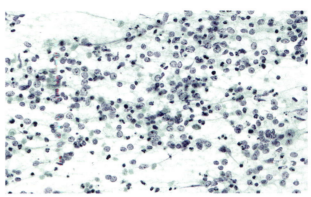
図 4.1.82　子宮内膜間質肉腫　×400　Pap 染色
比較的小型の腫瘍細胞が孤立散在性に出現する。

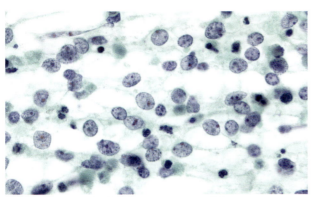
図 4.1.83　子宮内膜間質肉腫　×1,000　Pap 染色
図 4.1.82 の強拡大像。裸核様に出現し，核は類円形，核小体の腫大を認める。

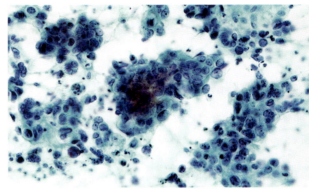
図 4.1.84　漿液性癌　×400　Pap 染色
壊死物質を背景に，大小の乳頭状集塊を認める。核異型が強い。

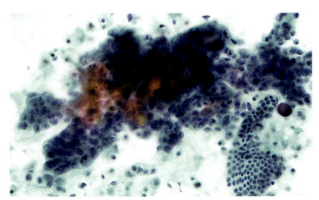
図 4.1.85　漿液性癌　×400　Pap 染色
乳頭状に出現する集塊。

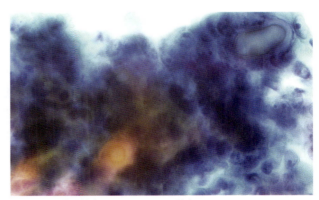
図 4.1.86　漿液性癌　×1,000　Pap 染色
図 4.1.85 の強拡大像。集塊内に砂粒小体を認める。

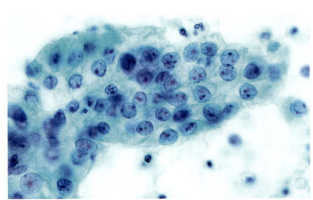
図 4.1.87　明細胞癌　×1,000　Pap 染色
淡明な細胞質を有する悪性細胞集塊を認める。核小体の腫大が目立つ。

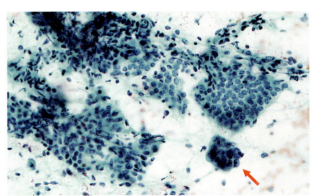
図 4.1.88　子宮外からの腫瘍細胞の混入　×400　Pap 染色
清（きれい）な背景の中に，正常内膜細胞集塊と腺癌細胞集塊（矢印）を認める。

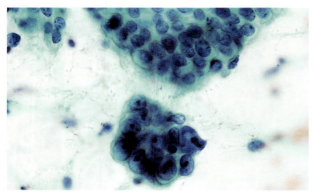

図4.1.89　子宮外からの腫瘍細胞の混入　×1,000　Pap染色
図4.1.88の強拡大像。腺癌細胞は異型が強く，卵巣の漿液性癌からの混入であった。

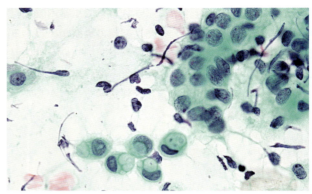

図4.1.90　子宮外からの腫瘍細胞の混入　×1,000　Pap染色
核偏在性の小型腺癌細胞。細胞質内小腺腔（ICL）を認める。乳癌の転移であった。

4.1.3　卵巣・卵管

● 1. 卵巣の解剖と組織・細胞

　卵巣は，長径4cmほどの細長い丸い器官で，卵管采に近接する臓器である。骨盤の上部の外側壁につなぎとめられており，固有卵巣索により子宮体部と，卵巣堤索により小骨盤側壁と，卵巣間膜により子宮広間膜と結合している。

　卵巣の表層には一次卵胞と，その発生成熟のさまざまの段階の構造が見られる。一次卵胞は，二次卵胞を経て三次卵胞に発達する。三次卵胞は，卵子を取り囲む顆粒膜細胞，莢膜細胞からなるグラーフ卵胞（細胞複合体）とよばれる液胞である。成熟したグラーフ卵胞は2～3cmにも達し，卵胞の表面は圧されてうすく透けて見える。この部分が破れて卵子が卵胞液とともに腹腔内に排出され，卵管内に誘導される。これが排卵である。破れた卵胞はその後，黄色の色素を含む細胞の集団で埋められ黄体となる。この組織はやがて退化して白体で置き換えられる（図4.1.91）。

　妊娠が成立すると黄体は退縮せず，胎児由来のhCGによる持続的刺激により肥大し，妊娠経過全般にわたり存続する（妊娠黄体）。

● 2. 卵巣の機能

　卵巣からは卵胞ホルモンであるエストロゲンと，黄体ホルモンであるプロゲステロンの2つの卵巣ホルモンが分泌され，月経周期を調節している。卵巣ホルモンは，脳の視床下部・下垂体，そして卵巣へとつながる一連のホルモン軸により分泌が促される。

● 3. おもな病変と細胞像

　卵巣には多種多様の腫瘍が発生する。それらはいくつかのカテゴリーに大別され，おもなものは，(1)上皮性腫瘍，(2)性索間質性腫瘍，(3)胚細胞腫瘍に分類される。さらに，臨床病理学的に治療と予後の観点から，良性腫瘍，境界悪性腫瘍あるいは悪性度不明の腫瘍，悪性腫瘍のいずれかに分類される[11,12]（表4.1.3）。ここでは，卵巣腫瘍で比較的頻度の高いものを中心に細胞像を解説する。

(1) 上皮性腫瘍

　卵巣腫瘍のうち最も発生頻度が高く，種々の組織型の腫瘍が含まれる。

①漿液性腫瘍

　卵巣上皮に類似の形態を示す腫瘍からなり，卵巣腫瘍のうち最も頻度が高い。良性では単房性のものが多いが，ときに多房性のこともある。良性，境界悪性では，悪性に比

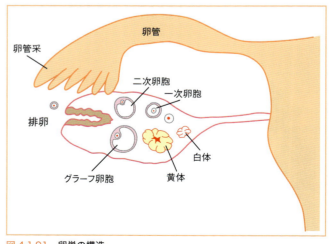

図4.1.91　卵巣の構造

用語　細胞質内小腺腔（intracytoplasmic lumina；ICL），グラーフ卵胞（Graafian follicle），上皮性腫瘍（epithelial tumors），性索間質性腫瘍（sex cord-stromal tumors），胚細胞腫瘍（germ cell tumors），漿液性腫瘍（serous tumors）

表4.1.3 臨床的取扱いにもとづいた卵巣腫瘍の分類

	良性腫瘍	境界悪性腫瘍/低悪性度腫瘍/悪性度不明の腫瘍	悪性腫瘍
上皮性腫瘍	漿液性嚢胞腺腫 粘液性嚢胞腺腫 類内膜嚢胞腺腫 明細胞嚢胞腺腫 ブレンナー腫瘍 漿液粘液性嚢胞腺腫 子宮内膜症性嚢胞	漿液性境界悪性腫瘍 粘液性境界悪性腫瘍 類内膜境界悪性腫瘍 明細胞境界悪性腫瘍 境界悪性ブレンナー腫瘍 漿液粘液性境界悪性腫瘍	漿液性癌（低異型度/高異型度） 粘液性癌 類内膜癌 明細胞癌 悪性ブレンナー腫瘍 漿液粘液性癌 未分化癌
性索間質性腫瘍	線維腫 莢膜細胞腫 ライディッヒ細胞腫 セルトリ・ライディッヒ細胞腫 （高分化型）	富細胞性線維腫 若年型顆粒膜細胞腫 セルトリ細胞腫 セルトリ・ライディッヒ細胞腫 （中分化型）	線維肉腫 悪性ステロイド細胞腫瘍 セルトリ・ライディッヒ細胞腫 （低分化型）
		成人型顆粒膜細胞腫	
胚細胞腫瘍	成熟奇形腫 卵巣甲状腺腫		未分化胚細胞腫 卵黄嚢腫瘍 胎芽性癌 悪性卵巣甲状腺腫（乳頭癌，濾胞癌） 癌（扁平上皮癌，その他） 混合型胚細胞腫瘍
		未熟奇形腫（Grade 1〜Grade 3）	

（日本産科婦人科学会，日本病理学会（編）：卵巣腫瘍・卵管癌・腹膜癌取扱い規約 病理編 第1版，20，金原出版，2016；日本産科婦人科学会，日本病理学会（編）：卵巣腫瘍・卵管癌・腹膜癌取扱い規約 病理編 第2版，金原出版，2022 より一部改変）

べて好発年齢は低い。

悪性は，細胞異型と構造異型，および前駆病変の有無（境界悪性との連続性）などをもとに，低異型度と高異型度に分けられる。すなわち，低異型度漿液性癌と高異型度漿液性癌である。高異型度漿液性癌は漿液性癌の大半を占め，好発年齢は60代前半である。両側性，充実性腫瘤を呈し嚢胞成分を伴う。

◆高異型度漿液性癌の細胞像（図4.1.92〜4.1.94）

壊死性背景に，N/C比の高い悪性細胞が集塊状から孤立散在性に出現する。血管間質茎を伴う集塊や，大小の乳頭状集塊を認め，集塊内に砂粒小体の形成がさまざまな程度で見られる。細胞異型は強く，核小体が1から数個と腫大する。

②粘液性腫瘍

粘液を充満する腺細胞からなる腫瘍で，消化管型上皮に類似している。片側性に巨大な腫瘍を形成することが多く，多房性で，ゼリー状ないし粘稠な内容液を含み，良性では充実性部分を認めないが，境界悪性，悪性では種々の程度に充実性部分を認める。良性，境界悪性は幅広い年齢層に見られ，悪性は40〜50代に多い。

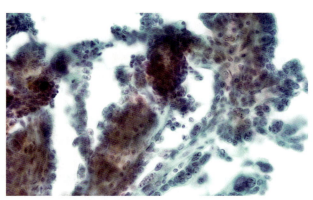

図4.1.92 高異型度漿液性癌 ×400 Pap染色
血管間質茎を伴い乳頭状に増殖する。

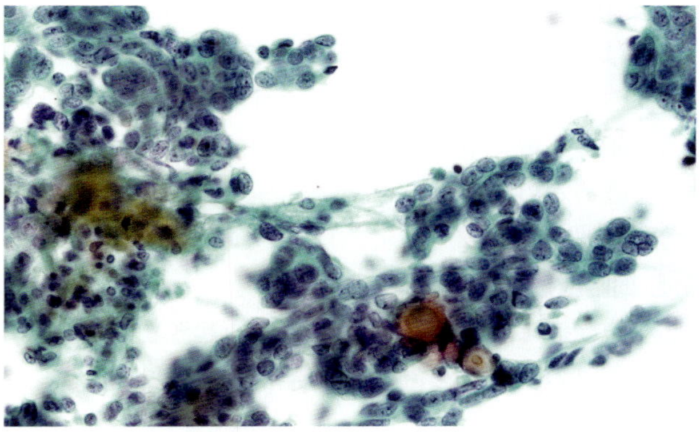

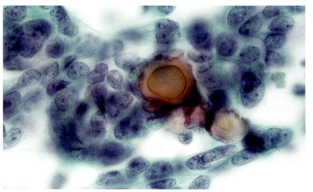

図4.1.93 高異型度漿液性癌 ×400 Pap染色
乳頭状に増殖する集塊を認める。

図4.1.94 高異型度漿液性癌 ×1,000 Pap染色
図4.1.93の強拡大像。集塊内に同心円状の砂粒小体を認める。

✎ 用語　低異型度漿液性癌（low-grade serous carcinoma），高異型度漿液性癌（high-grade serous carcinoma），粘液性腫瘍（mucinous tumors）

良性は粘液性腫瘍の80％を占め，境界悪性はわが国では卵巣境界悪性腫瘍の中で最も多い。

悪性である粘液性癌は，高度の異型を示し，間質浸潤が明らかな粘液性腫瘍である。良性，境界悪性腫瘍成分を含み，これらとの連続性が見られ，段階的悪性化がうかがわれる。

◆粘液性癌の細胞像

粘液を背景に，悪性細胞が平面的から乳頭状集塊で出現する。採取部位によって，異型の弱い細胞から異型の強い細胞まで多彩な像を呈する。異型の弱い部分では，粘液を含んだ豊富な細胞質と，粘液に圧排される核を有する細胞が，直線的な柵状配列を示す。異型の強い部分では，粘液を含む細胞質と核異型を示す細胞が，不規則配列および不規則重積性を伴う乳頭状集塊として認める（図4.1.95～4.1.98）。

③類内膜腫瘍

子宮内膜腺上皮に類似する腫瘍で，組織発生において子宮内膜症との関連が強い。良性，境界悪性，悪性に分類されるが，良性や境界悪性の発生は稀である。

悪性である類内膜癌は，50代後半に発生，片側性が多い。子宮体癌の類内膜癌に類似する。純粋型の類内膜癌のほかに扁平上皮への分化を伴う所見を認めることがある。

◆類内膜癌の細胞像

壊死性，炎症性背景に，円柱状の悪性細胞が乳頭状および辺縁不整な集塊として認める。集塊内に多数の腺腔形成を認める篩状構造を呈することもある。また，角化異常細胞を認めた場合，扁平上皮への分化を伴う類内膜癌が示唆され，細胞診での判定は容易である（図4.1.99，4.1.100）。

④明細胞腫瘍

良性，境界悪性，悪性に分類されるが，明細胞腫瘍のほとんどが悪性である。

明細胞癌は，わが国では卵巣上皮性悪性腫瘍の中で漿液性癌に次いで多い。40～60代に発生するが，50代に最も多い。片側性が多い。50～70％に子宮内膜症が関連している。

◆明細胞癌の細胞像

大型シート状集塊や，明るく抜けた細胞質を有し，類円形核で中心性，著明な核小体を認める（図4.1.101，4.1.102）。細胞質内には多量のグリコーゲンをもちPAS反応強陽性を示す。また，核が集塊辺縁に突出するような，いわゆるホブネイルパターンを示す細胞からなる集塊も認める（図4.1.103，4.1.104）。

(2)性索間質性腫瘍

性索間質性腫瘍は，性索細胞の顆粒膜細胞，セルトリ細胞と，間質細胞の莢膜細胞，ライディッヒ細胞，線維芽細胞およびこれらすべての幼若細胞が，単独あるいは種々の組合せで発生する腫瘍である。

①成人型顆粒膜細胞腫

顆粒膜細胞，莢膜細胞，線維芽細胞で構成され，顆粒膜細胞が10％以上を占める悪性度不明な腫瘍である。卵巣腫瘍全体の1％程度で閉経前後に好発する。エストロゲン産生を認めるが，活性のないものもある。充実性腫瘤ないし嚢胞状部分の混在するものもある。片側性が多い。約90％で*FOXL2*変異が見られる。

◆成人型顆粒膜細胞腫の細胞像

N/C比の高い小型腫瘍細胞が大小の集塊状から孤立散在性に出現する。組織学的に，腫瘍細胞が好酸性無構造物を取り囲みロゼット状に配列する濾胞状構造を認めるが，細胞診では認められないことも少なくない（図4.1.105）。しかしながら，腫瘍細胞の核が特徴的である。すなわち，円形から類円形で多形性が少ない核で，コーヒー豆様の核溝を呈する。核クロマチンも微細顆粒状である（図4.1.106，4.1.107）。

②セルトリ・ライディッヒ細胞腫

混合型性索間質性腫瘍に分類される。セルトリ細胞，ライディッヒ細胞，未熟な性腺間質細胞で構成される腫瘍である。分化度によって悪性度が異なる。若年者に多いが高齢者にも見られる。卵巣腫瘍全体の0.5％に満たない。ほとんど片側性。アンドロゲン産生を示す（男化徴候）ものが多いが，活性のないもの，エストロゲン活性を示すものもある。約60％で生殖系列の*DICER-1*変異を伴う。

◆セルトリ・ライディッヒ細胞腫の細胞像

高分化型では，セルトリ細胞の形成する管状構造が主体となる。淡い細胞質を有し，細胞境界不明瞭な円柱状細胞が管状構造を呈しており，核は集塊辺縁に位置する。核は類円形で多形性に乏しい。核クロマチンは顆粒状で，腫大した核小体を認める（図4.1.108，4.1.109）。ライディッヒ細胞は，類円形核で比較的豊富なライト緑好性の細胞質を有する境界不明瞭な細胞で，結合性の弱い集塊状で見られる。細胞集塊を中心にオレンジG好染の細長いラインケ結晶を認めるのが特徴である。

(3)胚細胞腫瘍

胚細胞腫瘍は，胚細胞（生殖細胞）を起源とする腫瘍で，全卵巣腫瘍の約40％を占める。若年者に発生する。

用語 粘液性癌（mucinous carcinoma），類内膜腫瘍（endometrioid tumors），明細胞腫瘍（clear cell tumors），過ヨウ素酸シッフ（periodic acid-Schiff；PAS）反応，セルトリ細胞（Sertoli cell），ライディッヒ細胞（Leydig cell），成人型顆粒膜細胞腫（adult granulosa cell tumor），濾胞状構造（Call-Exner body），セルトリ・ライディッヒ細胞腫（Sertoli-Leydig cell tumor），混合型性索間質性腫瘍（mixed sex cord-stromal tumors），ラインケ結晶（Reinke crystal）

4.1 | 婦人科

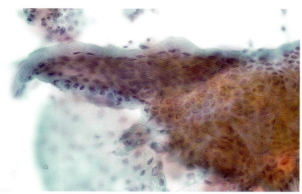

図 4.1.95　粘液性癌　×400　Pap 染色
異型の弱い部分。細胞配列がそろい柵状配列を呈する。

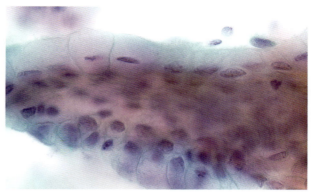

図 4.1.96　粘液性癌　×1,000　Pap 染色
図 4.1.95 の強拡大像。核が粘液に圧排されている。細胞異型は比較的軽度である。

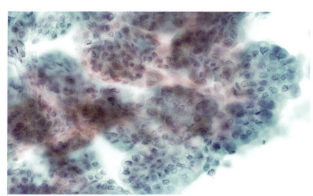

図 4.1.97　粘液性癌　×400　Pap 染色
異型の強い部分。粘液を含む悪性細胞の乳頭状集塊を認める。

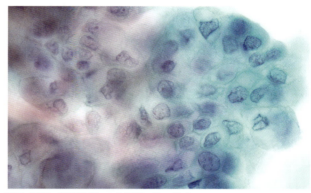

図 4.1.98　粘液性癌　×1,000　Pap 染色
図 4.1.97 の強拡大像。細胞異型が強く，不規則配列や不規則重積性を伴う。

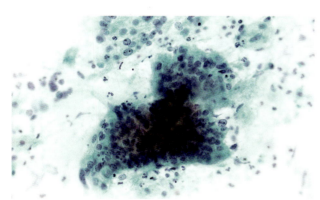

図 4.1.99　類内膜癌　×400　Pap 染色
腺癌の集塊。

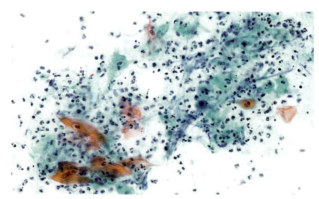

図 4.1.100　類内膜癌　×400　Pap 染色
扁平上皮への分化を示す。壊死物質や炎症細胞，角化異常細胞を認める。

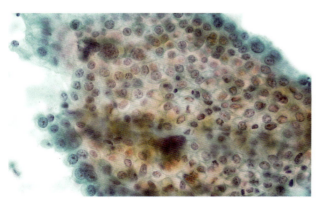

図 4.1.101　明細胞癌　×400　Pap 染色
明るい細胞質を有する悪性細胞のシート状集塊。

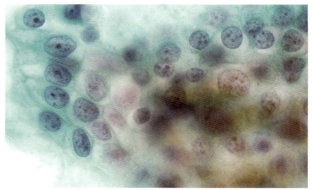

図 4.1.102　明細胞癌　×1,000　Pap 染色
図 4.1.101 の強拡大像。核は中心性で，核小体が著明である。

4章 各論

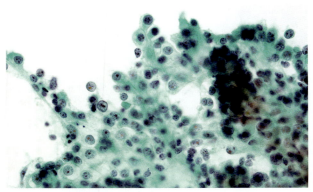

図 4.1.103 明細胞癌 ×400 Pap 染色
ライト緑好性の細胞質を有する細胞からなる集塊。

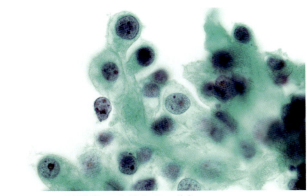

図 4.1.104 明細胞癌 ×1,000 Pap 染色
図 4.1.103 の強拡大像。集塊辺縁に向かって核が突出するホブネイルパターンを示す細胞。

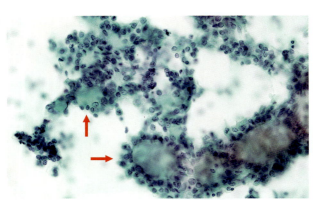

図 4.1.105 成人型顆粒膜細胞腫 ×200 Pap 染色
濾胞状構造（矢印）を認める。

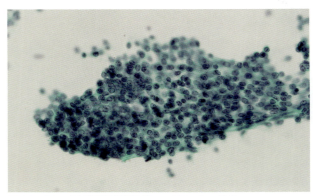

図 4.1.106 成人型顆粒膜細胞腫 ×400 Pap 染色
N/C 比の高い小型腫瘍細胞の集塊。

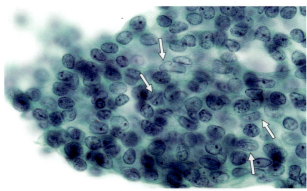

図 4.1.107 成人型顆粒膜細胞腫 ×1,000 Pap 染色
核にコーヒー豆様の核溝を認める（矢印）。

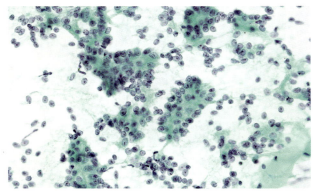

図 4.1.108 セルトリ・ライディッヒ細胞腫 ×400 Pap 染色
セルトリ細胞腫の部分。管状構造を呈する集塊を認める。

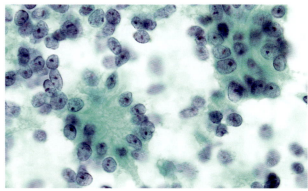

図 4.1.109 セルトリ・ライディッヒ細胞腫 ×1,000 Pap 染色
細胞境界不明瞭な円柱状細胞からなる。核は類円形、核小体が目立つ。

①未分化胚細胞腫／ディスジャーミノーマ

原始生殖細胞に類似した大型の腫瘍細胞が増殖する悪性腫瘍である。全悪性卵巣腫瘍の1～2%を占める程度である。小児から若年者に多く，大部分は片側性である。充実性で比較的硬い巨大な腫瘍を形成する。

◆未分化胚細胞腫の細胞像

背景のリンパ球と大型腫瘍細胞からなる2細胞パターンの像を呈する。腫瘍細胞の結合性は比較的弱く，大小の平面的集塊から孤立散在性に出現し，裸核様にも見られる。類円形細胞で淡明な細胞質を有し，細胞質内には多量のグリコーゲンをもちPAS反応強陽性を示す。核は円形から類円形で，核小体が著明である（図4.1.110，4.1.111）。

②卵黄嚢腫瘍

内胚葉由来の種々の成分（卵黄嚢，尿膜，腸管，肺，肝）への分化を示す腫瘍である。30歳以下に多く，大部分は片側性である。急速に増大し，非常に脆い巨大な腫瘍を形成することが多い。α-フェトプロテイン（AFP）を産生する。

◆卵黄嚢腫瘍の細胞像

組織学的に多彩な組織像を示す。微小嚢胞状構造では，淡明ないし空胞状で比較的広い細胞質を有する腫瘍細胞が集塊状で出現する。重積性は弱い。核異型は強く，核小体が著明である。腫瘍細胞の細胞質には，好酸性硝子小体を認め，細胞診ではライト緑好性の滴状物質として見られる（図4.1.112～4.1.115）。また，円柱状ないし立方状の腫瘍細胞が血管周囲に配列する構築はShiller-Duval bodyとよばれる。その他，円柱状細胞が乳頭状構造を示す集塊，肝細胞に類似する細胞からなる充実性集塊などが見られる。

③胎芽性癌

胎芽期の大型未熟な上皮様の腫瘍細胞が，乳頭状や腺管状あるいは充実性に増殖する腫瘍である。純粋型は稀で，ほかの胚細胞腫瘍と混在することが多い。小児から若年層に発生する。腫瘍内部に大小さまざまな嚢胞を伴う充実性腫瘍を形成する。血清hCGβ値の上昇がしばしば見られる。

④成熟奇形腫

成熟した2胚葉または3胚葉由来の体細胞組織で構成される腫瘍である。卵巣腫瘍全体の約20%を占める。若年者に発生する良性卵巣腫瘍の代表で，茎捻転を起こしやすい腫瘍である。約10%は両側性に発生する。腫瘍の外表

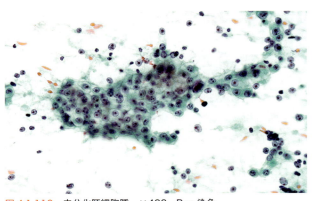

図4.1.110　未分化胚細胞腫　×400　Pap染色
リンパ球と腫瘍細胞を認める2細胞パターンの像。

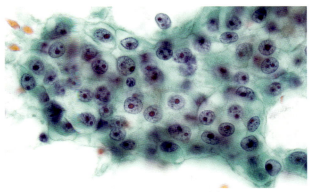

図4.1.111　未分化胚細胞腫　×1,000　Pap染色
図4.1.110の強拡大像。淡明な細胞質を有し，核は類円形，核小体が著明である。

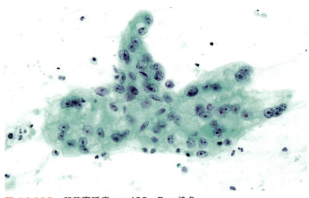

図4.1.112　卵黄嚢腫瘍　×400　Pap染色
比較的広い細胞質を有する平面的集塊を認める。

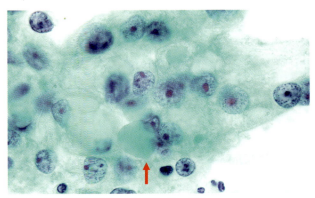

図4.1.113　卵黄嚢腫瘍　×1,000　Pap染色
図4.1.112の強拡大像。細胞質は淡明ないし空胞状。細胞質内に滴状物質を認める（矢印）。

📝**用語**　ディスジャーミノーマ（dysgerminoma），2細胞パターン（two cell pattern），卵黄嚢腫瘍（yolk sac tumor），α-フェトプロテイン（α-fetoprotein；AFP），好酸性硝子小体（eosinophilic hyaline globule），シラー・デュバル小体（Shiller-Duval body），胎芽性癌（embryonal carcinoma），成熟奇形腫（mature teratoma）

4章 各論

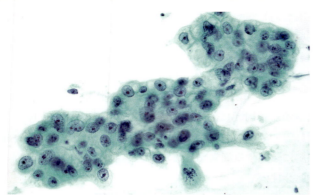

図 4.1.114 卵黄嚢腫瘍 ×400 Pap 染色
乳頭状集塊を認める。

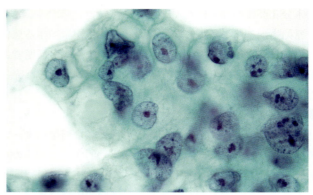

図 4.1.115 卵黄嚢腫瘍 ×1,000 Pap 染色
図 4.1.114 の強拡大像。核異型は強く、著明な核小体を認める。

は平滑、割面は囊胞状で、稀に充実部分も見られる。囊胞性のものは皮様囊腫とよばれる。囊胞内には皮脂、毛髪を認めることが多い。

◆成熟奇形腫の細胞像

成熟した外胚葉成分（扁平上皮細胞、皮脂腺細胞、神経膠細胞など）が出現するほか、中胚葉成分（脂肪細胞、筋肉、軟骨など）および内胚葉成分（気管支上皮細胞、消化管上皮細胞などの円柱上皮細胞、甲状腺など）が見られる（図 4.1.116、4.1.117）。

ときとして悪性転化を伴う場合あり、大部分は扁平上皮癌である。

⑤未熟奇形腫

胎芽期の組織に類似する未熟組織（多くの場合、未熟な神経外胚葉成分）を含む奇形腫である。未分化胚細胞腫と並んで多い悪性胚細胞腫瘍である。30代までに発生。片側性。大型で充実性部分を多く含む囊胞性腫瘤を形成する。

未熟な組織と成熟した組織が種々の割合で混在する。未熟な組織、とくに神経外胚葉成分を豊富にもつ腫瘍ほど悪性度が高い。

◆未熟奇形腫の細胞像

成熟した各胚葉成分（扁平上皮細胞、神経膠細胞、脂肪細胞、円柱上皮細胞など）とともに、裸核様の円形ないし類円形細胞が、細胞密度の高い集塊状で出現する。一部では未熟な神経上皮細胞がロゼット形成を呈する神経管様構造を認める。（図 4.1.118～4.1.121）。

⑥混合型胚細胞腫瘍

2種類以上の組織型の悪性胚細胞腫瘍で構成される腫瘍である。未分化胚細胞腫と卵黄嚢腫瘍の混合が最も多い。若年者に多い。

⑦卵巣甲状腺腫

良性と悪性に分けられる。良性卵巣甲状腺腫では、すべてあるいは大部分が甲状腺組織よりなる奇形腫である。多くは生殖年齢に発生する。片側性で、充実成分を主体に囊胞成分が混在する腫瘤である。通常の甲状腺組織や腺腫様甲状腺腫、濾胞腺腫様の像を呈する（図 4.1.122、4.1.123）。

一方、悪性卵巣甲状腺腫では、甲状腺乳頭癌の発生頻度が高く、次いで濾胞癌である。

(4) 二次性腫瘍（転移性腫瘍）

卵巣に他臓器の腫瘍が転移する場合、両側性が多い。原発巣としては、乳癌、胃癌や大腸癌などの消化器癌、肺癌などが多い。また白血病、リンパ腫の浸潤も比較的多いとされる。胃の印環細胞癌の転移は、クルケンベルグ腫瘍の名称で知られる。通常、両側性である。

◆低分化腺癌転移の細胞像

弾性硬、灰白色充実性の腫瘍であり、線維増生を伴うことから細胞採取法は腫瘍捺印よりも擦過塗抹の方が適している。

小型の悪性細胞を孤立性に認める。核は偏在し、細胞質には空胞を有し、ヘマトキシリンやエオジンに淡染するような粘液様物質を含む（図 4.1.124）。

● 4. 卵管の構造

卵管は、長さ約7～15cmほどの組織で、子宮壁の厚い筋層を貫き子宮内腔と連続する。卵管は子宮部、峡部、膨大部、漏斗部（最先端部は采部）から構成される。卵管には、筋層と2種類の卵管上皮細胞が存在し、内部は複雑な乳頭状構造を形成する。卵管上皮細胞は、線毛細胞と分泌細胞であり、とくに線毛細胞は排卵された卵子を卵管腔内へ入れる作用をもつ。

用語 皮様囊腫（dermoid cyst）、未熟奇形腫（immature teratoma）、混合型胚細胞腫瘍（mixed germ cell tumor）、卵巣甲状腺腫（struma ovarii, NOS）、二次性腫瘍（secondary tumors）、転移性腫瘍（metastatic tumors）、クルケンベルグ腫瘍（Krukenberg tumor）

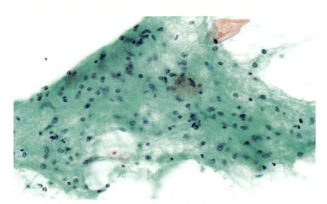
図 4.1.116　成熟奇形腫　×400　Pap 染色
外胚葉成分。神経膠細胞の集塊。

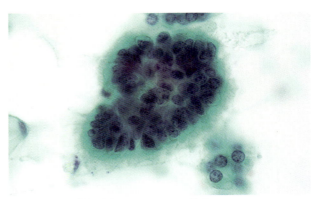
図 4.1.117　成熟奇形腫　×1,000　Pap 染色
内胚葉成分。円柱上皮細胞の集塊。

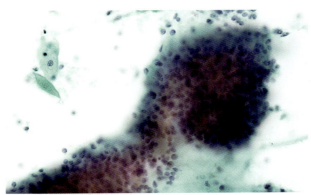
図 4.1.118　未熟奇形腫　×400　Pap 染色
未熟な神経上皮細胞の集塊。

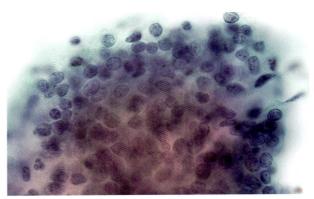
図 4.1.119　未熟奇形腫　×1,000　Pap 染色
図 4.1.118 の強拡大像。裸核様腫瘍細胞が密に集塊を形成。

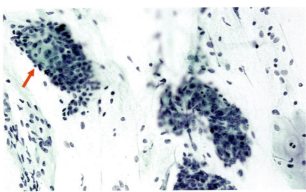
図 4.1.120　未熟奇形腫　×400　Pap 染色
未熟な神経上皮細胞の集塊。ロゼット様構造を認める（矢印）。

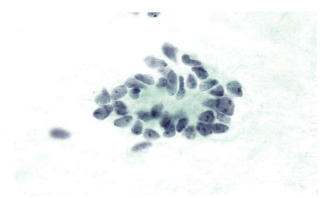
図 4.1.121　未熟奇形腫　×1,000　Pap 染色
未熟な神経上皮細胞の集塊。ロゼット様構造を呈する集塊。

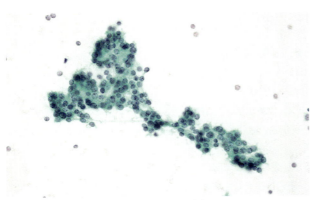
図 4.1.122　卵巣甲状腺腫　×400　Pap 染色
濾胞様構造を呈する集塊を認める。

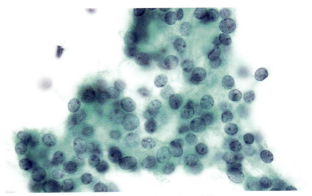
図 4.1.123　卵巣甲状腺腫　×1,000　Pap 染色
図 4.1.122 の強拡大像。小濾胞構造を呈し，濾胞腺腫が疑われる集塊を認める。

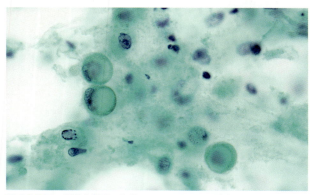

図 4.1.124　低分化腺癌の転移　×1,000　Pap 染色
細胞質に粘液様空胞を認める。胃癌の転移であった。

● 5. 卵管腫瘍

　稀な腫瘍で，女性性器悪性腫瘍の1％を占めるに過ぎない。40〜60代に発生。ほとんどが卵管膨大部に発生し，組織型は漿液性癌が多くを占める。細胞像は卵巣漿液性癌と同様である。

　また，卵管には漿液性卵管上皮内癌（STIC）を認めることがあり，大部分は卵管采に存在している。異型の強い悪性細胞で構成される。免疫組織学的に，ほとんどがp53強陽性である。

［池畑浩一・小松京子・阿部　仁・石井脩平］

用語　卵管腫瘍（tubal tumors），漿液性卵管上皮内癌（serous tubal intraepithelial carcinoma；STIC）

参考文献

1) 坂本穆彦（編）：細胞診を学ぶ人のために 第5版，156，医学書院，2011．
2) Furuta R, et al.："Ectopic chromosome around centrosome in metaphase cells as a marker of high-risk human papillomavirus-associated cervical intraepithelial neoplasias", Int J Cancer, 2003；106；167-171．
3) 坂本穆彦（編）：子宮頸部細胞診 ベセスダシステム運用の実際，医学書院，2010．
4) 日本産科婦人科学会，日本病理学会（編）：子宮頸癌取扱い規約 病理編 第5版，金原出版，2022．
5) 日本産科婦人科学会，他（編）：子宮頸癌取扱い規約 第3版，金原出版，2012．
6) 日本産科婦人科学会，他（編）：子宮頸癌取扱い規約 臨床編 第4版，金原出版，2020．
7) Nayar R，Wilbur D（編），平井康夫（監訳）：ベセスダシステム 2014 アトラス，丸差出版，2016．
8) Davey D, et al.："ASCCP patient management guidelines：Pap test specimen adequacy and quality indicators", Am J Clin Pathol, 2002；118：714-718．
9) 日本産科婦人科学会，日本病理学会（編）：子宮体癌取扱い規約 病理編 第5版，金原出版，2022．
10) 青木大輔：「クリニカルカンファレンス（5）；婦人科難治性癌の治療戦略　子宮体部漿液性腺癌，明細胞腺癌」，日本産科婦人科学会雑誌，2006；58：260-267．
11) 日本産科婦人科学会，日本病理学会（編）：卵巣腫瘍・卵管癌・腹膜癌取扱い規約 病理編 第1版，金原出版，2016．
12) 日本産科婦人科学会，日本病理学会（編）：卵巣腫瘍・卵管癌・腹膜癌取扱い規約 病理編 第2版，金原出版，2022．

4.2 呼吸器

ここがポイント！

- 呼吸器細胞診の意義は，悪性細胞の検索，病巣の質的診断，予後の推定，治療効果の判定などである。
- 細胞診検査においては治療方針の選択のため，原発性か転移性か，小細胞癌か非小細胞癌か，非小細胞癌なら腺癌か扁平上皮癌かなどの正確な鑑別が要求される。
- 各々の腫瘍を特徴付ける病理学的所見を理解し，出現している細胞形態の特徴を見定めて，細胞像から組織像を類推することが重要である。
- 近年では分子標的治療薬の進歩とともに標的となる遺伝子の異常を検索する必要性が生じている。
- 限りある細胞診検体でどの検索を優先すべきかなど，臨床各科を交えたチーム医療として対応していくことが求められる。

4.2.1 解剖と組織・細胞

肺は心臓をはさんで左右に1組ずつあり，右肺は上葉，中葉，下葉の3つに，左肺は上葉と下葉の2つに分かれている。呼吸器は，空気の取入れと放出をおもな役割としている気管・気管支と，酸素を血液中に取り入れて，血液中の二酸化炭素を排出するガス交換を担う肺胞とに分けられる。気管支は，左右の主気管支から分岐を繰り返し細気管支，終末細気管支および呼吸細気管支に分岐する（図4.2.1）。

気管と気管支は壁内に軟骨および気管支腺を含み，その表面は線毛円柱上皮細胞（図4.2.2）におおわれている。表面の細胞には杯細胞（図4.2.3）が混在しており，基底部には基底細胞（図4.2.4）や神経内分泌顆粒を有するクルチッキー細胞が見られる。上皮下には弾性線維および平滑筋が存在する。細気管支では，軟骨および気管支腺は見られず，1層の円柱上皮細胞でおおわれており，終末細気管支や呼吸細気管支では線毛を欠き，細胞質内に電子密度の高い分泌顆粒をもつクラブ細胞が混在する[1]。

肺胞上皮細胞には，Ⅰ型とⅡ型があり，Ⅰ型肺胞上皮細

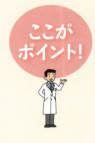

図4.2.1　気管支と肺の構造
〔持田製薬株式会社：メディカルイラスト．https://med.mochida.co.jp/guidance/illust/respiratcry/ より〕

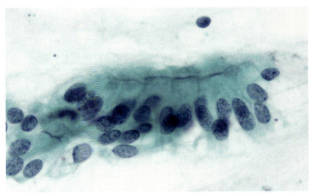

図4.2.2　線毛円柱上皮細胞　×1,000　Pap染色

用語　クルチッキー（Kultschitzky）細胞，クラブ（Club）細胞

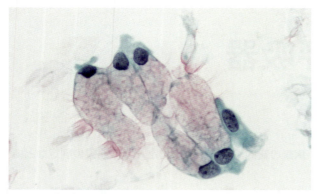

図 4.2.3　杯細胞　×1,000　Pap 染色

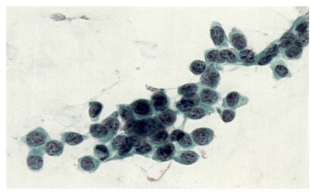

図 4.2.4　基底細胞　×1,000　Pap 染色

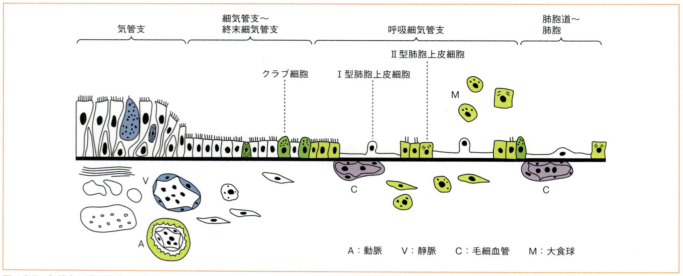

図 4.2.5　気管支と肺を構成する細胞

〔山中　晃，横山　武：肺病理アトラス 呼吸器疾患の立体的理解のために，43，文光堂，1985 より〕

胞は肺胞壁の95％を占め，ガス交換を行っている。Ⅱ型肺胞上皮細胞は肺胞壁の5％を占め，立方形をしており，肺胞の表面を滑らかにし，肺胞が潰れずに空気の出入りができるようにする物質（肺胞表面活性物質）の産生と分泌を行っている（図4.2.5）。

4.2.2　標本作製法[2,3]

呼吸器領域の細胞診は，喀痰検体と病巣直接採取検体の2種類に大きく分けられる。喀痰検体は，おもに自然剝離した細胞が喀出された材料が対象となる。病巣直接採取検体は，気管支鏡やX線透視下・CTガイド下に病巣から直接擦過や針穿刺を行い，細胞採取した材料である。検体の種類や採取法などにより，適切な塗抹法を選択し標本を作製することが重要である。以下に検体別の特徴や処理法について概説する。

1. 喀　痰

提出された喀痰は透明な容器に移し，色調や粘稠性などの性状を観察する。血痰の場合には血液成分とその境界部分を，それがない場合には性状の異なる数箇所の部位からピンセットあるいは2枚のスライドガラスを用いて採取し塗抹する。塗抹はすり合わせ法で行うのが一般的であるが，すり合わせ回数が多いほど細胞破壊や核線が生じるため，3〜4回程度に抑えることが望ましい。また，塗抹量

用語　コンピュータ断層撮影（computed tomography；CT）

が多いと細胞の重なりが鏡検に支障をきたすので，性状に合わせて適量を採取する．塗抹後は直ちに95％エタノールにて固定する．

喀痰細胞診検査には，その他に数日分の喀痰を保存液の中に採取し，混和したものから一部を塗抹する蓄痰法などもある．

2. 気管支擦過

気管支鏡下で気管支擦過ブラシ（図4.2.6）やキュレット（鋭匙）（図4.2.7）などを用いて直接病巣部から細胞を採取する方法と，病巣が可視範囲外の場合にX線透視下にて擦過する方法の2種類がある．擦過器具は気管支鏡から取り出したら，標本の乾燥を避けるために素早く，そしてスライドガラス面に強く押し付けないように付け根部分を持って塗抹・固定を行う．採取された細胞量が多い場合には，もう1枚のスライドガラスではさんで軽く圧した後に剥がし，直ちにアルコール固定する．

3. 気管支洗浄

生理食塩水を用いて，目的とする気管支内を洗浄し，回収した洗浄液を遠心して細胞を採取する方法である．

粘液成分が多い場合には粘液融解剤を，血液成分が多い場合には溶血剤を添加後に洗浄液を遠心し，その沈渣をすり合わせ法などを用いて塗抹し，その後エタノール固定する．

4. 穿刺吸引

経気管支鏡的と経皮的に穿刺する方法の2種類がある．経気管支鏡的穿刺吸引細胞診は，病巣が気管支粘膜下や気管・気管支の壁外に存在し，擦過ブラシや生検鉗子でも到達できない場合に適応となる．一方，肺末梢病変のうち経気管支鏡的に細胞採取が不可能な場合には，X線透視下ないしはCTガイド下に経皮的な穿刺吸引が行われる．通常採取される細胞量が少ないので，乾燥させないように素早く塗抹・固定を行う．

標本を作製する際には，穿刺針の先端部に吸引された検体をスライドガラス上に静かに吹き出し，穿刺針で引き伸ばしたり，別のスライドガラスではさんだりして穿刺物を広げるように軽く圧した後に剥がしたものを素早くアルコール固定する．また，Giemsa染色用には風乾する．固定前に乾燥した場合には，再水和処理を行った後に固定すると，良好なPap染色結果が得られることがある．

5. その他

1) 細胞採取に用いた擦過器具，穿刺針，注射筒などの洗浄液
2) 生検や切除された組織検体の捺印
3) 胸水や腹腔洗浄液
4) 液状化検体細胞診（LBC）：採取した細胞を特殊な保存液バイアルに回収し細胞浮遊液として保存した後，専用の機器を用いて細胞診標本を作製する方法である．呼吸器領域でも通常の細胞診断のみならず免疫細胞化学および遺伝子検査などへの応用が可能である．

6. 細胞診検体の免疫細胞化学，遺伝子検査への応用

呼吸器領域の細胞診検体を使用した免疫細胞化学および遺伝子検査への応用は，組織型の決定あるいは転移性肺癌の原発巣推定のみならず，治療薬の選択や治療効果の予測などに大きく関わってくる．これらに用いられる検体としては，手術材料や生検以外に，気管支擦過材料，気管支洗浄液，穿刺吸引材料，体腔液などがあげられ，診断済みの細胞診標本からの検索も行われる．また，手術適応外の症例や生検中に悪性所見が確認できなかった場合には，擦過材料の液状検体や胸水などからセルブロックを作製して，免疫細胞化学や蛍光 in situ ハイブリダイゼーション（FISH）法などにも応用されている．近年，迅速細胞診（ROSE）や細胞診検体を用いた遺伝子コンパニオン検査では，保険収載が可能となっている．

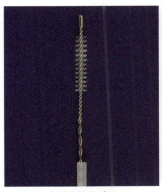

図4.2.6　気管支擦過ブラシ

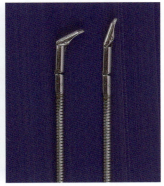

図4.2.7　キュレット

用語　ギムザ（Giemsa）染色，免疫細胞化学（immunocytochemistry；ICC），蛍光 in situ ハイブリダイゼーション（fluorescence in situ hybridization；FISH）法，迅速細胞診（rapid on-site evaluation；ROSE）

4.2.3 おもな病変と細胞像

● 1. 非腫瘍性疾患

(1) 感染症

呼吸器の感染症の原因には細菌, 真菌, ウイルスなどがあり, 特徴的な細胞像を呈することもある。細菌感染症は抗酸菌と放線菌によるものが代表的である。

抗酸菌感染には結核と非結核性抗酸菌症がある。結核は組織学的には肉芽腫の中心に, チーズ様の壊死（乾酪壊死）とラングハンス型巨細胞が認められることが特徴とされる。細胞診でもラングハンス型巨細胞, 類上皮細胞, 壊死がそろえば, 抗酸菌感染症の中でも, 結核を疑うことができる（図4.2.8）。壊死が明瞭でない症例は肺サルコイドーシスと鑑別困難である。

放線菌には, 嫌気性と好気性があり, 嫌気性菌ではアクチノマイセス属菌, 好気性菌はノカルジア属菌が代表的である。それぞれ, 放線菌症, ノカルジア症と区別している。肺内から直接採取した検体（気管支洗浄液など）に菌体が放射状, 樹枝状の菌塊として認める。

真菌による感染症にはアスペルギルス症（図4.2.9）, クリプトコッカス症（図4.2.10）, ニューモシスチス肺炎（図4.2.11）などがあげられる。アスペルギルス属菌はY字様に分岐した菌体で, ライト緑好染な隔壁を有する。クリプトコッカス属菌は円形または凹みのある酵母様菌体で, ライト緑好染な縁取りをもつ。組織球に貪食されて認めることも多い。ニューモシスチス属菌の菌体は特徴的な泡沫状の球状集塊で出現するが, Grocott染色にて黒褐色に染色されることを確認する。

(2) その他の非腫瘍性疾患

気管支喘息の喀痰には好酸球優位な炎症性背景に, 崩壊した好酸球の顆粒が再結晶化したシャルコー・ライデン結晶（図4.2.12）や, 気管支粘液が変性・濃縮を起こし, らせん状に見られるクルシュマンらせん体（図4.2.13）を認める。

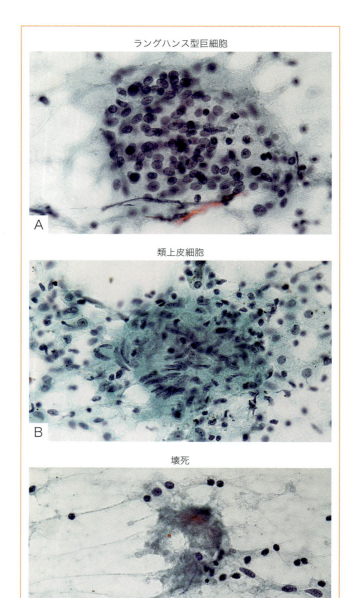

図4.2.8 結核 ×400 Pap染色
ラングハンス型巨細胞（A）, 類上皮細胞（B）, 壊死（C）を認め結核を疑う。

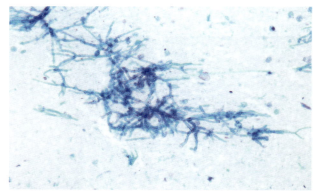

図4.2.9 アスペルギルス症 ×400 Pap染色

用語 ラングハンス（Langhans）型巨細胞, アクチノマイセス（*Actinomyces*）属菌, ノカルジア（*Nocardia*）属菌, アスペルギルス（*Aspergilus*）属菌, クリプトコッカス（*Cryptococcus*）属菌, ニューモシスチス（*Pneumocystis*）属菌, グロコット（Grocott）染色, シャルコー・ライデン（Charcot-Leyden）結晶, クルシュマン（Curschmann）らせん体

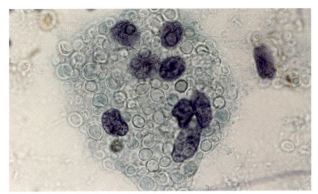
図 4.2.10　クリプトコッカス症　×1,000　Pap 染色

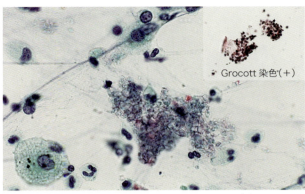
図 4.2.11　*Pneumocystis jirovecii*　×1,000　Pap 染色

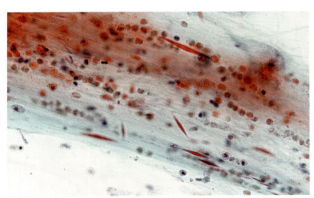
図 4.2.12　シャルコー・ライデン結晶　×400　Pap 染色

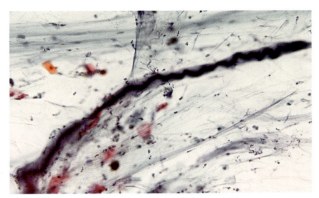
図 4.2.13　クルシュマンらせん体　×400　Pap 染色

　間質性肺炎とは，胸部X線上両側にびまん性の陰影を認め，肺の間質に炎症を伴う疾患である．間質性肺炎，気管支炎など慢性炎症を伴う細胞像には基底細胞増生（図4.2.14），杯細胞過形成（図4.2.15）などが見られる．基底細胞増生細胞はN/C比が高く，核クロマチンはやや疎な分布を示すが，核の切れ込みなど核縁の不整を認めないことが腺癌との鑑別所見となる．杯細胞過形成細胞は不規則な配列や大小不同を認めることもあるが，多くは線毛円柱上皮細胞の介在がある．

● 2. 良性腫瘍性病変

(1) 硬化性肺胞上皮腫
　Ⅱ型肺胞上皮細胞由来の良性腫瘍であるが，再発例もある．中年の女性に多く，無症状のことが多い．組織像では充実性，乳頭状，硬化性，出血性のパターンがさまざまな割合で混在する（図4.2.16）．
　細胞像ではヘモジデリンを貪食する泡沫細胞が出現し，立方状細胞の乳頭状集塊，泡沫細胞，大型多辺形細胞が混在する．このように多様性に富む細胞と，核異型や核クロマチンの増量は軽度であることが悪性腫瘍（とくに腺癌）との鑑別点になる（図4.2.17，4.2.18）．

(2) 過誤腫
　過誤腫は肺の正常構成成分である上皮性成分や間質成分が異常に増殖して形成される．軟骨性過誤腫が多く，ほとんど肺末梢に発生し，中年男性に好発する．
　細胞像では間葉系成分として硝子軟骨が主体で，ときに線維性結合織，脂肪，骨，平滑筋などが見られる．吸引検体の場合，肋骨や気管支軟骨が採取されてくることがあり，注意が必要である（図4.2.19）．
　極めて稀な症例である軟骨腫との鑑別があがるが，軟骨腫は気管上皮成分を欠き，脂肪など軟骨以外の構成成分を認めない．

● 3. 悪性腫瘍性病変

　細胞診断で悪性と判定した場合，特徴が明らかであれば肺癌細胞型分類（表4.2.1）にもとづき推定組織型を記載する．また，付記として細胞所見や免疫細胞化学など施行した場合はその旨を記載する．

(1) 扁平上皮癌と前浸潤性病変
　胸部X線検査でとらえきれない肺門部肺癌（おもに扁平上皮癌）の発見を目的として，高危険群である，50歳以上かつ喫煙指数（1日平均喫煙本数×喫煙年数）が600以上の人を対象に検診において喀痰細胞診が実施される．肺

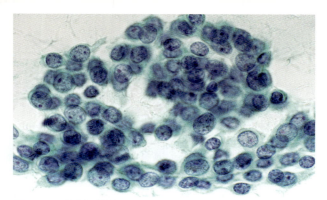

図 4.2.14　基底細胞増生　×1,000　Pap 染色

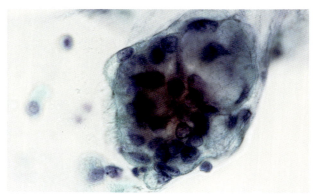

図 4.2.15　杯細胞過形成　×1,000　Pap 染色

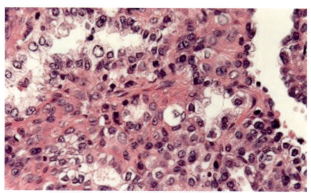

図 4.2.16　硬化性肺胞上皮腫の組織像　×200　HE 染色
間質に硬化性線維や血管腫様構造があり，肺胞上皮様細胞が充実性に増殖する。

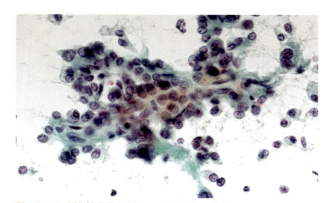

図 4.2.17　硬化性肺胞上皮腫　×400　Pap 染色

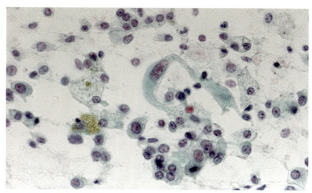

図 4.2.18　硬化性肺胞上皮腫　×400　Pap 染色

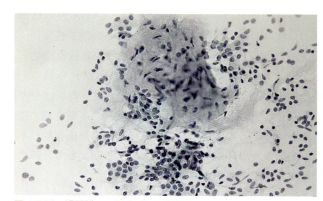

図 4.2.19　過誤腫　×200　Pap 染色

がん検診における喀痰細胞診判定基準（表4.2.2）があり，判定区分D，Eから前浸潤性病変である異形成と上皮内癌が発見されることが多い。異形成は異型度により軽度，中等度，高度に分類され，連続性病変としてさらに異型の強い上皮内癌が存在する。喀痰細胞診における異型扁平上皮細胞および扁平上皮癌細胞の判定基準（表4.2.3）がある。

軽度異型扁平上皮細胞（判定区分B）は扁平上皮癌を疑う所見はないが，孤立性で，ややN/C比が高く，クロマチンの増量も軽度である。

中等度異型扁平上皮細胞（判定区分C）も扁平上皮癌を疑う所見はないが，軽度異型扁平上皮細胞に比し，細胞質の厚みや核縁不整をみる（図4.2.20）。

高度（境界）異型扁平上皮細胞（判定区分D）は扁平上皮癌を疑うが，断定できない細胞であり，早期癌のことが多い。細胞質は重厚感があり，橙黄色の光輝性を示し，核クロマチンの増量や不均等分布を認める。このような細胞像は精密検査を必ず施行されるべきである（図4.2.21）。

判定区分Eとされる扁平上皮癌は喫煙との関連があり，男性に有意に多く，喫煙歴などの臨床情報は重要である。近年，肺癌における扁平上皮癌の割合は減少傾向にあり，発生部位も末梢型の増加が指摘されている。

扁平上皮癌は，角化型扁平上皮癌，非角化型扁平上皮癌，類基底細胞型扁平上皮癌に分類され，肺癌取扱い規約第9版では，リンパ上皮癌も分類に加わる予定である[4]。

4.2 ｜呼吸器

表 4.2.1　肺癌細胞型分類（2016改訂）

項目＼癌細胞	細胞 配列	細胞 大小不同	細胞 多形性	細胞 細胞間結合	細胞質 形	細胞質 辺縁	細胞質 染色性	細胞質 性状	N/C比増大	核 位置	核 形	核 大小不同	核 核縁	核 クロマチン	核小体 形	核小体 大きさ	核小体 数	特徴所見	構造
腺癌細胞	立体的・平面的	+	+	密	円・楕円	明瞭（ときに不明瞭）	青緑	（ときに）淡明・重厚・泡沫状	╫	偏在性・中心性	円	+	円滑（きわめて稀に 切れ込み）	顆粒状（細網・細顆・密・ときに融解状）	円	大	1個・明瞭（少数・ときに不明瞭）	腺腔空胞 粘液様配列	核の飛び出し・細胞集塊辺縁の平滑や乳頭状・微小乳頭状
扁平上皮癌細胞 角化	平面的・孤立性	╫	╫	きわめて疎	多様	明瞭	多彩	層状重厚感	+	種々	不整	╫	粗剛（薄く為等）	粗大凝塊（細顆粒）	不整	小（大あり）	数個	角化・壊死背景・細胞相互封入	放射状構造・細胞集塊辺縁の不整（毛羽立ち）や扁平化・細胞集塊内の流れ様配列（層状構造）・
扁平上皮癌細胞 非角化	平面的・孤立性	╫	+	疎	類円〜多辺	明瞭（ときに不明瞭）	青緑・淡褐	やや重厚〜淡明	╫	中心性（ときに偏在性）	類円	+	やや厚い 切れ込み（薄く広等）	粗顆粒（細顆粒）	円・不整	中（大あり）	少数（ときに明瞭）	細胞相互封入 敷石状	
小細胞癌細胞	平面的・孤立性	╫	╫	きわめて疎	円・多辺	不明瞭	不明瞭（淡青）	不明瞭	╫	中心性	円・類円・多辺	╫	きわめて薄い	細・粗顆粒・密	不整	小	数個（不明瞭）	壊死背景 裸核状	

*1 （ ）内の所見は穿刺，擦過など直接病巣から採取された検体において認められるものを示す。
*2 少数とは2〜3個，数個とは4〜6個を意味する。
*3 核小体の「不整形」とは主として丸味を失っているという意味である。
*4 腺癌細胞の細胞形態には細胞亜型により若干の特徴がある。

〔日本肺癌学会（編）臨床・病理 肺癌取扱い規約 第8版補訂版，131，金原出版，2021より〕

角化型扁平上皮癌の組織像では角化，癌真珠，細胞間橋の存在が特徴であり，大型の不整な胞巣を形成し，肺の構築を破壊して増殖する（図4.2.22）。細胞像は，壊死性背景とともに異常角化を示す細胞が出現し，細胞質の重厚感，核形不整，粗顆粒状不均一な核クロマチン増量を認める（図4.2.23）。

非角化型扁平上皮癌では，形態において扁平上皮への分化が明瞭でなくても，免疫組織化学で腺癌マーカー（TTF-1など）が陰性，扁平上皮癌マーカー（p40，CK5/6など）が陽性であれば，非角化型扁平上皮癌とする。非角化型扁平上皮癌の喀痰の細胞像は傍基底細胞類似の細胞で，孤立散在性から集塊として出現する。N/C比は高く，核は中心性で，核所見は角化型異型細胞と同様である。

気管支擦過，穿刺など新鮮な材料検体では類円形〜多稜形な細胞質を有し，核は中心性であり，孤立散在性から集塊として出現する（図4.2.24）。細胞質は比較的厚いが，淡明なこともある。細胞集塊は層状配列や核の長軸に沿って一定方向に流れるような配列を示し，辺縁は不整（毛羽

表4.2.2　肺がん検診における喀痰細胞診の判定基準と指導区分（2016改訂）

判定区分	細胞所見	指導区分
A	喀痰中に組織球を認めない	材料不適，再検査
B	正常上皮細胞のみ 基底細胞増生 軽度異型扁平上皮細胞 線毛円柱上皮細胞	現在異常を認めない 次回定期検査
C	中等度異型扁平上皮細胞 核の増大や濃染を伴う円柱上皮細胞	再塗抹または6カ月以内の再検査
D	高度（境界）異型扁平上皮細胞または悪性腫瘍が疑われる細胞を認める	直ちに精密検査
E	悪性腫瘍細胞を認める	

*1 喀痰1検体の三標本に関する総合判定であるが，異型細胞少数例では再検査を考慮する。
*2 全標本上の細胞異型の最も高度な部分によって判定する。
*3 扁平上皮細胞の異型度の判定は異型扁平上皮細胞の判定基準（表4.2.3），および細胞図譜を参照して行う。
*4 再検査が困難なときには，次回定期検査の受診を勧める。
*5 D・E判定で精密検査の結果，癌が発見されない場合には常に厳重な追跡を行う。

〔日本肺癌学会（編）臨床・病理 肺癌取扱い規約 第8版補訂版，141，金原出版，2021より〕

立ち）で放射状に見られる（図4.2.25）。しかし，微細な核クロマチン，明瞭な核小体，薄い細胞質など，腺癌との鑑別を要する扁平上皮癌も見られるので，慎重に行わなけ

📝 **用語**　免疫組織化学（immunohistochemistry；IHC），甲状腺転写因子-1（thyroid transcription factor-1；TTF-1）

4章 各論

表 4.2.3 喀痰細胞診における異型扁平上皮細胞および扁平上皮癌細胞の判定基準（2016 改訂）

判定区分		出現様相	細胞質染色性	細胞質の光輝性	細胞質の厚み・構造	細胞形
B	軽度異型扁平上皮細胞	多くは孤立性	ほとんど OG 好性，淡染		均質	小リンパ球の 2 倍程度まで，類円形ないし多辺形
C	中等度異型扁平上皮細胞	多くは孤立性	ほとんど OG 好性，ときに重厚感のある染色性		ときにやや厚みがあり，ときに不整な構造	小リンパ球の 2 倍程度まで，類円形ないし多辺形，ときに奇妙な形
D	高度(境界)異型扁平上皮細胞	孤立性，不規則配列の細胞集団，ときに細胞相互封入像	ほとんど OG 好性，一部 LG 好性，**重厚感のある染色性**	ときに橙黄色（レモンイエローなど）の光輝性	厚みあり，不整な構造，ときに層状構造	小リンパ球の 2 倍から 4 倍程度まで，類円形，多辺形，奇妙な形など多様
E	扁平上皮癌細胞	孤立性，不規則配列の細胞集団，**しばしば細胞相互封入像**	多様，OG 好性，LG 好性，重厚感のある染色性	しばしば橙黄色（レモンイエローなど）の光輝性	**不整な構造，顕著な層状構造**	小リンパ球の 2 倍から 5 倍以上のものも，**不整形，奇妙な形など多彩**

OG：オレンジ G，LG：ライト緑。
*1 N/C 比 "中" とは，OG 好性細胞では 1/3，LG 好性細胞では 1/2 とする。
*2 核縁 "円滑" とは，「核縁が均一の厚みであること」，"不整" とは，「核縁の厚みが不均一で凸凹していること」，"粗剛" とは，「核縁に不均等に著明な核クロマチンの凝集を認め，核縁の厚みが際立って不均一であること」とする。
*3 核クロマチン量 "中等度増量" とは，「好中球の染色性と同程度の核濃度であること」とする。

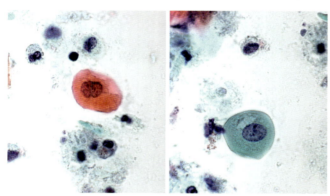

図 4.2.20　中等度異型扁平上皮細胞（判定区分 C）　×1,000　Pap 染色

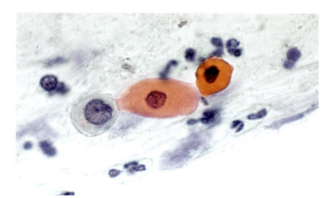

図 4.2.21　高度異型扁平上皮細胞（判定区分 D）　×1,000　Pap 染色

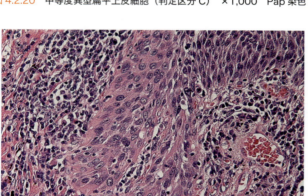

図 4.2.22　角化型扁平上皮癌の組織像　×200　HE 染色

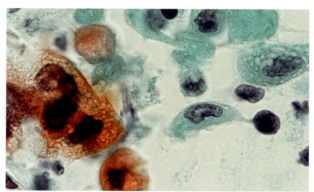

図 4.2.23　扁平上皮癌（喀痰）　×1,000　Pap 染色

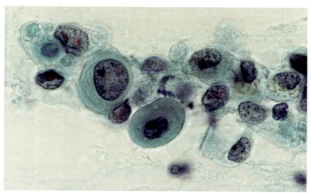

図 4.2.24　扁平上皮癌（気管支擦過）　×1,000　Pap 染色

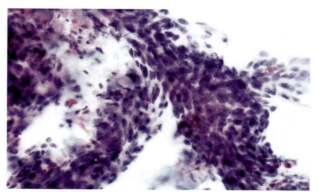

図 4.2.25　扁平上皮癌（気管支擦過）　×400　Pap 染色

細胞の 大小不同	N/C 比[*1]	核　形	核の 大小不同	核縁[*2]	核　数	クロマチン量[*3]	クロマチン分布・ パターン	核小体
目立たない	小〜中	小リンパ球まで，類円形	目立たない	円滑		軽度増量	ほぼ均等	不明
目立たない	小〜中	小リンパ球まで，軽度不整まで	目立たない	やや不整	ときに多核	軽度増量	ほぼ均等	ときに認める
目立つ	小〜大	ときに小リンパ球を越える，**不整やくびれ**	目立つ	不整	**しばしば多核**	**中等度増量**	**不均等分布，凝集**	しばしば認める
著明，しばしば大型細胞	小〜大	しばしば小リンパ球の2，3倍，しばしば不整やくびれ	著明	粗剛	しばしば多核　多彩な核数，核大小不同も著明	**高度な増量**	不均等分布，凝集，濃縮核	しばしば認める

[*4] **太字**による記載は重視すべき細胞所見である。
[*5] 高度（境界）異型には一部癌が含まれている。

（日本肺癌学会（編）：臨床・病理 肺癌取扱い規約 第8版補訂版，143，金原出版，2021 より）

ればならない（図4.2.26）。とくに扁平上皮癌と腺癌では分子標的治療薬が異なるため，鑑別は重要である。

類基底細胞型扁平上皮癌は小型細胞が小葉状に増殖し，核の索状配列を示す低分化な悪性腫瘍とされている。小細胞癌との鑑別困難な症例もあり，免疫組織化学で扁平上皮癌マーカー（p40など）が陽性となることを確認する。

（2）腺癌

腺癌は肺癌の中でも，最も多い組織型である。末梢発生が多く，喀痰検体で発見される率は扁平上皮癌に比べ低い。外科的治療が優先されるが，近年，分子標的治療の発展にはめざましいものがある。

肺癌取扱い規約　第8版では，腺癌の分類が大きく改訂された（表4.2.4）。腺癌の組織像は複雑であり，細胞像も多様である。腺癌は微小浸潤腺癌，浸潤性非粘液性腺癌，浸潤性粘液性腺癌，コロイド腺癌，胎児型腺癌，腸型腺癌に分類される。浸潤性非粘液性腺癌は亜分類として，置換型，腺房型，乳頭型，微小乳頭型，充実型に分類されるが，混在することが多く，最も優位な亜型で分類する。

腺癌の細胞像は，喀痰では核間距離不均等な立体的重積を示す集塊として出現する。細胞は円形〜類円形，細胞質はライト緑好染，淡明で泡沫状を呈する。細胞質内粘液が見られることもある。核の位置は偏在性のことが多く，核クロマチンは細顆粒状で不均等に分布する。核小体は円形で明瞭なことが多い（図4.2.27）。

気管支擦過，穿刺など新鮮な材料では，喀痰と同様に核間距離不均等で立体的重積を示す集塊として出現することが多いが，シート状配列を呈することもある。細胞の不規則な配列，不規則な重積，集塊からの核の突出，核の切れ込みなどは非角化型扁平上皮癌との鑑別点になる。組織像と同様に腺腔様，乳頭状，シート状とさまざまな構造を呈する集塊が出現する（図4.2.28）。

細胞質内に粘液を含む印環細胞癌様の細胞はALK融合遺伝子をもつ腺癌の特徴の1つとされている（図4.2.29）。

特徴的な細胞像を示す置換型腺癌，微小乳頭型腺癌，浸潤性粘液性腺癌を以下に呈示する。

①置換型腺癌

置換型腺癌は粘液非産生性で，クラブ細胞やⅡ型肺胞上皮細胞に類似する細胞が，肺胞壁に沿って増殖する腫瘍が優位な腺癌である（図4.2.30）。細胞像は平面的であるが，部分的に不規則重積を示す集塊で出現し，核は小型で円形〜類円形，核の切れ込みや「しわ」，ときに核内空胞を認める。核クロマチンは軽度に増量し，やや不均等に分布する（図4.2.31）。

②微小乳頭型腺癌

微小乳頭型腺癌は脈管侵襲が強くリンパ節転移を起こしやすい予後の悪い腺癌である。線維血管間質を欠き，腫瘍細胞のみで小房状に増殖する像が優位な腺癌である。偽乳頭状構造ともよばれ，花冠状，桑実状配列を呈する（図4.2.32）。細胞像は3〜20個程度の小型円形細胞が立体的重積を呈する集塊で出現する。組織像は腫瘍辺縁部の肺胞内に浮遊するような像を示すが，細胞像でも異型の乏しい小

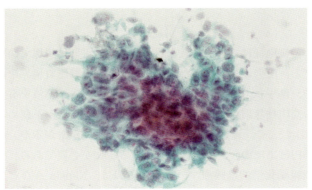

図4.2.26　扁平上皮癌（気管支擦過）　×400　Pap染色
微細な核クロマチン，明瞭な核小体を示すが，細胞は層状に配列する。

用語　ALK（anaplastic lymphoma kinase）

4章 各論

表 4.2.4　腺癌の分類表

1. 前癌病変（precursor glandular lesions）
   (1) 異型腺腫様過形成（atypical adenomatous hyperplasia）
   (2) 上皮内腺癌（adenocarcinoma in situ）
2. 腺癌（adenocarcinomas）
   (1) 微少浸潤腺癌（minimally invasive adenocarcinoma）
   (2) 浸潤性非粘液性腺癌（invasive non-mucinous adenocarcinoma）
      ①置換型腺癌（lepidic adenocarcinoma）
      ②腺房型腺癌（acinar adenocarcinoma）
      ③乳頭型腺癌（papillary adenocarcinoma）
      ④微小乳頭型腺癌（micropapillary adenocarcinoma）
      ⑤充実型腺癌（solid adenocarcinoma）
   (3) 浸潤性粘液性腺癌（invasive mucinous adenocarcinoma）
   (4) コロイド腺癌（colloid adenocarcinoma）
   (5) 胎児型腺癌（fetal adenocarcinoma）
   (6) 腸型腺癌（enteric-type adenocarcinoma）

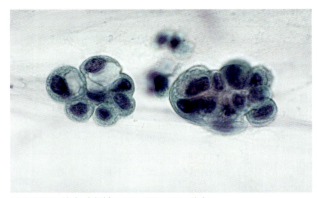

図 4.2.27　腺癌（喀痰）×1,000　Pap 染色

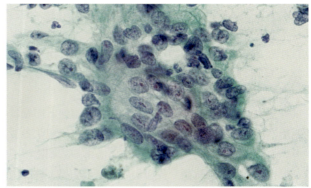

図 4.2.28　腺癌（気管支擦過）×1,000　Pap 染色

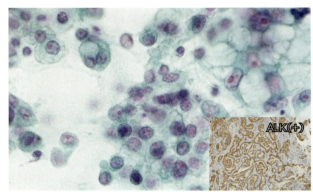

図 4.2.29　腺癌（気管支擦過）×1,000　Pap 染色

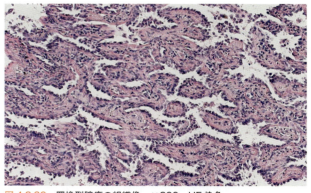

図 4.2.30　置換型腺癌の組織像　×200　HE 染色

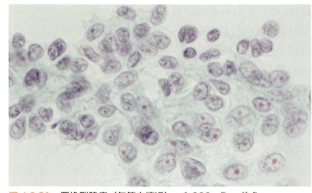

図 4.2.31　置換型腺癌（気管支擦過）×1,000　Pap 染色

型細胞からなる腺癌細胞とともに散布されたような形態を呈する。微小乳頭様の細胞像を認めた場合，治療・予後の点から記載することが望ましい（図4.2.33）。

③浸潤性粘液性腺癌

特殊型腺癌である浸潤性粘液性腺癌は高円柱状で細胞質に豊富な粘液を有し，杯細胞に類似する腫瘍細胞からなる腺癌である（図4.2.34）。周囲肺胞腔は豊富な粘液で満たされ，肺胞上皮置換性に増殖することが多いが，ほかの増殖パターンも見られる。広範囲に肺内転移を起こしやすい。細胞像は背景に粘液を認め，大型の平面的集塊で出現する。配列は極性が保たれており，明瞭な細胞質境界を認め，亀甲状や蜂巣状のこともある。細胞質内に粘液を有する高円柱状細胞で，核の切れ込みないし「しわ」を認める（図4.2.35）。鑑別診断として杯細胞の集塊があがるが，線毛円柱上皮の介在の有無を確認することが必要である。免疫組織化学的に腺癌マーカーのTTF-1，Napsin Aなどの陽性率は低く，MUC5AC，MUC6の陽性率が高い。また，*K-RAS* 遺伝子変異が高頻度に認められる。

用語　ムチン（mucin；MUC）

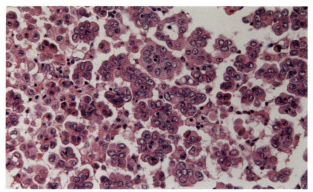
図4.2.32 微小乳頭型腺癌の組織像 ×200 HE染色

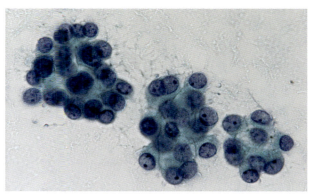
図4.2.33 微小乳頭型腺癌 ×1,000 Pap染色

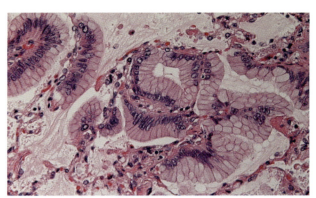
図4.2.34 浸潤性粘液性腺癌の組織像 ×200 HE染色

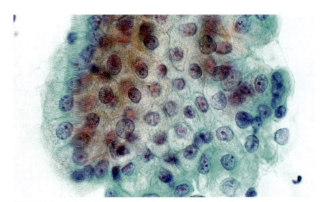
図4.2.35 浸潤性粘液性腺癌 ×1,000 Pap染色

④腺癌の前癌病変

腺癌の前浸潤性病変として，異型腺腫様過形成，上皮内腺癌がある。

異型腺腫様過形成はⅡ型肺胞上皮細胞やクラブ細胞が肺胞壁，呼吸細気管支を比較的疎に置換増殖し，核内封入体や2核細胞が見られる。扁平上皮癌の異形成に相当する。

上皮内腺癌はⅡ型肺胞上皮細胞，クラブ細胞様の腫瘍細胞が肺胞構造を密に置換増殖のみを示し，浸潤とされる乳頭型などの亜型増殖は見られず，肺胞腔内に腫瘍細胞の集塊が浮かぶように（STAS）見られないこととされる。細胞像はシート状または軽度重積を示す細胞集塊でN/C比は高く，核クロマチンは微細で軽度の増量をみる。

腺癌の分類には，腫瘍径，浸潤径など腫瘍全体の組織像の把握が必要であり，細胞像のみで上皮内腺癌とせず置換性増殖を呈する腺癌（上皮内腺癌，微小浸潤腺癌，置換型腺癌）の可能性があると記載する。また，画像診断は重要であり，理解する必要がある。

(3) 神経内分泌腫瘍

低悪性度の定型カルチノイド，中間型の異型カルチノイド，高悪性度の小細胞癌，大細胞神経内分泌癌に分類される。

定型カルチノイドは結合性が疎な平面的集団や均一で孤立散在性に見られる単調な出現のしかたである。平面的集団ではロゼット様配列をみることがある。細胞質は泡沫状ないし細顆粒状，ライト緑に淡染性で，辺縁は不明瞭で背景に溶け込むように見える（図4.2.36）。

異型カルチノイドは定型カルチノイドに比べ多形性を示し，核分裂像，壊死を認める。

小細胞癌の細胞像は壊死性背景の中に小型円形な細胞が疎な結合性を示す集塊として出現する。配列は木目込み細工様など特徴的な配列を示す。核クロマチンは微細顆粒状で，核縁は薄い。N/C比は高く，裸核様になることも多い（図4.2.37，4.2.38）。chromogranin A, synaptophysin, CD56（NCAM）が神経内分泌マーカーとして有用であるが，腺癌マーカーのTTF-1も高率に発現する。

大細胞神経内分泌癌の細胞像は背景に壊死を認め，裸核様細胞と結合性がやや疎な集塊で出現する。集塊の細胞は柵状，索状，ロゼット様に配列する。細胞質は比較的広く，核クロマチンは粗顆粒状，疎に分布，核縁は薄く，核小体明瞭である（図4.2.39，4.2.40）。免疫組織化学は小細胞癌と同じく神経内分泌マーカーが陽性である。

用語 腫瘍本体と連続性をもたずに腫瘍周辺の気腔に進展した腫瘍細胞（spread through air spaces；STAS），CD（cluster of differentiation），NCAM（neural cell adhesion molecule）

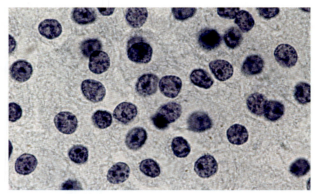
図4.2.36　定型カルチノイド　×1,000　Pap染色

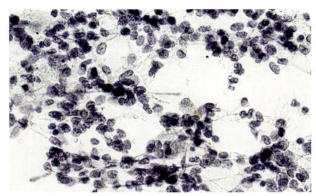
図4.2.37　小細胞癌　×400　Pap染色

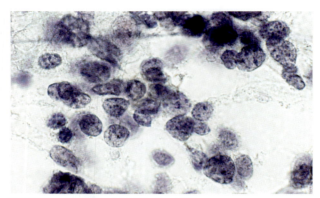
図4.2.38　小細胞癌　×1,000　Pap染色

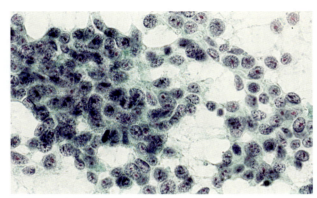
図4.2.39　大細胞神経内分泌癌　×400　Pap染色

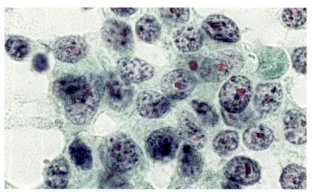
図4.2.40　大細胞神経内分泌癌　×1,000　Pap染色

化型扁平上皮癌とする．内分泌マーカーが陽性の症例は大細胞神経内分泌癌に分類されることが多い．

(5) 肉腫様癌

　肉腫様癌には多形癌，紡錘細胞癌，巨細胞癌，癌肉腫，肺芽腫が含まれる．

　多形癌は紡錘細胞あるいは巨細胞を含む非小細胞癌（扁平上皮癌，腺癌，未分化非小細胞癌），あるいは紡錘細胞と巨細胞のみからなる腫瘍である．細胞診で紡錘形異型細胞集塊（図4.2.41）や多核巨細胞が出現していれば多形癌を鑑別診断の1つにあげることができる（図4.2.42）．

(6) 唾液腺型腫瘍

　代表的な腫瘍は粘表皮癌と腺様嚢胞癌であり，気管・気管支腺由来発生と考えられている稀な腫瘍である．いずれも粘膜下腫瘍であり，喀痰中に剥離することは少ない．粘表皮癌は扁平上皮様細胞，粘液産生細胞および両者の中間型の細胞から構成された悪性腫瘍と定義されている．細胞像も扁平上皮様細胞と細胞質に粘液を有する細胞，その中間型の細胞が出現する．扁平上皮様細胞の集塊は非角化型扁平上皮癌の細胞に似るがN/C比が低く，核異型に乏しい（図4.2.43）．腺様嚢胞癌の細胞像は大小不同に乏しい小型細胞が，粘液物質の周囲を取り囲む特徴的な配列を示す（図4.2.44）．

　小細胞癌と大細胞神経内分泌癌の鑑別は難しいとされるが，小細胞癌は細胞結合が緩く，細胞が小型で細胞質は乏しく，核小体は目立たないことなどが鑑別点である．

(4) 大細胞癌

　大細胞癌は腺癌，扁平上皮癌，小細胞癌への分化のない未分化な悪性腫瘍と定義されている．組織像は大型細胞で結合性のある胞巣を形成し，シート状増殖が見られる．腺腔形成，細胞間橋，角化は見られず，粘液染色は陰性である．特異的な細胞像はないが，大型細胞が緩い結合性を示す平面的な集塊として出現する．このような所見を示す症例には免疫組織化学を施行し，腺癌マーカーが陽性であれば充実型腺癌に，扁平上皮癌マーカーが陽性であれば非角

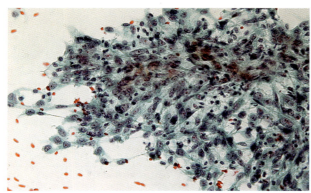

図4.2.41　多形癌　×200　Pap染色
紡錘形異型細胞集塊。

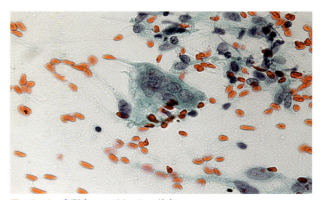

図4.2.42　多形癌　×400　Pap染色

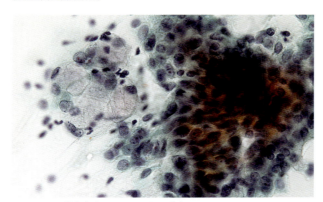

図4.2.43　粘表皮癌　×400　Pap染色

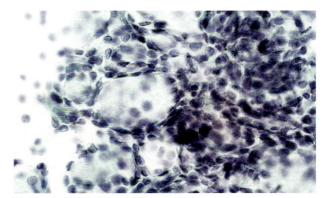

図4.2.44　腺様嚢胞癌　×400　Pap染色

(7) 転移性肺腫瘍

　肺は他臓器からの転移が最も多い臓器であり，転移様式は血行性の頻度が高い。肺癌の肺内転移を除き，肺に転移をきたす腫瘍で多いものは，乳癌，大腸癌，胃癌，腎癌，膵癌，子宮癌，甲状腺癌などがあげられる。壊死性背景が多く，原発部位の特徴的な細胞像を示す腫瘍（大腸癌，腎癌など）であれば鑑別可能である（図4.2.45）。しかし，肺原発腫瘍か転移性腫瘍かを鑑別することは治療方針の決定に重要であるため，積極的に免疫組織化学を併用する。

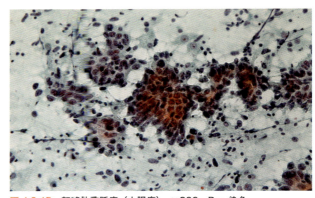

図4.2.45　転移性肺腫瘍（大腸癌）　×200　Pap染色
背景は汚い。高円柱状細胞が柵状配列，不規則重積を示し，大腸癌の細胞像と推定できる。

● 4. 縦隔腫瘍

(1) 胸腺腫

　胸腺腫は縦隔腫瘍の中で最も頻度が高い。腫瘍性上皮細胞とリンパ球（未熟Tリンパ球）が種々混在しており，リンパ球優勢型，上皮性優勢型，混合型に分けられるが，その割合により，さらに細分類される。
　上皮性細胞は類円形ないし楕円形で，リンパ球より大型であるが，核クロマチンの増量は認めない（図4.2.46）。

(2) 胸腺癌

　胸腺癌には多くの組織型があるが，扁平上皮癌の頻度が高く，細胞像は他臓器と同様である。

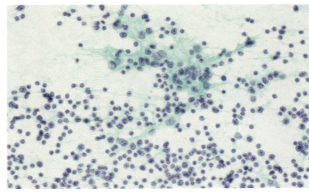

図4.2.46　胸腺腫　×200　Pap染色

4.2.4 報告様式

2022年にWHO reporting system for lung cytopathology（WHO呼吸器細胞診報告様式）が出版され[5]，呼吸器領域の細胞診における国際的判定基準が提示された（表4.2.5）。今後，肺癌取扱い規約においてもおおむねこれに従った改訂が行われる予定である。

[竹中明美・三宅真司・澁木康雄]

表 4.2.5　WHO呼吸器細胞診報告様式

診断カテゴリー
1. 不十分/不適正/診断不能（insufficient/inadequate/non-diagnostic）
2. 良性（benign）
3. 異型（atypical）
4. 悪性疑い（suspicious for malignancy）
5. 悪性（malignant）

(IAC-IARC-WHO Joint editorial board：WHO reporting system for lung cytopathology, 1st edition, 8, International Agency for Research on Cancer, 2022．より)

参考文献

1) 山中　晃，横山　武：肺病理アトラス　呼吸器疾患の立体的理解のために，43-44，文光堂，1985．
2) 日本臨床細胞学会（編）：細胞診ガイドライン4　呼吸器・胸腺・体腔液・リンパ節　2015年版，28-115，金原出版，2015．
3) 日本肺癌学会（編）：臨床・病理　肺癌取扱い規約　第8版，82-116，130-148，金原出版，2017．
4) WHO classification of Tumours editorial board：WHO Classification of Tumours, 5th edition Thoracic Tumours, International Agency for Research on Cancer, 2021.
5) IAC-IARC-WHO Joint editorial board：WHO reporting system for lung cytopathology, 1st edition, International Agency for Research on Cancer, 2022.

4.3 体腔液

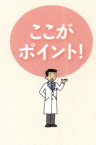

ここがポイント！

- 体腔液中に主として出現する中皮細胞や組織球は，腫瘍細胞との鑑別に苦慮する場合も少なくない。
- 体腔液細胞診で正しい判定をするためには，検体の性状を見極めて良好な標本作製を行うことが重要となる。
- 体腔液中のみに腫瘍細胞が出現する原発不明癌においても，体腔液細胞診によって原発巣や組織型を推定し，治療標的分子の発現変化や責任遺伝子の質的・量的変異を同定し，治療薬の効果予測にもとづいて治療選択肢を個別化することが可能となり，生命予後の改善が期待できるようになった。

4.3.1 解剖と組織・細胞

1. 体腔液

体壁側をおおっている漿膜（心膜，胸膜，腹膜）と，臓器表面をおおっている漿膜の間の空間（心膜腔，胸腔，腹腔）に貯留する液体を体腔液という。

体腔液は生理的な状態で片側の心膜腔には約20〜50mLの心囊液，胸腔に約10〜15mLの胸水，腹腔には約20〜100mLの腹水が認められる。

2. 漿膜組織の発生

心膜腔，胸腔，および腹腔は，発生第3週の中ごろに，造心臓中胚葉および側板中胚葉の内部に生じた多くの組織間隙が融合することによって形成される，胚内体腔に由来する。いずれの体腔も内側は中胚葉由来の単層の扁平な細胞でおおわれ，初めは立方形の細胞のみからなるが，発生が進むにつれ単層扁平上皮となり，中皮細胞となる。そして，いずれの体腔も胎生8週目くらいまでに完成する。また，男児では胎生3カ月の初めに腹膜が前腹壁に陥入し，さらに鼠径管を通じて陰囊隆起に入る。精巣は胎生7カ月までは腹腔内にとどまるが，出生時までには鼠径管を経て陰囊内に到達することから，精巣をおおう鞘状突起の腹膜性被覆は精巣鞘膜とよばれ，漿膜組織と同様の構造を示す。

3. 体腔の解剖 (図 4.3.1)

心膜腔，胸腔，および腹腔を体腔とよぶ。これらは体壁と各種臓器との間に形成された間隙であり，両者の自由表面では漿膜が心膜，胸膜，腹膜，男性の精巣鞘膜として存在している。漿膜には，肺，心臓，腸管，膵臓，脾臓，肝臓などの臓器を直接おおっている臓側漿膜と，それと対向する体壁の内面をおおう壁側漿膜がある。この両者がひと続きになった漿膜組織が，心膜腔，胸腔，腹腔，男性の精巣鞘膜腔の表面をおおっている。

通常，壁側漿膜は厚く（90〜130μm），臓側漿膜は薄い（45〜76μm）。漿膜は単層扁平上皮である漿膜上皮，すなわち中皮細胞と，その下にある膠原線維および弾性線維を含む疎性結合織（血管，リンパ管，固定組織球，線維芽細胞様細胞など）からなる。

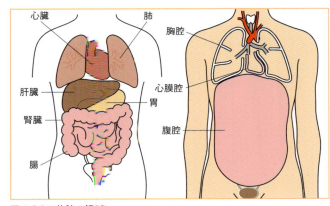

図 4.3.1 体腔の解剖

用語 漿膜 (serous membrane), 心囊液 (pericardial fluid), 胸水 (pleural fluid), 腹水 (ascites), 中皮細胞 (mesothelial cell ; MC)

4. 漿膜組織

心膜腔，胸腔，および腹腔の表面は漿膜におおわれている。これらの腔は通常は体内に閉ざされている空間であるが，女性では腹腔は生殖管を通じて外界とつながっている。漿膜の表面をおおう中皮の機能は機械的な保護膜にとどまらず，液体や粒状物質を吸収し，傷害や感染，およびさまざまな疾患に対して反応する。中皮細胞はおもにヒアルロン酸を分泌し，臓側漿膜と壁側漿膜の間に介在することで器官や組織が摩擦を生じることなく滑らかに運動できるようにしている。

5. 体腔液貯留

体腔液は臓側漿膜と壁側漿膜の間の潤滑液として存在し，各臓器の運動を円滑にしている。また，体腔液は炎症性および腫瘍性疾患を含む種々の疾病に伴って増加し，その性状により漏出液と滲出液に分けられる（表4.3.1）。漏出液は悪液質，低蛋白血症，肝硬変，心不全などの非炎症性・非腫瘍性の病変に伴って貯留するものと考えられ，滲出液を伴う病変は炎症，梗塞，気胸などの非腫瘍性と腫瘍性とに大別される。しかし，滲出性のみならず漏出性の体腔液においても，腫瘍細胞が存在する可能性を意識して検体処理に臨むことが肝要である。

体腔液の肉眼的性状は血性，漿液性，膿性，乳び性，粘稠性，凝固性と多種多様であり（図4.3.2），原因疾患の推測に役立つことがある。粘稠性であれば腹膜偽粘液腫や粘液癌，および中皮腫の存在を念頭に置いて検体処理を進めるべきである。また，悪性腫瘍の場合は血性であることが多いといわれ，リンパ腫や白血病，およびリンパ脈管筋腫症では乳び性のものを伴うこともある。

6. 貯留液に見られる細胞

(1) 中皮細胞（MC）

全漿膜面を被覆する中胚葉由来の単層の扁平な細胞である。静止状態の中皮細胞は単層扁平上皮様細胞でシート状におおわれているため，体腔液中に剥がれ落ちることは稀であり，穿刺吸引した体腔液検体ではほとんど認められない。一方，術中洗浄細胞診では，物理的に剥離された静止状態の中皮細胞がシート状集塊として観察される（図4.3.3）。中皮細胞の核は円形〜卵円形で，大きさや形が比較的整っており，核中心性であるのが特徴である。核クロマチンは微細顆粒状で，小さな核小体が見られ，細胞質はライト緑好染でやや広く，核周囲は密で細胞質辺縁は繊細なレース状で柔らかな感じとなっている。また，細胞表面に沿って，alcian blueやcolloidal ironで染色される微絨毛が認められる。Giemsa染色では，好塩基性の細胞質が強調されるのも特徴である。また，術中洗浄液検体では，卵円形〜紡錘形で中皮細胞よりも核クロマチンに富んだ裸核状の細胞が散在性に混在して見られることがあり，中皮細胞より下層にある間葉系細胞と考えられている。

(2) 反応性中皮細胞（RMC）

体腔に何らかの異常事態が発生すると，単層かつ扁平であった中皮細胞はその刺激によって立方状や円柱状に変化し（図4.3.4），数層までの重層化が見られ，さらに乳頭状に増殖を示すこともある。このような中皮細胞は反応性中皮細胞とよばれ，静止状態の細胞所見に近いものから悪性細胞との鑑別が難しいものまで，さまざまな形態がある。

表 4.3.1 滲出液と漏出液

	滲出液	漏出液
外観	混濁・血性・膿性	透明〜淡黄色
比重	>1.018	<1.015
蛋白量	>4g/dL	<2.5g/dL
フィブリン	多量析出	微量析出
リバルタ反応	陽性	陰性
細胞	中皮細胞，好中球，リンパ球，組織球	組織球，中皮細胞
原因疾患	悪性腫瘍，結核，肝塞栓，膠原病，慢性膵炎	心不全，肝硬変，ネフローゼ，低蛋白血症

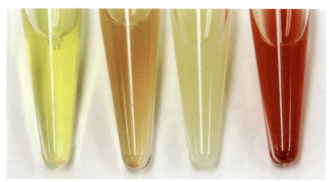

図 4.3.2 体腔液の肉眼的性状
左から順に漿液性，膿性，乳び性，血性。

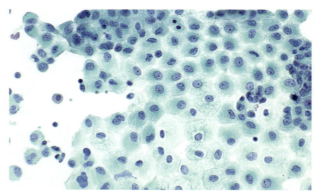

図 4.3.3 腹腔洗浄液　静止期中皮細胞　×1,000　Pap染色

用語 反応性中皮細胞（reactive mesothelial cell；RMC）

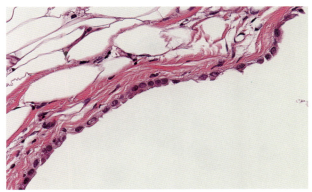
図4.3.4　壁側胸膜　反応性中皮細胞　×400　HE染色

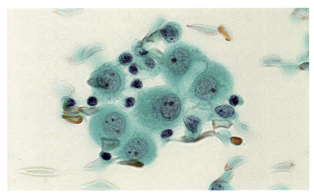
図4.3.5　腹水　反応性中皮細胞　×1,000　Pap染色

数個の細胞が結合して出現する像が特徴で，結合部位は細胞膜が直線状あるいは空胞状（窓様）に見え，ウィンドウ形成とよばれる（図4.3.5）。また，結合部が鋳型状になるのも特徴である。細胞質は厚く，核周囲の細胞質と辺縁部の細胞質の染色性が異なり，Pap染色では前者がライト緑に濃染する傾向を示し，後者は全周性に境界不明瞭である。

反応性中皮細胞は，隣接細胞との間隙が開き，表面被覆としてalcian blue染色陽性，colloidal iron染色陽性の物質が増加する。また，Giemsa染色では，細胞質の一部が外に飛び出したように淡く染色される突起状の構造物や，小さなブレブ（小気泡）が形成されることもある。細胞膜近くの細胞質に小さな空胞が見られることもあり，この部分にはPAS反応で顆粒状に染まるグリコーゲンが存在している。中皮細胞が変性すると大きな空胞が細胞質に形成され，印環細胞様になる。反応性中皮細胞は，ときに多核やマリモ状を呈する。また，乳頭状に増殖した中皮細胞がボール状の集塊として出現し，ときには膠原線維状球状物（後述）や砂粒体を含む集塊として認められることもある。

(3) 組織球

組織球（マクロファージ）は正常な体腔液中にも存在するが，良性疾患および悪性腫瘍で増加し，中皮細胞と区別しにくい像を呈するときもある。核は楕円形，円形，腎臓形，馬蹄形で偏在性に位置している。核クロマチンは細顆粒状で，1〜2個の小さな核小体がある。細胞質はライト緑淡染性のレース状で，大小の空胞が見られ，中皮細胞より明るく，染色性の濃淡がない。また，細胞辺縁は中皮細胞に比して凸凹が多く，不鮮明である。また，活動性の組織球は大型化し，核小体が大きく目立つこともあり，悪性細胞との鑑別が困難な場合も少なくない。

組織球は貪食能を有するため，赤血球，白血球破砕片，炭粉，脂肪，ヘモジデリン，胆汁色素，細菌，異物，粘液など，さまざまな物質の貪食像が細胞質内に見られることもある。

Giemsa染色では細胞質が淡青色を呈し，空胞やアズール顆粒を認める。また，PAS反応ではときに微細顆粒状の陽性所見を示すが，alcian blue染色やcolloidal iron染色では特異な陽性所見を示さない。酵素細胞化学反応では，酸性ホスファターゼ染色や非特異的エステラーゼ染色で強陽性所見を示し，アルカリホスファターゼ染色では陰性となる。

(4) 好中球

少数ながらほとんどの体腔液中に認められる。多数出現した場合には，急性炎症（膿胸，肺炎，横隔膜下膿瘍，肝膿瘍，悪性腫瘍，術後，初期の結核，腸管破裂）が示唆される。また，化膿性病変では，好中球の核破砕物なども見られる。

大部分の好中球がPAS反応陽性を示すことから，体腔液標本におけるPAS反応のコントロールとして指標となる。

(5) 好酸球

胞体内には顆粒状の構造物が認められ，Pap染色ではエオジンY好性やライト緑好性を示す。好酸球が多数出現する疾患として，胸水であれば気胸や気管支喘息などがある。また，胸部外傷，血胸，肺炎，肺梗塞，寄生虫症，真菌症，自己免疫疾患，リウマチ疾患，結核，細菌感染症，潰瘍性大腸炎，ホジキン病，レフラー症候群，悪性腫瘍，卵管通気術後，術後ドレーン，腹膜透析，好酸球性胃大腸炎，アレルギー性疾患などにおける貯留体腔液中にも見られる。

(6) リンパ球

多数出現する場合には，リンパ腫との鑑別が必要とな

用語　表面被覆（surface coat），アルシアン青（alcian blue）染色，コロイド鉄（colloidal iron）染色，組織球（histiocyte），マクロファージ（macrophage），エステラーゼ（esterase；EST）染色，アルカリホスファターゼ（alkaline phosphatase）染色，好中球（neutrophil），好酸球（eosinophil）

る。さまざまな成熟段階のリンパ球が出現している場合や，好中球，好酸球，および形質細胞などが混在している場合には，良性が示唆される。また，結核では多数の小型から中型リンパ球が見られるが，中皮細胞はほとんど出現しないことが特徴である。リンパ球が出現するその他の疾患としては，ウイルス感染症，伝染性単核球症，肺梗塞，心不全，腎不全，肝硬変，膠原病〔リウマチ，全身性エリテマトーデス（SLE）〕，サルコイドーシス，乳び胸，悪性腫瘍などがある。

(7) 形質細胞

慢性関節リウマチなどの膠原病や悪性腫瘍の転移の際にしばしば見られ，リンパ球が豊富な体腔液では少なからず出現する。塗抹標本上に形質細胞が有意に見られる腫瘍性病変としては，多発性骨髄腫の浸潤が考えられる。

(8) 円柱上皮細胞

婦人科領域の手術の際に採取される腹水や腹腔洗浄液では，卵管采の上皮細胞が中皮細胞の乳頭状集塊や腺癌細胞と誤認されることがある（図4.3.6）。また，胸水穿刺時に誤って肺を穿刺した場合には，肺由来の腺上皮や塵埃細胞が見られる。

(9) 骨髄巨核球

開胸術に伴い，肋骨の切断面から骨髄細胞が胸水や胸腔洗浄液に混入する場合がある。とくに骨髄巨核球（図4.3.7）は，悪性細胞と誤認されることも少なくない。

(10) 膠原線維状球状物

ライト緑好性の無構造物で表面に菲薄で扁平な細胞を認める集塊は，膠原線維状球状物とよばれ，術中体腔洗浄細胞診検体中に多く出現する。膠原線維状球状物を有する細胞集塊はⅠ～Ⅲ型に分類され，図4.3.8はⅠ型に分類される所見である。疾患特異性はなく，手術操作などにより体腔壁から剥離した中皮細胞およびその直下の結合織と推測される。

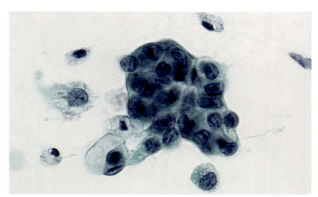
図4.3.6　腹腔洗浄液　卵管上皮細胞集塊　×1,000　Pap染色

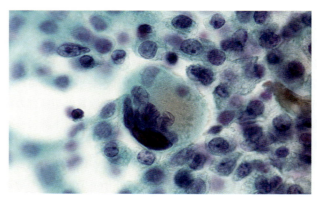
図4.3.7　胸腔洗浄液　骨髄巨核球　×1,000　Pap染色
開胸時の胸腔洗浄液中に見られたもの。

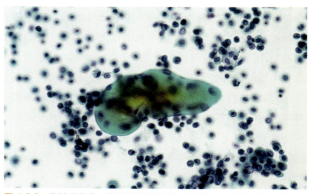
図4.3.8　胸腔洗浄液　膠原線維状球状物（Ⅰ型）　×600　Pap染色
手術操作により漿膜表面の中皮細胞がその直下の線維性結合織とともに剥離したもの。臨床的意義はないと考えられている。

4.3.2　標本作製法

● 1. 検体採取法

経皮的穿刺吸引法による採取が主であり，その他留置ドレーンからの採取や手術中の体腔洗浄液検体などがある。細胞診に必要な体腔液量は含まれる細胞量に左右されるため，可能な限り多くの量を採取して標本を作製すべきである。

用語　リンパ球（lymphocyte），形質細胞（plasma cell），全身性エリテマトーデス（systemic lupus erythematosus；SLE），円柱上皮細胞（columnar cell），骨髄巨核球（bone marrow megakaryocyte），膠原線維状球状物（collagenous stroma），経皮的穿刺吸引（percutaneous needle aspiration）法

2. 検体の性状

体腔液は，比重や蛋白量の差異によって滲出液と漏出液に分けられる。滲出液は炎症の滲出転機により液状成分が貯留したものであり，外観は黄色～黄褐色で混濁傾向を示す。漏出液は循環障害を原因としたうっ血や浮腫による液状成分の貯留であり，外観は透明～淡黄色である。一般的に，悪性腫瘍が潜在する場合は滲出液であることが多く，漏出液の出現は少ないとされるが，必ずしもそうではない。

体腔液塗抹標本作製においては検体の肉眼的観察が重要であり，検体採取量，色調，清濁，凝固（フィブリン析出）の有無や血性，漿液性，粘稠性，膿性，乳び性といった性状の確認が必須となる。検体の性状を把握した適切な標本作製は，腫瘍細胞の検出率を向上させ的確な診断をするためのポイントとなる。

3. 検体の保存方法

検体採取後には，速やかな検体処理と塗抹標本作製を常に心がけなければならない。やむを得ず長時間保存されていた検体を処理しなければならない場合には，体腔液中の蛋白成分を意識することが重要である。体腔液は通常，高濃度の蛋白を含んでいることから室温保存下での細胞変性は軽度と考えられており，冷蔵保存ではさらに軽度となる。しかし，検体保存が長時間に及ぶとフィブリンの析出が起こり，漏出液や術中洗浄液といった蛋白成分の少ない検体では細胞変性も起こりやすくなるため，可能な限り速やかな処理が望まれる。

フィブリン析出を防ぐために使用される，血液を対象とした抗凝固剤（EDTA，ヘパリン，クエン酸ナトリウム）の作用は体腔液においては弱く，採取後の時間の経過とともにしばしばフィブリンが析出する。また，抗凝固剤は細胞毒性が強く，細胞融解や変性をきたすため，後の包括的がんゲノムプロファイリング（CGP）検査への応用などを考えると，原則として抗凝固剤の使用は避け，速やかな塗抹標本作製を心がけることが重要である。

4. 集細胞法

(1) 遠心法

体腔液中に浮遊する細胞の回収には，遠心機を用いた遠心操作（遠心機は懸垂型を用いる。遠心条件は遠心力1,511 g で3～5分で遠心）を行うのが一般的である。体腔液の量が多い場合には複数の遠心管（スピッツなど）などを用い，体腔液全量を遠心操作して診断に有用な細胞の回収に努める。

血液混入が著しい体腔液では，診断の対象とする細胞（有核細胞）の回収率が極めて低くなるため，偽陰性となる危険性が高くなる。有核細胞を効率よく収集するためには，体腔液全量の遠心操作後に沈渣の状態を確認し，必要に応じて適切な処理を行うことが重要となる。

遠心操作後に明瞭なバフィーコートが認められれば，その部位の細胞を採取して塗抹を行う。バフィーコートが厚い場合には，積極的にセルブロック作製を行うことを推奨する。バフィーコートが不明瞭であれば，血球層以外の上清部分を採取し，再度遠心操作を行う「二重遠心法」が有用である。また，溶血操作を用いることも有用であり，効率よく細胞を収集できる。溶血剤としては，0.9%塩化アンモニウム溶液や1.2%シュウ酸アンモニウム溶液などが利用される。溶血後の遠心操作では，有核細胞がスピッツ型遠心管などの底部に集められることに注意しなければならない。

(2) フィルター法

吸引・濾過により5 μm ないし10 μm 孔のメンブレンフィルター上に細胞を収集する。細胞回収率が高く，溶血操作が不要であることから，迅速な処理を要する術中体腔洗浄液検体などに有用である。

5. 塗抹標本作製法

優れた細胞診塗抹標本作製がどの施設でも誰にでも可能であるということは，医療の品質管理上目指すべき標準化の大切な条件であり，体腔液塗抹標本作製は，細胞検査士資格認定試験の中でも実技試験として行われていた。塗抹標本作製においては，採取した細胞を均等に薄く塗抹し，細胞剥離の少ない標本とすることが最も重要である。

(1) 引きガラス法

引きガラス法（ウェッジ法）は，スライドガラスの一端に適量の沈渣を落として引きガラスで塗抹する手法であり，最も一般的に行われている（図4.3.9）。湿固定（後述）標本作製の際には，引き終わりの細胞の乾燥を避けるため，引き終わりに少量の沈渣物が残るように塗抹するのがポイントである。Giemsa染色などに必要な乾燥固定（後述）標本では，引き終わりができないような塗抹操作が有用である。沈渣の性状と量により，スライドガラスと引き

用語 エチレンジアミン四酢酸（ethylenediaminetetraacetic acid；EDTA），包括的がんゲノムプロファイリング（comprehensive genome profile；CGP），ウェッジ法（Wedge method）

■4章　各論

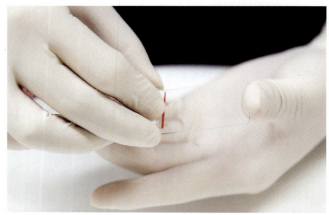

図 4.3.9　引きガラス法（ウェッジ法）による塗抹

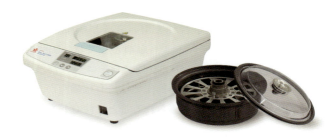

図 4.3.10　自動遠心塗抹装置
〔サクラファインテックジャパン株式会社より提供〕

ガラスの角度や引くスピードを調整することが必要で，細胞量が多い検体や粘稠性の高い検体では角度を小さくしてゆっくりと引く。また，粘稠性のない検体では角度を大きくして速く引く。塗抹は「薄過ぎず厚過ぎず」がよい。

(2) すり合わせ法

スライドガラスに検体を載せ，別のスライドガラスを軽く重ね，左右または上下に引き伸ばして塗抹する。粘稠性の高い検体に有用で，手技の巧拙の個人差が比較的小さい手法である。

(3) 自動遠心塗抹法

検体の性状観察能力を養うことで，誰もが均一な塗抹標本を作製できる方法の1つであり，自動遠心塗抹装置（オートスメア法，サイトスピン法など）を利用する（図4.3.10）。機器を用いるため，塗抹標本作製における精度管理のうえで有用な手法といえる。

● 6. 固定法

固定の目的は細胞質や核の微細構造を保ち，変性を防ぎ，良好な染色結果を得ることにある。よって，正しい判定ができるような細胞所見を得るためには迅速かつ適切な固定が重要となる。固定法には湿固定，乾燥固定，コーティング固定（噴霧式固定剤を用いる）があり，目的に応じて適切な手法を用いる。

(1) 湿固定

Pap染色に必須である湿固定には，通常95％エタノールを利用した凝固型固定が用いられる。細胞塗抹後には乾燥を防ぐため速やかに固定液に入れることが必須であり，一気に入れることが塗抹ムラのない良好な標本作製のポイントとなる。固定時間は15分以上あれば十分で，固定完了後1週間程度であれば染色性は保たれるが，それ以上経過すると免疫細胞化学の感度低下が見られることもある。

(2) 乾燥固定

Giemsa染色に必須である乾燥固定は，塗抹後瞬時に冷風で乾燥させることが良好な標本作製のポイントとなる。また，乾燥固定では風乾によって湿固定よりも細胞が大きくなることから，細胞質や核，および背景などの所見の差異を理解しておかなければならない。

(3) コーティング固定

主成分がイソプロピルアルコールとポリエチレングリコールからなるコーティング固定液（噴霧式または滴下式）を用いる方法で，迅速標本作製時や，固定液に入れた状態での湿固定標本の保管や移動が困難な場合に有用な手法である。塗抹面に直接スプレーするため，ムラが生じやすい。

● 7. 染色法

(1) Giemsa染色

乾燥固定標本を用いるGiemsa染色は，細胞の剥離が多くなる体腔液細胞診にとって有用な染色法である。とくに体腔洗浄液細胞診検体は，生理食塩水による洗浄であることから蛋白含有量が少なく，湿固定標本では細胞剥離が顕著になるため，細胞保持の点からGiemsa染色が優れている。通常，細胞質内顆粒の染色性に優れたMay-Grünwald染色やWright染色と，核の染色性に優れたGiemsa染色との重染色が用いられる。

固定時操作の風乾により細胞が大きくなっていることから，核や細胞質内顆粒の観察に適しており，とくに造血器系腫瘍の診断には威力を発揮し，好酸球，好中球，リンパ球，形質細胞などの血球細胞の同定が容易となる。重積性のある細胞集塊の観察には不向きであるが，メタクロマジー（異染性）効果を利用した基底膜物質や間質性粘液の証明が可能であり，出現する腫瘍細胞の組織型の推定に有

用語　メイ・グリュンワルド（May-Grünwald）染色，ライト（Wright）染色

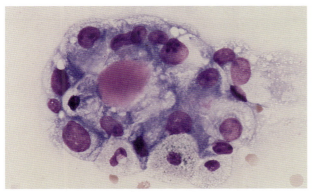

図 4.3.11　腹水　卵巣明細胞癌細胞　×400　Giemsa 染色
細胞外基質成分と異染性を示す像。卵巣明細胞癌で認められる所見でラズベリー小体という。

用な所見となる（図 4.3.11）。

(2) PAS 反応

粘液やグリコーゲンの証明を目的として利用される染色法である。両者を区別するにはさらにジアスターゼ消化試験を行い，陽性であればグリコーゲン，陰性であれば粘液となる。グリコーゲンは顆粒状の陽性像を呈し，卵巣明細胞癌，腎細胞癌，中皮腫，胚細胞腫瘍，扁平上皮癌などの悪性細胞に認められる。上皮性粘液物質は滴状，球状，びまん性の陽性所見が見られる。

(3) alcian blue 染色

ヒアルロン酸，コンドロイチン硫酸，ヘパリンなどの酸性粘液多糖類を染める染色法である。体腔液ではpH2.5の染色液が用いられ，腺癌細胞の証明に有用となる。また，中皮細胞も表面にヒアルロン酸を有することから陽性となるため，中皮細胞由来の腫瘍細胞か否かの判定にも有用となる。

(4) 免疫細胞化学

病理組織診断に不可欠な手法となっている酵素標識抗体法（免疫組織化学）は，1980年ごろより細胞診領域にも応用されるようになり，近年では組織診と同様に腫瘍の診断，組織型推定，原発巣の推定，悪性度評価，病原体検索などの目的で用いられる重要な手法となっている。とくに多数の標本作製が可能な体腔液細胞診では，Pap 染色，Giemsa 染色，粘液染色などの特殊染色を用いた形態学的所見のみではなく，免疫細胞化学による形質学的所見も用いることにより組織型や原発巣の推定がある程度可能となった（表 4.3.2，図 4.3.12）。

細胞診検体を用いた免疫細胞化学は，ホルマリン固定パラフィン包埋の組織切片を用いる免疫細胞化学とは異な

表 4.3.2　ICC に用いられる臓器特異性の高い一次抗体

臓器	抗体
甲状腺癌	サイログロブリン，TTF-1，CK7＋/CK20－，PAX8
肺癌	腺癌：TTF-1，サーファクタントアポ蛋白，ナプシンA，CK7＋/CK20－ 扁平上皮癌：p63，p40
中皮腫	カルレチニン，メソセリン，CK5/6，トロンボモデュリン，D2-40（ポドプラニン），WT1，CD146，GLUT-1，IMP3，CK7＋/CK20－，BAP1，sHEG1，MTAP
乳癌	GCDFP-15，mammaglobin，カゼイン，GATA3，CK7＋/CK20－
肝細胞癌	HEP-PAR1，グリピカン3，CK7－/CK20－
膵臓癌	マスピン，CK7＋/CK20＋
大腸癌	CDX-2，CK7－/CK20＋
泌尿器	腎癌：RCC，PAX2，CA9，CD10，CK7－/CK20－，PAX8 尿管・膀胱癌：ウロプラキン，GATA3，CK7＋/CK20＋ 前立腺癌：前立腺特異抗原（PSA），CK7－/CK20－
卵巣癌	CA125，MOC31 卵巣粘液性腺癌：CK7＋/CK20＋ 卵巣明細胞腺癌：HNF1β 卵巣漿液性腺癌：CK7＋/CK20－
胚細胞性腫瘍	ヒト絨毛性ゴナドトロピン（hCG）/α-フェトプロテイン（AFP），胎盤性アルカリホスファターゼ（PALP），c-kit，Okt-4，SALL4
神経内分泌腫瘍	クロモグラニンA，シナプトフィジン
悪性黒色腫	S-100蛋白，HMB45，メランA（MART1），SOX10
リンパ腫	LCA，CD20（L26），CD79a，CD3，PAX5

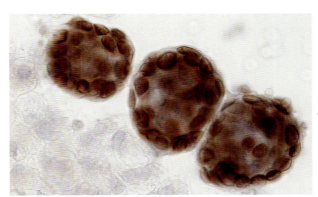

図 4.3.12　胸水　乳癌細胞　×600　GATA3　免疫細胞化学
GATA3 は主に乳腺・泌尿器に発現し，腫瘍では乳癌や尿路上皮癌で発現が高く，核に陽性を示す。

り，立体構造を保持したまま固定されている湿固定標本を用いる。よって，抗原局在部位に試薬が浸透しにくい場合があり，必ずしも安定した結果が望めるわけではないことを認識しておく必要がある。また，組織検体のホルマリン長期固定は抗原性失活の原因となることが知られているが，細胞診検体も長期間の湿固定保存により同様に抗原性が減弱するため，細胞診検体においても抗原性保持については慎重に考慮しなくてはならない。

● 8. 胸腔・腹腔洗浄液細胞診

悪性の胸・腹水の貯留や胸・腹膜播種の形成までには至

用語　サーファクタントアポ蛋白（surfactant apoprotein），前立腺特異抗原（prostate specific antigen；PSA），胎盤性アルカリホスファターゼ（placental alkaline phosphatase；PALP），腹膜播種（peritoneal dissemination）

らない胸・腹腔内の腫瘍細胞の存在を証明する方法である。

術中腹腔洗浄液検体による胃癌の腹腔細胞診陽性は，腹膜播種（P1）に匹敵する胃癌の進行度（stage）分類であり，予後規定因子として重要な所見となっている。「胃癌取扱い規約 第15版」では，「開腹直後に腹水がある場合は腹水を，ない場合には生理食塩水100～200mLを静かに腹腔に注入し，ダグラス窩より洗浄液を採取し検査を行う」としている。また，婦人科悪性腫瘍（卵巣癌）摘出時の腹腔内洗浄液細胞診や，肺腫瘍摘出時の胸腔内洗浄液細胞診に関しても規約中に盛り込まれ，患者予後への影響に関する報告がなされている。

術中体腔液細胞診は，開胸・開腹直後に体腔液貯留や肉眼的播種が見られていない場合には生理食塩水を注入し，採取後に術中細胞診を行う。そのため，検体の処理時間や検体の性状によっては，そのまま塗抹標本を作製すると，Pap染色では核形が不整に見えたり核クロマチンが粗く見えたりし，Giemsa染色では核の膨化や顆粒状変性などの細胞変性が起こりやすくなる。また，蛋白成分の少ない検体ではきれいな引きガラス法標本の作製は難しい。細胞変性を防ぐためには，沈渣に仔ウシ血清入り培養液かアルブミンを1滴加えるなどの工夫が必要となる。

9. セルブロック作製法

セルブロックの作製法は多岐にわたるが，大別すると遠心分離細胞収集法および細胞凝固・固化法が利用されている（表4.3.3，図4.3.13）。体腔液検体を用いたセルブロック作製は，腫瘍細胞をパラフィン切片にすることにより，同一腫瘍細胞で特殊染色や免疫細胞化学，および遺伝子検索が可能となり，ひいては形態と形質を対応させて評価するという組織検体同様の検索が可能となる手法であり，細胞診の補助診断に応用されている。

画像診断の進歩により腫瘍原発巣発見率は上昇しているが，画像上では原発巣を確認できず，生検などによる病変部の採取も困難な症例などでは，体腔液中のみに腫瘍細胞

表4.3.3　セルブロックの作製法

遠心分離細胞収集法	細胞凝固・固化法
ホルマリン重層法	寒天法
遠心管法	セルロース法
クロロホルム重層法	アルギン酸ナトリウム法
ナイロンメッシュ法	グルコマンナン法
コロジオンバッグ法	
クライオバイアル法	

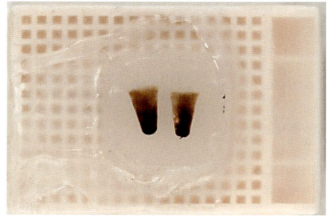

図4.3.13　胸水を用いたセルブロック
ホルマリン重層法により作製したもの。

が出現する原発不明癌も少なくない。癌性の胸膜症や腹膜症は積極的治療の対象とはならないことが多かったが，近年では，体腔液細胞診によって原発巣や組織型を推定し，さらに治療標的分子の発現変化や責任遺伝子の質的・量的変異を同定し，治療薬の効果予測にもとづいて治療選択肢を個別化することが可能となり，生命予後の改善が期待できるようになった。

しかし現実には，体腔液中の細胞形態のみから原発臓器を推定することは必ずしも容易ではなく，診断に苦慮することが少なからず経験されてきた。そこで，こうした従来の詳細な細胞形態観察情報と，安定した染色結果が期待できるセルブロックを用いた免疫細胞化学の免疫形質解析とを適切に組み合わせることにより，原発巣や組織型の推定，悪性度評価など，利用価値の高い情報を臨床へ提供することが可能になってきている。

4.3.3　おもな病変と細胞像

1. 体腔液貯留の要因

臨床的に認められる心囊液や胸水は，心膜腔や胸腔において生理的な体液の貯留と吸収のバランスが崩れることにより生じる。血清アルブミン値が低下して膠質浸透圧が低下すると血清成分の胸腔への漏出量が増加し，また，心不全などで循環動態に変化が起こると体液が胸水として貯留する。このような胸水を漏出性胸水とよぶ。これに対して，胸膜炎や肺炎の胸膜波及，および悪性腫瘍などによる胸水は滲出性胸水とよばれ，貯留する機序が異なる。しか

用語　ダグラス窩（Douglas' pouch）

し実際の臨床では，いくつかの要素が重なって胸水が貯留していることが多く，単純には分けられない。

腹水をきたす要因としては，門脈圧亢進およびリンパ液の漏出，血漿膠質浸透圧の低下，内分泌性因子，炎症，腫瘍などによるリンパ管の障害があげられる。各種の疾患にこれらの要因のいくつかが重なって腹水が貯留する。

2. 非腫瘍性病変

(1) 自然気胸

何らかの原因で臓側胸膜に穴が開き，肺内の空気が臓側胸膜と壁側胸膜の間の胸腔に漏れてしまった病態である。特発性と続発性に分けられ，ほとんどは特発性である。特発性自然気胸は背が高く細長い体型の若年男性に多く，胸膜近くの肺や，胸膜自体に存在する囊胞が破れることによって起こる。続発性自然気胸は，慢性閉塞性肺疾患（COPD）や肺気腫，肺癌が原因となって起こる。咳，胸水，および呼吸困難などの症状が見られ，胸水貯留を呈する場合もある。

自然気胸で貯留した胸水は好酸球優位で白血球増加が見られ，通常それほど多くの反応性中皮細胞は出現しない（図4.3.14）。

(2) 胸膜炎

胸膜に炎症が生じている状態であり，胸膜の中にある血管から血液中の蛋白や水分が胸腔にしみ出すことにより胸水貯留が多く認められる。

胸膜炎の原因としては，細菌感染，腫瘍，膠原病などがあり，細菌感染の場合には外界から気管支を通って肺に達し，肺炎を起こした後に胸膜に至ることから，胸膜炎と肺炎が同時に認められることが多い。また，貯留した胸水の中に細菌を認めない状態と，細菌が増殖している状態があり，後者を膿胸とよぶ。膿胸の胸水では好中球が増加し，フィブリンの析出を認める。

細菌の種類は一般細菌と抗酸菌に大別され，抗酸菌の中で最も有名なのは結核菌（*Mycobacterium tuberculosis*）である。結核の初発症状として胸膜直下の初感染巣（ゴーン病巣）が胸腔を穿破し，胸水貯留をもたらす。*M. tuberculosis*は胸腔に感染を起こすこともあるが，胸水から*M. tuberculosis*が証明されることは少ない。また，結核では，肺に炎症が起こった時期からかなり遅れて胸膜炎が起こってくることがある。そういった症例では肺炎はなく胸水しか認められないということになるため，診断に苦慮する場合も少なくない。結核性胸膜炎で貯留する胸水中に反応性中皮細胞は少なく，リンパ球が優位となる。また，病理学的には胸膜表面をおおうフィブリンの析出や多数のT細胞リンパ球が見られるが，類上皮細胞やラングハンス型巨細胞が出現することは稀である。

(3) 肝硬変症

肝硬変，中でも非代償性肝硬変による腹水貯留は，門脈圧亢進，低アルブミン血症による血液浸透圧の低下，肝臓からのリンパ液の漏出が成因となる。肝硬変症で見られる腹水は漏出性で淡黄色～透明であり，反応性中皮細胞が少数出現するものから細胞成分に富むものまでさまざまである。

3. 腹膜透析に伴う腹水

腹膜透析は透析療法の1つで，腹腔内に透析液を注入し，腹膜を介して血液中の余分な水分や老廃物を透析液側に移行させる血液浄化法である。腹膜透析中に出現する反応性中皮細胞の状態を見ることにより，腹膜透析が長期にわたった場合に生じる腹膜劣化の程度を判断することができる〔連続携行式腹膜透析（CAPD）排液細胞診〕。また，腹膜透析の合併症として感染が起こると，腹水は混濁し，好中球を主体とした白血球や細菌が認められるようになる。

4. 体腔液中の悪性細胞

悪性細胞が存在する体腔液は一般的には滲出液であり，出現する腫瘍細胞の数は必ずしも多いとは限らない。また，腫瘍細胞の出現は，種々の臓器に原発した悪性細胞が漿膜に浸潤・転移した場合と，漿膜（体腔）原発などの場

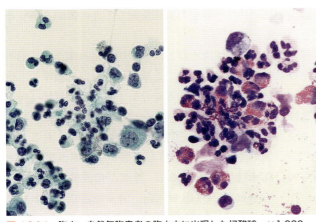

図4.3.14 胸水　自然気胸患者の胸水中に出現した好酸球　×1,000
左：Pap染色では，好酸性顆粒がライト緑に染まり好酸球との鑑別が困難である。右：Giemsa染色では鑑別が容易となる。

用語　慢性閉塞性肺疾患（chronic obstructive pulmonary disease；COPD），結核菌（*Mycobacterium tuberculosis*），初感染巣（ゴーン病巣）（Ghon's focus），連続携行式腹膜透析（continuous ambulatory peritoneal dialysis；CAPD）

■4章 各論

表4.3.4 体腔液中に腫瘍細胞が出現する悪性腫瘍

	胸水	腹水
男性	肺癌，胃癌，膵癌，中皮腫，リンパ腫，その他	胃癌，膵癌，胆嚢癌・胆管癌，肺癌，リンパ腫，中皮腫，その他
女性	肺癌，卵巣癌，乳癌，その他	卵巣癌，胃癌，大腸癌，子宮体部癌，リンパ腫，中皮腫，その他
小児	リンパ腫，白血病，神経芽細胞腫，ウィルムス腫瘍，その他	リンパ腫，白血病，神経芽細胞腫，ウィルムス腫瘍，横紋筋肉腫，その他

〔元井 信，畠 榮，他：細胞診断マニュアル—細胞像の見方と診断へのアプローチ，127，篠原出版新社，2014より〕

表4.3.5 体腔液細胞診での細胞の出現パターンと形態による原発巣鑑別

孤立散在性に出現	大型異型細胞型	乳癌，肺癌，食道癌，胃癌，中皮腫，前立腺癌，悪性黒色腫，反応性中皮細胞，その他
	小型異型細胞型	リンパ腫，白血病，神経内分泌癌，神経芽細胞腫，小細胞癌，その他
	多形細胞型，巨細胞型	肺癌，膵癌，多形性肉腫，肝細胞癌，多発性骨髄腫，悪性黒色腫，絨毛癌，中皮腫，反応性中皮細胞
	印環細胞型	胃癌，膵癌，乳癌，大腸癌，中皮腫，反応性中皮細胞
集塊状に出現	球状集塊型	乳癌，肺癌，胃癌，卵巣癌，中皮腫，反応性中皮細胞
	乳頭状集塊型	卵巣癌，甲状腺癌（乳頭癌），肺癌，胃癌，大腸癌，反応性中皮細胞
	小型細胞集塊型	小細胞癌，リンパ腫，神経芽細胞腫，末梢性原始神経外葉性腫瘍（PNET），白血病，その他
	リボン状配列型	乳癌，肺癌，神経内分泌癌

〔元井 信，畠 榮，他：細胞診断マニュアル—細胞像の見方と診断へのアプローチ，127，篠原出版新社，2014より〕

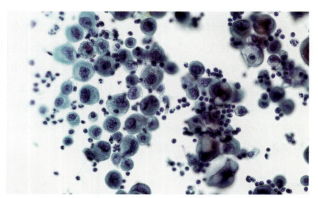

図4.3.15 胸水 肺腺癌細胞 ×600 Pap染色
体腔液中に出現する肺腺癌細胞は，立体的な集塊や孤立散在性のものまで，さまざまな形態を示す。細胞質には粘液や変性空胞が目立ち，核には偏在傾向や切れ込みが認められ，核小体も見られる。

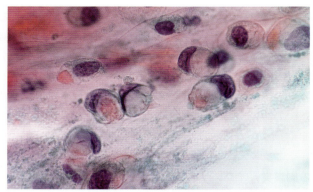

図4.3.16 腹水 胃癌細胞（印環細胞型） ×1,000 Pap染色
粘液を背景に，核偏在傾向を示し細胞質に粘液を有する腫瘍細胞が孤立散在性に見られる。

合がある（表4.3.4）。

体腔液中に悪性細胞が出現する悪性腫瘍の中で高頻度なのは腺癌であるが，組織球，中皮細胞との鑑別は必ずしも容易ではない。腺癌や中皮腫では，一般に大きな立体的集塊を形成し，反応性中皮細胞はそれほど大きな集塊は形成しないため，弱拡大で大型集塊が見られた場合にはまず悪性を疑ってよい。また，腫瘍細胞が集塊状に出現する場合は分化型の悪性腫瘍であることが多く，低分化腺癌やリンパ腫，および肉腫などでは孤立散在性に出現する。

体腔液に浮遊する腫瘍細胞は，体腔液そのものをいわば培養液として，それぞれの環境に適した形態と機能を有しながら分裂増殖することが知られている。出現する腫瘍細胞が結合性か非結合性か，特異的な形態を呈しているか，特徴的な集塊を形成しているか，などの形態学的特徴によって原発巣の推定が可能となることもある（表4.3.5）。

● 5. 転移性・浸潤性の悪性腫瘍

(1) 腺癌

体腔液中に腫瘍細胞が出現する悪性腫瘍の中で，最も頻度が高い。その原発巣はさまざまで，成人男性では肺や消化管など，成人女性では乳腺，肺，卵巣，および子宮など

が多い。腺癌細胞は集塊状や孤立散在性など多様なパターンで出現し，集塊として出現する場合には球状（マリモ状，桑実状，ミラーボール状），乳頭状，ヤツガシラ状などの立体的な形態を示す。また，孤立散在性の出現が有意な小型腺癌では，リンパ腫や形質細胞腫などとの鑑別を要することがある。

腺癌の核は偏在傾向を呈し，核の切れ込み像など核形不整が目立つことが多い。また，核縁は不規則に肥厚し，核クロマチンが増量して不均等に分布する。細胞質は反応性中皮細胞に比べて淡染性で，レース状，泡沫状，空胞状などさまざまな形態を示し，粘液を有するものもある（図4.3.15）。大きな粘液空胞を有し，核が圧排されて偏在するものは印環細胞型とよばれ，胃癌が代表例である（図4.3.16）。粘液はPAS反応やalcian blue染色でドット状に染まる。

粘液空胞と類似するものとして，乳癌にてしばしば観察される細胞質内小腺腔（ICL）がある（図4.3.17）。これ

用語 末梢性原始神経外葉性腫瘍（peripheral-primitive neuroectodermal tumor；PNET）

4.3 | 体腔液

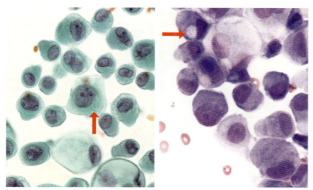

図 4.3.17　胸水　乳癌（小葉癌）細胞　×1,000　左：Pap 染色，右：Giemsa 染色
結合性の緩い異型細胞が孤立散在性に出現する。細胞質内小腺腔（赤矢印）が見られることから，硬性型浸潤性乳管癌や小葉癌の組織型を考える像である。

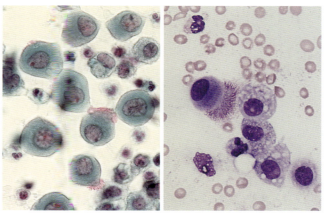

図 4.3.18　胸水　偽線毛を有する卵巣漿液性癌細胞　×1,000　左：Pap 染色　右：Giemsa 染色
細胞質の片側辺縁に限局して偽線毛が見られる。

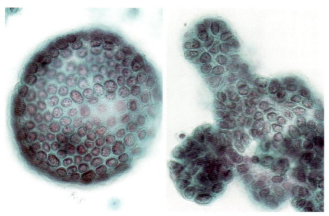

図 4.3.19　乳癌細胞　×600　Pap 染色
乳癌細胞は，しばしば胸水中に充実性の球状（マリモ状）集塊（左）や偽乳頭状の集塊（右）として見られる。

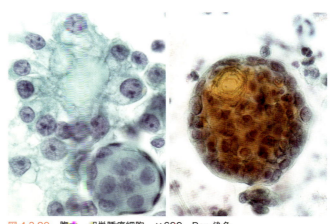

図 4.3.20　腹水　卵巣腫瘍細胞　×600　Pap 染色
左：卵巣明細胞癌で出現する，膠原線維状球状物II型を有する腫瘍細胞集塊。
右：卵巣漿液性癌で出現する球状の腫瘍細胞集塊。集塊上部には砂粒体も見られる。

は粘液空胞より境界が明瞭で，その中にGiemsa染色でマゼンタ色に染まる物質（マゼンタ小体）が見られる。また，卵巣の漿液性癌では，孤立散在性に出現する腫瘍細胞の表面にピンク色に染色される偽線毛が観察される（図4.3.18）。

孤立散在性に出現した低分化な乳癌や胃癌の腫瘍細胞は，肺小細胞癌やリンパ腫との鑑別が困難な場合もある。

乳癌ではマリモ状集塊（図4.3.19），卵巣漿液性癌では乳頭状やヤツガシラ状の集塊で砂粒体が出現し，卵巣明細胞癌ではミラーボール状集塊で石灰化物質や膠原線維状球状物II型が認められ（図4.3.20左），Giemsa染色ではラズベリー小体を確認することができる（図4.3.11）。

術中体腔洗浄液で採取される細胞は，機械的に漿膜細胞が剝離されてくることから，シート状で大きな中皮細胞集塊や多数の組織球を認めることも少なくない。標本中に出現する腫瘍細胞が少ない場合を考慮し，PAS反応や免疫細胞化学を補助的に用いることは非常に有用である（図4.3.21）。

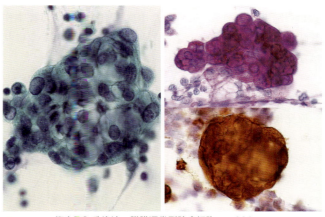

図 4.3.21　術中腹腔洗浄液　膵臓通常型腺癌細胞　×600
左：Pap 染色，右上　PAS 反応，右下：免疫細胞化学：Ber-EP4 染色。

(2) 扁平上皮癌

原発巣は肺，食道，頭頸部，子宮頸部などである。扁平上皮癌細胞が体腔液中に出現することは非常に稀であり，悪性体腔液における頻度は1%程度である。明らかな角化型悪性細胞が認められれば診断は容易であるが，出現する

用語　マゼンタ小体（magenta body）

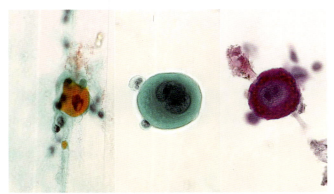

図 4.3.22　胸水　肺扁平上皮癌細胞　×1,000　左：Pap 染色，中央：Pap 染色，右：PAS 反応

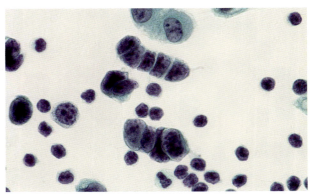

図 4.3.23　胸水　肺小細胞癌細胞　×1,000　Pap 染色

細胞数は少ないことが多く，一般には角化型よりも，非角化型が出現する。

出現パターンは孤在性であり，比較的平面的な配列を呈する。角化型の場合は細胞質が硝子様に肥厚し，光輝性を呈することから診断は容易であるが，非角化型では細胞質がライト緑好性で重厚感を示すことから，反応性中皮細胞や中皮腫との鑑別が困難な場合も少なくない。核が細胞の中心に位置し，核周囲の染色性が淡く，細胞質辺縁が明瞭な場合や，渦巻き状模様が見られた場合には扁平上皮癌を考える。PAS 反応では細胞質がびまん性に染色されることが特徴であり，診断に役立つ（図 4.3.22）。

体腔液細胞診においては，Pap 染色標本中にオレンジ G 好性の角化現象を思わせる細胞が出現することがあり，扁平上皮癌細胞との鑑別が問題となる。オレンジ G に染まる細胞として，中皮細胞の扁平上皮化生や体腔液採取時に混入した扁平上皮細胞，変性した中皮細胞，あるいは標本作製時の乾燥によるアーチファクトなどを念頭に置かなければならない。

(3) 小細胞癌

原発巣は肺が圧倒的に多く，鑑別疾患としてはリンパ腫やユーイング肉腫，および横紋筋肉腫などの小型円形細胞腫瘍があげられる。体腔液中では孤在性小型細胞集塊として出現するが，稀に散在性に出現するため，しばしばリンパ球やリンパ腫との鑑別が問題となる。腫瘍細胞は核クロマチンが増量し，N/C 比が高く裸核状で，細胞の圧排像（木目込み細工様）や相互封入像を見ることが多く，索状やリボン状の配列を伴う集塊も認められる（図 4.3.23）。腫瘍細胞が変性しやすく，膨化や核線などのアーチファクトが多いのも特徴である。

(4) 白血病，リンパ腫，形質細胞腫

癌腫に比べ頻度は低いが，非上皮性悪性腫瘍の中では遭遇しやすい疾患である。とくに，小児の白血病やリンパ腫では体腔液貯留の頻度が成人に比べ高いことから，体腔液細胞診は重要な検査となる。体腔液中に出現する腫瘍細胞は孤立散在性で結合性を示さず，大きさ，細胞の種類，核異型はさまざまである。

急性骨髄性白血病では，Giemsa 染色におけるアズール顆粒やアウエル小体の所見が有用となる。リンパ腫においては，タイプによって腫瘍細胞の大きさや異型度などはさまざまであるが，大きさが比較的そろった単調な出現パターンがリンパ腫を推定するのに有用な所見となる。高悪性度 B 細胞性リンパ腫では，腫瘍細胞は大型で，核クロマチンは粗顆粒状，細胞質は好塩基性を示す。また，バーキットリンパ腫（BL）では，核クロマチンは微細顆粒状で，細胞質は好塩基性を示し，細胞質に多数の小空胞を認める。ホジキンリンパ腫（HL）では，大型の好酸性核小体を有する多核巨細胞〔リード・ステンベルグ（R-S）細胞〕を見出すことが肝要である。形質細胞腫や多発性骨髄腫における体腔液貯留は比較的稀で，体腔液中に腫瘍細胞が出現するのはさらに稀な現象とされている。核は大型で偏在し，車軸状クロマチンを有し，核周明庭や明瞭な核小体が見られる。また，細胞質内封入体（ラッセル小体）や核内封入体（ダッチャー小体）の所見も有用となる（図 4.3.24）。

6. 原発性漿膜腫瘍およびその他の腫瘍

(1) 中皮腫
①疾患の特徴

中皮腫とは，体腔の表面を被覆する中皮組織由来の悪性腫瘍である。胸膜が圧倒的に多く 80〜90％，次いで腹膜が 20％前後，心膜や精巣鞘膜が数％報告されている。発

用語　ユーイング肉腫（Ewing sarcoma；EWS），アウエル小体（Auer body），バーキットリンパ腫（Burkitt lymphoma；BL），ホジキンリンパ腫（Hodgkin lymphoma；HL），リード・ステンベルグ（Reed-Sternberg；R-S）細胞，細胞質内封入体（ラッセル小体）（Russell body），核内封入体（ダッチャー小体）（Dutcher body）

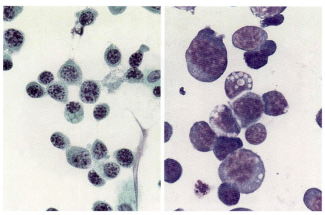

図 4.3.24　胸水　形質細胞腫細胞　×1,000　左：Pap染色，右：Giemsa染色

細胞質に免疫グロブリン（Ig）を有する巨大な好酸性の構造物が見られる。多発性骨髄腫でも観察される細胞変化の1つである。

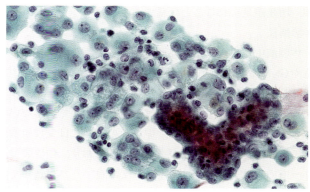

図 4.3.25　胸水　中皮腫細胞　×400　Pap染色

核所見および細胞質所見が一様な腫瘍細胞の中に，乳頭状の集塊を認める。

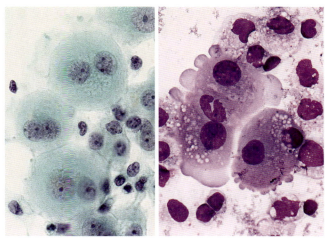

図 4.3.26　胸水　中皮腫細胞　×1,000　左：Pap染色，右：Giemsa染色

細胞質辺縁の不詳明さや細胞質の不規則なこぶ様の所見が，中皮腫の診断に重要となる。

生頻度は低く，40〜70代に好発する。胸膜中皮腫は男性に多く，腹膜中皮腫は女性に多い。発症にはアスベスト（石綿）が関与し，アスベストばく露歴が重要な臨床情報となる。アスベストばく露から中皮腫発症までの期間は30〜40年といわれている。わが国においては高度経済成長期に多くのアスベストを輸入して使用していたことから，アスベスト関連疾患である中皮腫患者は2025年をピークとして今後増え続けると予想され，社会問題となっている。中皮腫を的確に診断することは，アスベストへの職業ばく露や環境ばく露に伴う労災認定を適切に適用して速やかに治療を開始するためにも，今後さらに重要になってくると考える。

胸膜中皮腫の臨床症状は息切れ，胸痛，咳嗽，長期にわたる胸水貯留，胸膜肥厚である。腹膜中皮腫では腹痛や腹部膨満，腹膜や大網，あるいは腸管膜の不規則なびまん性肥厚，多発性結節，腹水貯留を伴う。体腔液は黄色〜透明であることが多く，ヒアルロン酸が多い場合（100,000ng/mL以上）には糸を引くような特徴的な粘稠性を示す。胸膜中皮腫では早期から胸水貯留が認められ，胸水細胞診にて初めて中皮腫が疑われる症例も少なくない。

②細胞所見

中皮腫は，組織学的には上皮型（50〜60％前後），肉腫型（20％），2相型（20〜30％）の3つに分類される。肉腫型の中皮腫細胞は胸水中には出現しにくく，細胞診の対象になることは少ない。また，腹膜では上皮型の発生頻度が高い。

上皮型の中皮腫細胞は，形態的に反応性中皮細胞や腺癌細胞との鑑別が困難な症例も少なくない。反応性中皮細胞は通常，孤立散在性から小集塊状で出現し，不規則な配列や重積性は乏しい。出現する中皮細胞数が極端に多く，それが200個以上の類似した細胞からなる球状あるいは乳頭状の集塊であれば，中皮腫を疑うべき所見である（図4.3.25）。また，核周囲の細胞質に重厚感があり細胞質辺縁が不規則で境界不明瞭な所見も，中皮腫細胞に特徴的である（図4.3.26）。これに対し，腺癌の細胞集塊の辺縁は境界明瞭である。

中皮腫細胞にはその他の所見として，2核・多核細胞の出現増加，細胞相互封入像，hump（こぶ）様細胞質突起，膠原線維性球状物Ⅱ, Ⅲ型，オレンジG好性細胞の出現などがある。細胞は大小不同が目立ち，大型細胞が混在する。細胞質は厚く，核周囲はピンク〜オレンジ色で，辺縁は緑色を示す。細胞質内にはときに2種類の空胞が見られる。1つは脂肪空胞であり，大きさが均一な小型の空胞が核の周囲に出現する。もう1つはグリコーゲンであり，やや不均一な大きさの小型の空胞が細胞膜近くに出現し，PAS反応陽性である。核は中心性または偏在傾向を示し，2核，多核，大型核，異型核，核縁の不整などが見られる。核小体は大型で目立ち，とくに赤血球大の場合には悪性が示唆される。背景に粘液様物質を認める場合もある

用語　免疫グロブリン（immunoglobulin；Ig）

が，壊死が見られることは稀である。

③診断法

体腔液中に出現する中皮腫細胞の診断は難しく，Pap染色やGiemsa染色を用いた形態観察のみでは組織球や中皮細胞，および腺癌細胞との鑑別が困難な場合もあり，多彩な補助的手法を併用しなければ確定診断にまで至らない症例も少なくない。現在では，中皮腫の診断には免疫組織化学による抗体パネル検索が必須とされており，中皮腫マーカーであるCD146，GLUT-1や中皮細胞マーカーとしてのカルレチニン，メソセリン，サイトケラチン5/6，HBME-1，D2-40（ポドプラニン），中皮細胞陰性マーカーの癌胎児性抗原（CEA），Ber-EP4，甲状腺転写因子（TTF)-1，ナプシンA，Leu-M1，MOC31，BAP1を用いた免疫細胞化学の結果を考慮しながら診断することが求められている（表4.3.2）。

(2) 原発性体腔液性リンパ腫（PEL）

原発性漿膜腫瘍ではなく，全身のどこにも腫瘍結節は検出されず，大細胞型B細胞性リンパ腫の腫瘍細胞が腫瘤を形成せずに心嚢液，胸水，腹水などの体腔液中で増殖する疾患をいう。PELは免疫不全状態やヒト免疫不全ウイルス（HIV）感染陽性の患者に発症し，ヒトヘルペスウイルス（HHV)8型感染が診断の決め手となる。

(3) リンパ脈管平滑筋症（LAM）

妊娠可能年齢の女性に起こり，肺に多発性嚢胞を形成する，緩徐進行性かつ全身性の稀な難治性疾患である。肺移植対象疾患ともなっている。

体腔液検体の特徴としては，肉眼的には乳び性で，細胞像は成熟リンパ球を背景に平滑筋様のLAM細胞を認める。LAM細胞は球状集塊として見られ，中心を構成する

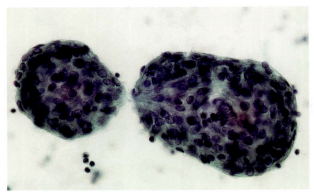

図4.3.27　胸水　LAM細胞　×400　Pap染色
中心を構成する細胞はN/C比が高く，辺縁不明瞭な細胞質と円形核が見られる。それを，薄い細胞質と楕円形核からなる扁平細胞が取り囲んでいる。

細胞はN/C比が高く，辺縁不明瞭な細胞質と円形核〔α-平滑筋アクチン（SMA），メラノーマ関連抗体（HMB)45陽性〕を，薄い細胞質と楕円形核からなる扁平細胞（CD31，D2-40陽性）が包み込んでいる（図4.3.27）。LAM細胞集塊が乳頭状集塊として出現すると，腺癌細胞との鑑別が問題となる。

(4) 腹膜偽粘液腫（PMP）

虫垂や卵巣の粘液産生腫瘍が腹腔に播種することにより，腹腔内に粘稠なゼリー状の粘液が多量に貯留する稀な疾患である。臨床的には，緩慢な発育を示すものから腹膜癌の症状を伴う悪性度の高いものまである。

腹水に出現する細胞は数が少なく，極めて粘稠性が高いため，細胞診標本はすり合わせ法で複数枚作製することがポイントである。標本上の粘液中に腫瘍細胞が散在性から集塊状に見られるが，その数は少なく，粘液物質のみの場合もある。

〔丸川活司・伊藤　仁〕

用語　GLUT (glucose transporter)，癌胎児性抗原（carcinoembryonic antigen；CEA），原発性体腔液性リンパ腫（primary effusion lymphoma；PEL），ヒト免疫不全ウイルス（human immunodeficiency virus；HIV），ヒトヘルペスウイルス（human herpes virus；HHV），リンパ脈管平滑筋症（lymphangioleiomyomatosis；LAM），平滑筋アクチン（smooth muscle actin；SMA），メラノーマ関連抗体（human melanin black；HMB），腹膜偽粘液腫（pseudomyxoma peritonei；PMP）

4.4 泌尿器

ここがポイント！

- 尿路上皮癌には，生命に関わる高異型度の癌と，浸潤／転移なく腫瘍死することのない低異型度の癌がある。
- 細胞診の有用性は高異型度の癌検出にある。上皮内癌は膀胱鏡による確認は困難で，診断はランダム生検による。
- 多くの低異型度の癌は膀胱鏡で診断されている。細胞異型では判定困難であるが，乳頭状の茎や著明な中層型の増加で判定可能である。
- 目標は特異度100%である。感度は高異型度の癌で向上をはかる。低異型度の癌では感度向上は困難で，偽陽性を減らす努力が必要。

4.4.1 解剖と組織・細胞

泌尿器科が扱う臓器として副腎，腎，膀胱，尿道，前立腺，陰茎，精巣などがある（図4.4.1）。尿路は腎盂，尿管，膀胱，尿道をいい，上部尿路は腎盂，尿管，下部尿路は膀胱，尿道をいう。尿中に出現する上皮性細胞は，尿細管や集合管由来の腺細胞，腎盂〜尿道の尿路上皮細胞，尿道の腺細胞や扁平上皮細胞，尿路に発生する腫瘍細胞，そして尿路の周辺から混入する扁平上皮細胞，精嚢上皮細胞などである。

● 1. 腎

(1) 解剖と組織

腎はそらマメに似た臓器で横隔膜下に左右1対ある。縦の長さ約12cm，横幅約6cm，厚さ約3cm，重さ約150g，陥凹部は身体の内側を向き腎中央部にあり，腎門とよばれ，腎盂，腎静脈，腎動脈のほか，図に示していないがリンパ管，神経などもある。

腎実質は外側の皮質と内側の髄質に分けられる（図4.4.2）。

(2) 細胞

腎動脈からの血液は輸入細動脈から糸球体に入り，ボウマン嚢中で原尿が濾過される。

原尿は近位尿細管，ヘンレ係蹄，遠位尿細管，集合管を経て尿となり，腎盂，尿管，膀胱，尿道を経て排出される。この間が尿路であり，近位尿細管から集合管は単層の上皮細胞で，腎盂から尿道の一部は尿路上皮細胞でおおわれ，自然尿中に出現し得る。尿細管，集合管は存在する位置，形状，機能が異なり，同じ単層上皮でも形態は異なっているが，自然尿中への出現細胞での鑑別は容易ではない。

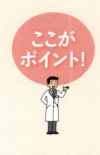

図4.4.1 泌尿器科が扱う臓器

4章 各論

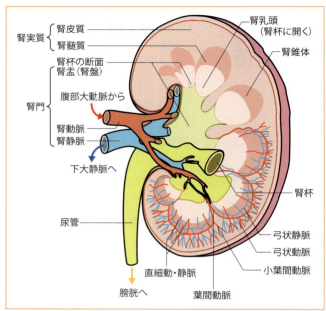

図4.4.2　腎の構造
〔増田敦子：解剖生理をおもしろく学ぶ，サイオ出版，2015．より〕

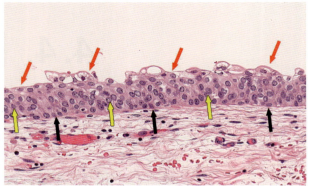

図4.4.3　腎盂粘膜　×400　HE染色
60代女性。基底細胞は基底膜に接する。表層細胞（赤矢印）は粘膜表面に位置し，大型で細胞質が広く，変性して剥離傾向を示している。中層細胞（黄矢印）は中間に位置した細胞で基底細胞（黒矢印）に類似して細胞質は表層細胞より狭い。

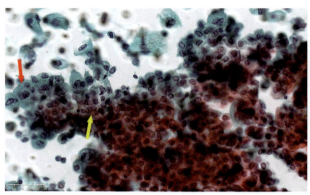

図4.4.4　正常尿路上皮細胞集団（表層細胞主体）　×400　Pap染色
60代男性，右腎盂洗浄液，フィルター。洗浄液は尿中の細胞に比べ変性が少なく，フィルターでの集細胞・塗抹はより大きな集団で出現しやすく，集団効率がよく，細胞数もより多く出現する。大型で細胞質が広い表層細胞（赤矢印）が主体に認められ，これより小型で類円形で細胞質の狭い中層細胞（黄矢印）が認められる。高度の異型はなく，乳頭状を示唆する所見はなく，腫瘍性といえる細胞像ではない。

● 2. 腎盂・尿管

(1) 解剖と組織

　腎盂は腎実質でつくられた尿が，集合管から集まるところで，尿管は腎盂と膀胱をつなぐ約25cmの細い管である。腎，腎盂，尿管は左右1対ある。

　腎盂と尿管の粘膜は膀胱，尿道の一部と同様に尿路上皮細胞でおおわれ，上皮の下方は上皮下結合組織（粘膜固有層），筋層（固有筋層），周囲の脂肪組織へと続く。

　尿路上皮は基底層，中間層，表層に分けられ，それぞれ基底細胞，中間層細胞＝洋ナシ細胞，表層細胞＝被蓋細胞／洋傘細胞などとよばれる。ここでは中間層の細胞を中層細胞，表層の細胞を表層細胞とよぶこととする（図4.4.3）。表層細胞は大型で多核化することも少なくない。

(2) 細胞

　腎盂・尿管の尿路上皮細胞と膀胱・尿道の尿路上皮は形態的に同様で，尿細胞診で認められた尿路上皮細胞の由来を鑑別することはできない。部位を特定して診断する必要がある場合は分腎尿や洗浄液を用いる（図4.4.4）。

● 3. 膀胱・尿道

(1) 解剖と組織

　膀胱は尿を一時的にためる袋状の臓器で，容量は約500mLである。下腹部の中央にあり，男性では直腸に接し，女性では子宮，腟に接している。膀胱の背面，下約1/3の高さで左右の尿管が内腔に開口し，内尿道口と膀胱三角部を形成する。膀胱粘膜上皮である尿路上皮の下方は，上皮下結合組織（粘膜固有層），筋層（固有筋層：浅筋層，深筋層），膀胱周囲脂肪組織へと続く。

　尿道は内尿道口から体外に排泄する外尿道口までの細い管である。男性は前立腺を貫き陰茎内亀頭まで15～20cm，女性は腟の前方から腟前庭まで3～4cm，男女で異なる。

(2) 細胞

　膀胱内腔の粘膜は腎盂，尿管，尿道の一部と同様に尿路上皮でおおわれる。通常の上皮細胞層は6層までだが，尿の貯留により拡張，排出により収縮し，細胞層は変化する。

　男性の尿道粘膜は前立腺部が尿路上皮，陰茎部が円柱上皮，亀頭部が扁平上皮細胞（図4.4.5），女性は内尿道口か

✎ **用語**　基底細胞（basal cell），中間層細胞（intermediate cell），洋ナシ細胞（piriform cell），表層細胞（superficial cell），被蓋細胞／洋傘細胞（umbrella cell）

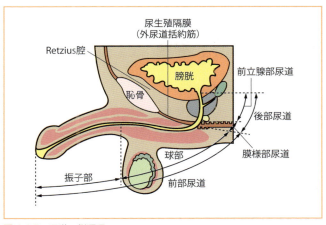

図 4.4.5 尿道の側面図

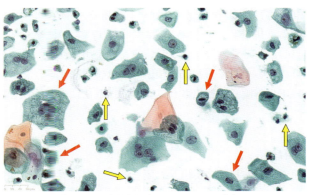

図 4.4.6 自然尿中の尿路上皮細胞 ×400 Pap染色
60代男性，自然尿，サイトスピン。表層細胞（赤矢印）は粘膜上皮表面に位置し，剥離しやすい。尿中には中層細胞（黄矢印）より多くの表層細胞が出現する。表層細胞は多辺形で細胞質は広く，中層細胞に近いものから大きいものがあり，単核から多核を呈する。中層細胞は類円形で表層細胞より小さく細胞質も狭く小型で，単核である。中層細胞が優位に出現した状態は正常ではない。

ら約1/3までが尿路上皮，残り外尿道口までは扁平上皮細胞である。

大型の表層細胞は小型の中層細胞より尿中へ剥離しやすく，通常の尿細胞像としては表層細胞が目立ち，数的にも表層細胞優位のことが多い（図4.4.6）。また尿中ではさまざまな細胞変性を伴って観察されることが多い。

4. 前立腺

(1) 解剖と組織

前立腺は男性の膀胱頸部の真下に連なり，後部尿道を取り囲むクルミ大の精液の一部をつくる臓器で，左右1対の精嚢と隣接する。内腺（移行帯，中心帯），外腺（辺縁帯）に分類される。

(2) 細胞

前立腺上皮細胞は1層の円柱上皮細胞である腺細胞で構成され，内腺は導管主体，外腺は末梢導管と腺房からなる。中年以降から尿道周囲の太い導管上皮は徐々に尿路上皮へ置換されていく。

5. 精 巣

(1) 解剖と組織

精巣は左右1対，4〜5cm，卵円形，比較的厚い白膜でおおわれ，精巣上体とともに陰嚢内におさまっている。

(2) 細胞

精細管内は基底膜に接して精祖細胞とセルトリ細胞があり，精祖細胞が一次精母細胞，二次精母細胞，精子細胞を経て精子となる。セルトリ細胞はこの成熟分化を通じて精子形成に作用している。ライディッヒ細胞は精細管の隙間に多数存在し，テストステロンを産生する。

4.4.2　標本作製法

泌尿器科領域における細胞診の目的は，尿路上皮癌のスクリーニングと診断，治療後の経過観察であることが多く，検査の精度を保証するために適切な標本作製（集細胞，塗抹，固定，染色）を行うことが重要である。検体は尿路からの液状検体がほとんどで，液体中の細胞を効率よく集め，鏡検に適した状態でなるべく多くの細胞を均一にスライドガラスに塗抹し，固定や染色操作中にスライドガラスから剥離して失う細胞を減らす工夫をし，検体とその種類や採取法に応じて最適な標本作製法を選択する必要がある。

遠心分離時に沈渣の少ない検体に対しては，遠心塗抹装置やフィルターを用いて，なるべく多くの細胞を一定範囲，均一，薄層に塗抹して鏡検することが望ましい。

1. 検体の種類

泌尿器科領域の検体は尿路からの液状検体がほとんどで，腫瘍から直接採取した検体は稀である。尿はどのようなときに採尿したかによって早朝尿，随時尿，負荷後尿

用語　精祖細胞（spermatogonia）

（運動負荷後尿，前立腺マッサージ後尿），蓄尿などに分けられる。排尿1回分については，そのすべての尿を全部尿（全尿），一部を部分尿とよび，最初の排出は初尿，排尿終わりのころを後尿，初尿と後尿の間は中間尿という。

以下に細胞診に提出される検体の採取法による分類を記す。

(1) 自然尿

患者自身が自然に排出した尿をいう。尿沈渣検査には自然尿の早朝尿かつ中間尿が適しているが，細胞診では自然尿で随時尿が望ましい。細胞診検体のほとんどが自然尿で行われている。

(2) 導尿

膀胱にたまった尿を経尿道的カテーテルによって体外へ排出した尿。カテーテル尿，尿道カテーテル尿ともよばれている。

(3) 膀胱洗浄液
①膀胱洗浄液

経尿道的カテーテルにより注射筒を用いて50mL程度の生理食塩水を膀胱内に注入し，吸引と注入を繰り返して採取する。

②膀胱鏡施行後の尿

膀胱内観察のために注入した生理食塩水約100mLは尿が少量混じった状態で提出される。検査後に回収する場合と患者が自然排出する場合がある。

(4) 尿管カテーテル法

左右それぞれ片腎から採取した尿を分腎尿とよぶ。
①尿管尿（左，右）

膀胱鏡を用いて尿管にカテーテルを挿入して採取する。
②腎盂尿（左，右）

膀胱鏡を用いて尿管にカテーテルを挿入後，腎盂まで進めて採取する。
③尿管洗浄液（左，右）

尿管に挿入されたカテーテルや腎盂尿管鏡検査時の生理食塩水による洗浄液。
④腎盂洗浄液（左，右）

腎盂に挿入されたカテーテルや腎盂尿管鏡検査時の生理食塩水による洗浄液。

(5) 腎盂尿管ブラッシング

画像上疑わしい部分を尿管から挿入したブラシで擦過して採取する。

(6) 腎盂尿管からの経皮的採尿

尿管狭窄が強く尿管カテーテルが挿入できない場合，経皮的に超音波下で腎盂穿刺によって尿を採取する。

(7) その他

1) 小腸を利用した尿路変更術（回腸導管，導尿型新膀胱，自排尿型新膀胱）による尿排泄口（ストーマ）から採取した尿。
2) 尿管皮膚瘻による尿排泄口（ストーマ）から採取した尿。
3) 穿刺吸引法：細い針で病変部を穿刺し，陰圧をかけて吸引することにより細胞を採取する。
4) 捺印法：切除した病変部組織をスライドガラス上に押し付けて細胞を採取する。採取法かつ塗抹法といえる。

● 2. 検体の性状

検体の性状によって，ふさわしい集細胞法や塗抹法を選択する必要があり，色，混濁などの程度や検体として使用量を記録することが望ましい。遠心沈殿させた沈渣中の赤血球量によっては溶血させる必要があり，また結晶がほとんどの場合など，沈渣の性状も記録することが望ましい。

● 3. フィルター法

尿や洗浄液をフィルターで濾過してフィルター上に細胞を捕捉する方法で，集細胞と塗抹を一度で同時に行う方法である。捕捉，塗抹された細胞はフィルターごと固定，染色，脱水，透徹後，スライドガラス上にフィルターごと封入して鏡検する。退色防止のために脱水はとくに注意して行う必要がある。メンブレンフィルターは直径$5〜10\mu m$の孔が開けられた半透明/白色仕様のポリカーボネートタイプが用いられている。

● 4. 液状化検体細胞診（LBC）

遠心沈殿させた沈渣を保存液に入れ細胞を保存，塗抹，固定する方法で，原理の異なる転写塗抹法や沈降塗抹法などがある。各法の専用保存液を使用し，専用の自動標本作製装置または用手法で塗抹標本を作製，固定する（p.26, 2.5参照）。

● 5. 固定，染色

1) 用手法による塗抹標本：遠心沈殿後の沈渣を塗抹し，湿固定として95％エタノール，噴霧，滴下固定を選択し，

用語 尿道カテーテル（urinary catheterization），メンブレンフィルター（membrane filter）

Pap染色を施行する．必要に応じて乾燥固定などの，染色法に応じた固定法を行う．
2）フィルターによる塗抹標本：おもに95%エタノール固定でPap染色を施行する．
3）LBCによる塗抹標本：Pap染色や免疫細胞化学など湿固定による多くの染色が可能で，ヒトパピローマウイルス（HPV）検査や蛍光 in situ ハイブリダイゼーション（FISH）法などの遺伝子検査も可能である．

4.4.3　尿路上皮癌の診断と細胞診

泌尿器科領域では尿路に対する細胞診がほとんどで，尿路上皮癌のスクリーニング，診断，治療後の経過観察を目的として，患者が自然に排出した尿を用いることが多い．

血尿（顕微鏡的，肉眼的）があると尿が提出される．肉眼的血尿の場合は膀胱鏡も施行されるので，細胞診が「陰性」であっても，膀胱粘膜から隆起する癌が見落とされることはない．平坦型の癌〔尿路上皮内癌（CIS）〕は膀胱鏡で診断が困難であるが，この癌では高頻度で強い異型を有する癌細胞が尿中に出現する．尿細胞診の最も重要な役割は，異型の強い（高異型度）癌細胞を精度よく検出することである．

● 1. 組織分類とTNM分類

(1) 組織分類

尿路（腎盂，尿管，膀胱，尿道）のおもな病変として腎盂・尿管・膀胱癌取扱い規約 第2版（2021年）の組織分類（表4.4.1）を示し，良性病変を青字で表した．尿細胞診は上皮性の病変が対象だが，良性病変の鑑別は困難であり，癌細胞の検出が細胞診の目的となる．尿路悪性腫瘍の90%以上が膀胱癌で，上部尿路上皮癌が全尿路上皮腫瘍の5〜10%を占め，わが国の全国がん登録罹患数・率報告（2019年）によると，腎盂癌と尿管癌の罹患数はほぼ同じである[1]．尿路系の悪性腫瘍のほとんどが尿路上皮癌で，非尿路上皮癌として扁平上皮癌，腺癌，小細胞癌などがある．尿路上皮癌成分を含まない場合のみ扁平上皮癌および腺癌と診断され，小細胞癌は予後に与える影響が強いため，腫瘍成分量が少なくてもその存在を明記するとしている[2]．

(2) TNM分類

悪性腫瘍の進行度を表すために，TNM分類が国際対がん連合（UICC）によって定められ，腎盂・尿管・膀胱癌取扱い規約[3]でもTNM分類を用いている．

● 2. 膀胱癌

(1) 疫学

膀胱癌の死亡数は毎年増加傾向にあり，2022年は9,598人（男性6,388人，女性3,210人）と男性に多い[4]．

尿路上皮に多発しやすく，切除後の再発頻度も高く，腎盂，尿管，膀胱，前立腺部尿道などで癌を合併することも多い．

(2) 膀胱癌の症状

無症候性肉眼的血尿，顕微鏡的血尿や頻尿，排尿時痛，残尿感などの膀胱刺激症状が膀胱癌発見のきっかけとなるおもな症状である．とくに肉眼的血尿は高頻度にみられる症状で，膀胱癌患者（40歳以上）の64%に認められる．一方で，血尿の患者が3年以内に尿路上皮癌に罹患する確率は男性が7.4%，女性が3.4%という報告がある[5]．膀胱刺激症状は筋層浸潤癌やCISといった高異型度の癌に表れることが多い．

(3) 膀胱癌の診断

① 顕微鏡的血尿

血尿診断ガイドライン2023では，年齢，性別，喫煙歴，沈査中の赤血球数などにもとづいて尿路悪性腫瘍リスクを低・中・高に分類し，顕微鏡的血尿が認められた中リスク群・高リスク群は，膀胱鏡検査や腎臓の超音波検査とともに尿細胞診を実施する．低リスク群に対しては，半年以内の尿検査を再検することを推奨している[6]．また，侵襲的検査を望まない患者や上皮内癌が疑われるような患者に対して尿細胞診の意義がある．

② 膀胱鏡

膀胱鏡検査は膀胱癌を疑う症状を示すすべての患者において推奨されている．超音波は非侵襲性だが上皮内癌や膀胱前壁下部や5mm以下の腫瘍の診断が困難であり，また，尿細胞診も非侵襲性だが感度が不十分で低異型度の癌が「陰性」になりやすい．膀胱鏡は小病変でも確認できるので初期診断に不可欠であり，膀胱癌診断のゴールドスタン

📝 **用語**　上皮内癌（carcinoma in situ；CIS），TNM分類（tumor node metastasis classification），国際対がん連合（Union for International Cancer Control；UICC）

4章 各論

表 4.4.1 組織分類（腫瘍の組織構築と細胞の性状による分類）

1. 尿路上皮系腫瘍 　(1) 尿路上皮内癌 　(2) 非浸潤性乳頭状尿路上皮腫瘍 　　①尿路上皮乳頭腫 　　②内反性尿路上皮乳頭腫 　　③低異型度非浸潤性乳頭状尿路上皮癌 　　④高異型度非浸潤性乳頭状尿路上皮癌 　(3) 浸潤性尿路上皮癌 　　亜型： 　　①種々の組織分化を伴う浸潤性尿路上皮癌 　　　ⅰ）扁平上皮への分化を伴う 　　　　浸潤性尿路上皮癌 　　　ⅱ）腺上皮への分化を伴う 　　　　浸潤性尿路上皮癌 　　　ⅲ）栄養膜細胞への分化を伴う 　　　　浸潤性尿路上皮癌 　　②胞巣状 　　③微小嚢胞状 　　④微小乳頭状 　　⑤リンパ上皮腫様 　　⑥形質細胞様／印環細胞 　　⑦肉腫様 　　⑧巨細胞 　　⑨低分化 　　⑩脂肪細胞 　　⑪明細胞 2. 扁平上皮系腫瘍 　(1) 扁平上皮乳頭腫 　(2) 扁平上皮癌	亜型：疣贅癌 3. 腺系腫瘍 　(1) 絨毛腺腫 　(2) 腺癌 　　①腺癌 NOS 　　②腸亜型 　　③粘液亜型 　　④印環細胞亜型 　　⑤混合型 　　⑥上皮内腺癌 4. 尿膜管に関連する腫瘍 　(1) 尿膜管癌 　(2) そのほか 5. ミュラー管腫瘍 　(1) 明細胞癌 　(2) 類内膜癌 6. 神経内分泌腫瘍 　(1) 傍神経節腫 　(2) 高分化型神経内分泌腫瘍 　(3) 小細胞神経内分泌癌 　(4) 大細胞神経内分泌癌 7. 色素性腫瘍 　(1) 母斑 　(2) 悪性黒色腫 8. 間葉系腫瘍 　(1) 平滑筋腫 　(2) 血管腫 　(3) 顆粒細胞腫	(4) 神経線維腫 　(5) 孤在性線維性腫瘍 　(6) 血管周囲類上皮細胞腫瘍 　　①良性 　　②悪性 　(7) 横紋筋肉腫 　(8) 平滑筋肉腫 　(9) 血管肉腫 　(10) そのほか 9. リンパ造血器系腫瘍 　(1) 悪性リンパ腫 　(2) 形質細胞腫 10. そのほかの腫瘍 11. 転移性腫瘍および他臓器からの浸潤腫瘍 12. 異常上皮ないし腫瘍様病変 　(1) 尿路上皮過形成 　(2) 扁平上皮化生 　(3) 腸上皮化生 　(4) 増殖性膀胱炎 　　①ブルン細胞巣 　　②腺性膀胱炎 　　③嚢胞性膀胱炎 　　④乳頭状またはポリープ状膀胱炎 　(5) 線維上皮性ポリープ 　(6) 腎原性腺腫 　(7) 炎症性筋線維芽細胞腫瘍 　(8) マラコプラキア 　(9) 子宮内膜症および Endocervicosis

青字：良性病変

〔日本泌尿器科学会，日本病理学会，他（編）：「泌尿器科・病理・放射線科 腎盂・尿管・膀胱癌取扱い規約 第2版」，医学図書出版，73-76，2021 を参考に作成〕

ダードと位置付けられている。しかし平坦型腫瘍は白色光下（WLI）では10～20％が見落とされると推定されている[7,8]。

③初期診断

肉眼的血尿などで膀胱癌が疑われれば細胞診，超音波検査が実施され，その結果にかかわらず膀胱鏡も施行される。膀胱鏡で確認できた腫瘍部は経尿道的膀胱腫瘍切除術（TURBT）にて切除した組織の病理組織学的な検索を経て，膀胱癌の確定診断に至る。

粘膜面に沿って平坦型に進展するCISは，非特異的な粘膜発赤として観察され良性変化と鑑別困難であるため，細胞診の併施は必須とされている。

④腫瘍の肉眼分類と治療

腫瘍は肉眼的に乳頭型，結節型，平坦型，潰瘍型，混合型に分けられる。頻度は乳頭型約70％，結節型約20％，平坦型約4％とされ，乳頭型の多くは低異型度の癌，結節型と平坦型はすべて高異型度の癌であり，肉眼分類によって生物学的な悪性度が異なる。膀胱鏡で確認される腫瘍の肉眼形態の違いによって，診断，治療などの計画が決められていくので，尿細胞診の判定に際し，可能な限り腫瘍の肉眼分類（増殖様式）と細胞異型度を意識した報告を心がける必要がある。

ⅰ）乳頭型の治療

低異型度の癌はすべて乳頭型，非浸潤性で，最も頻度の高い癌である（図4.4.7）。高異型度の非浸潤癌は稀で，筋層非浸潤癌であることが多い。TURBTが施行され，病理組織学的に筋層非浸潤癌であることが確認されれば，膀胱は温存される。

ⅱ）結節型の治療

高異型度の癌である。筋層浸潤癌であることが多い。TURBTが施行され，病理組織学的に筋層浸潤癌であれば，根治的膀胱全摘術＋骨盤内リンパ節郭清術＋尿路変更術，全身化学療法，放射線療法などが選択される（図4.4.8）。

ⅲ）平坦型の治療

CISは非浸潤癌で高異型度の癌であり，浸潤癌の前駆病変と考えられている。膀胱鏡で明らかな所見がないにもかかわらず，細胞診「陽性」となることが多い。前立腺部尿道の経尿道的切除（TUR）/生検，膀胱のランダム生検（正常に見える膀胱粘膜から無作為な生検），上部尿路の検索を行い，膀胱内の尿路上皮内癌であれば膀胱は温存され，BCG膀胱内注入療法が施行される（図4.4.9）。

（4）細胞診の役割

膀胱癌の多くを占める低異型度の癌では通常，患者は肉眼的血尿を訴えて泌尿器科を受診，膀胱鏡で腫瘍を確認して組織診施行，診断，治療される。この間に尿細胞診は

用語 白色光下（white-light imaging；WLI），経尿道的膀胱腫瘍切除術（transurethral resection of the bladder tumor；TURBT），経尿道的切除（transurethral resection；TUR）

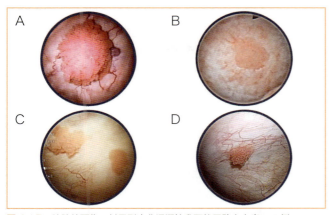

図 4.4.7 膀胱鏡画像　低異型度非浸潤性乳頭状尿路上皮癌の4例
A～C：尿細胞診「陰性」、切除される場合と経過観察される場合がある。
A：50代男性、初発腫瘍20mm、細胞診「陰性」、TURBT後4年再発なし。
B：60代男性、再発腫瘍5mm、細胞診「陰性」、3カ月ごとの膀胱鏡とCTで経過観察1年間不変。
C：60代女性、再発腫瘍8mmと5mm、細胞診「陰性」、少しずつ増大傾向を示しTURBTが適応。
D：60代女性、再発腫瘍4mm、細胞診「疑陽性」、TURBT後1年再発なし。

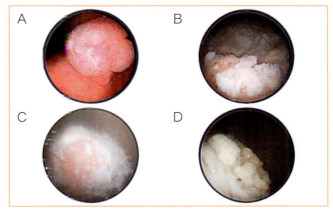

図 4.4.8 膀胱鏡画像　浸潤性尿路上皮癌の4例
A～D：いずれも細胞診「陽性」、膀胱全摘術が適応。
A：50代女性、残尿感/尿潜血、初診、TURBTにてpT1、広範囲に1～3cmの非乳頭状腫瘍多発。
B：70代男性、排尿時痛、初診、TURBTにてpT2、MRIにて腫瘍は21mmで筋層浸潤疑い。
C：60代女性、肉眼的血尿、初診、TURBTにてpT2、MRIにて腫瘍は55mmで筋層浸潤疑い。
D：50代男性、肉眼的血尿、初診、TURBTにてpT2、MRIにて腫瘍は59mmで筋層浸潤疑い。

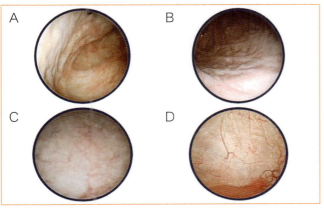

図 4.4.9 膀胱鏡画像　尿路上皮内癌の4例
A～D：いずれも平坦な粘膜で腫瘍を確認できないが細胞診「陽性」。
A：70代男性、頻尿、初診、尿および両側上部尿路洗浄液、膀胱生検でCIS、全尿路全摘術が適応。
B：70代男性、BCG治療後、尿細胞診「陽性」、膀胱生検でCIS、BCG膀胱内注入療法が適応。
C：60代男性、BCG治療後、尿細胞診「陽性」、両側上部尿路洗浄液細胞診「陰性」、BCG膀胱内注入療法が適応。
D：70代女性、BCG治療後、尿細胞診「陽性」、膀胱生検でCISを否定できず。経過観察。

「陰性」のことが多いが、肉眼的血尿の場合は膀胱鏡が施行されるので、細胞診「陰性」が理由で腫瘍が見逃されることはない。低異型度の癌における判定精度向上のため、病理組織学的根拠にもとづいた細胞判定基準を今後さらに検討する必要がある。尿細胞診で低異型度の癌診断を可能にしていくことも必要だが、高異型度の癌所見の有無を正確に判定することはさらに重要である。

CISは平坦な粘膜内の癌で、膀胱鏡では非特異的な粘膜発赤として観察され良性変化と鑑別困難であるため、尿細胞診で高異型度の癌細胞を検出する意義は極めて大きい。

3. 腎盂・尿管癌

(1) 疫学

腎盂・尿管癌の90％以上が尿路上皮癌で、全尿路上皮癌の5～10％と比較的稀な腫瘍である。

尿路上皮癌は尿路に多発する特徴がある。上部尿路上皮癌の患者で先行性あるいは同時性に膀胱癌を認める場合も多く、また、上部尿路上皮癌の術後に膀胱癌が発生（膀胱内再発）する頻度も高い。上部尿路上皮癌や膀胱癌を認めた場合には尿路全体をスクリーニングする必要性がある[1]。

(2) 腎盂・尿管癌の診断と細胞診

最も多い症状は肉眼的血尿である。肉眼的血尿があれば膀胱癌検索のために尿細胞診検査、腎膀胱超音波検査、膀胱鏡検査が施行される。自然排尿による尿細胞診よりも尿管カテーテルで採取した腎盂・尿管尿を用いた選択的尿細胞診のほうが癌の検出率が高いことが示されている。ただし、腎盂・尿管尿を採取する際は、造影剤を使用する前に採取することが推奨される[9, 10]。超音波検査では腎、膀胱の腫瘍や水腎症の有無などを確認し、膀胱鏡では膀胱腫瘍の有無と左右の尿管口からの出血の有無を確認する。

尿細胞診「陽性」の場合、膀胱鏡で異常所見がなければ前立腺部尿道の生検、膀胱内のランダム生検にてCISが否定されることにより、腎盂・尿管癌が疑われる。

腎盂・尿管癌が強く疑われる場合の画像検査の第一選択は癌の検出、病期診断、尿路CT検査である。

さらに必要に応じて尿管鏡検査、尿管カテーテル法によ

用語　磁気共鳴画像（magnetic resonance imaging ; MRI）、尿路CT検査（CT urography）

る上部尿路細胞診（分腎尿や腎盂・尿管の洗浄液），組織生検などにより確定診断に至る。

腎盂・尿管癌の標準治療は腎盂尿管全摘術＋膀胱部分切除術であるが，低異型度・単発・1cm以下・画像検査にて非浸潤癌の場合には腎温存治療が検討されている。

上部尿路細胞診においても重要なのは高異型度の癌所見を精度よく判定することである。良性を悪性と判断してしまう過大評価による「偽陽性」判定にはとくに注意する必要がある。自然尿の場合は不要な検査を招き，上部尿路細胞診の場合はさらに重大で，温存すべき腎盂・尿管を全摘する危険を生じ得る。

● 4. 尿細胞診の精度管理

使用する報告様式にかかわらず，報告した細胞診結果を「陽性」（悪性所見あり）または「陰性」（悪性所見なし）の二項分類に変換し，細胞診結果に対応する病理組織診断や臨床診断などの結果（疾患の有無）と比較検討することによって尿細胞診としての精度を評価し自施設の成績をまとめて内部精度管理していくことが望ましい。2項分類への変換に際し，「疑陽性」を除外することなく，そのすべてを「陽性」として扱わなければならない。

尿細胞診の精度は感度40～60％，特異度90～100％と報告されており，低異型度の癌の検出能の低さが低感度の原因とされる[5,11]。特異度については，「偽陽性」をできるだけ減らし，100％に近づけることが目標となる。

尿細胞診が高い信頼性を有する非侵襲性の検査として存在価値をさらに高めるため，病理組織学的根拠にもとづく細胞判定基準，再現性，精度（高感度，高特異度）などを検討し続けていく必要がある。感度は「癌の有無」をカットオフとして精度を評価してきたが，低異型度癌の尿中への出現頻度が低いことは感度向上の限界を示している。今後はパリシステム（IAC & ASC）を用い，「高異型度癌の有無」をカットオフとして精度評価し，尿細胞診が高い再現性と高い精度を有する検査であることを示していく必要がある。

4.4.4 尿路のおもな病変と細胞像

● 1. 尿路上皮異形成

腎盂・尿管・膀胱癌取扱い規約 第2版（2021年）では組織分類から削除され，尿路上皮異形成の用語使用は推奨されない。尿路上皮異形成は尿路上皮内癌（CIS）と確定診断できない軽度～中等度の異型尿路上皮細胞が粘膜上皮内で平坦状に増殖する腫瘍性病変と考えられるが，病理組織診断者間の一致性が低く，臨床的な対応も定まっていないため，細胞診判定においても使用すべき用語ではない。

● 2. 尿路上皮内癌（CIS）

(1) 組織像

明らかに悪性と判断できる強い異型を有し，浸潤することなく尿路上皮内に平坦状に増殖する腫瘍。高度の異型を有して乳頭状発育を示さずに平坦型に広がる上皮内癌である。腫瘍細胞の核異型は強く，核濃染，核形不整，核分裂像が目立ち，著明な大小不同を有して，小型類円形から大型多辺形を呈する多形大細胞が出現することが多い（図4.4.10）が，非多形大細胞，小細胞が主体となることもある。

CISは単独でも存在するが，ほかの組織型に随伴することも少なくない。

腫瘍細胞は粘膜上皮を完全に置換していたり，粘膜上皮の一部を残した状態であったり，孤細胞性に粘膜上皮内に存在するPaget病様であったり，粘膜上皮内への腫瘍進展像がさまざまな程度で確認できることが多い。

CISは膀胱鏡で非特異的な粘膜発赤を呈し，腫瘍細胞は剥離しやすく，生検組織像では，ブルン細胞巣のみのことや，clinging（腫瘍細胞の多くが剥離したことによって単層を呈する状態）や，腫瘍細胞がまったく確認できず剥離性膀胱炎像であることもあり，尿細胞診による高異型度の癌細胞の有無は，極めて重要な情報となる。

(2) 細胞像

CISは正常の尿路上皮細胞とは明らかに異なる強い核異型を有する高異型度の癌であり，細胞像を図4.4.10A～Dに示す。膀胱や上部尿路の洗浄液は尿細胞診より，腫瘍細胞の変性は少なく，集団から散在して多くの腫瘍細胞を観察でき，CISの存在を示唆する所見を確認しやすい。尿細胞診でも癌細胞が集団や上皮内腫瘍進展像として認められることがあるが稀で，多くは変性を伴うが腫瘍性壊死はなく，高度の異型と著しい大小不同を有して，小型類円形～大型多辺形で多形性を呈し，おもに散在性に出現し，特定の構造を示す集団は認められない。細胞診でCISの存在を示唆する所見を認めても，浸潤性尿路上皮癌も高異型度の

用語 多形大細胞（large cells with pleomorphism），非多形大細胞（large cells without pleomorphism），小細胞（small cell）

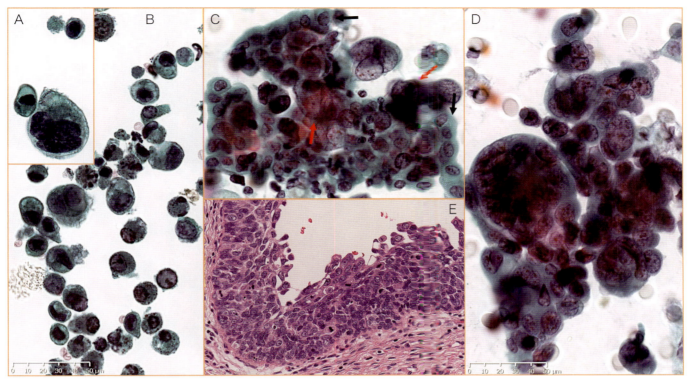

図4.4.10 尿路上皮内癌（CIS）の細胞像（A〜D：×400 Pap染色）と組織像（E：×200 HE染色）
A, B：70代男性, 膀胱癌pTis, 尿, LBC。C, D：80代女性, 腎盂癌pTis, 腎盂洗浄液, フィルター法。C：上皮内腫瘍進展像を示す集団で, 赤矢印は癌細胞, 黒矢印は粘膜上皮細胞。E：60代女性, 尿管癌pTis, 高度の異型を有し, 乳頭状発育を示さず, 尿路上皮内を平坦状に広がり, 浸潤を示さない。深層型の小型類円形〜表層型の大型多辺形の癌細胞からなり, 大小不同の著しい多形性型の上皮内癌。CIS細胞像の特徴は, 高度の異型性, 著明な大小不同, 多形性, 壊死がない, 上皮内腫瘍進展像である。

癌であり，浸潤癌の存在を否定することは困難である。

尿細胞診で高異型度の癌細胞が「陽性」の場合，下部か上部，または両方の尿路癌が考えられ，組織型は浸潤性尿路上皮癌，CIS，高異型度非浸潤性乳頭状尿路上皮癌のいずれか，またはこれらの混在が考えられる。

CISを診断するために，膀胱鏡や画像で隆起性病変がなく，膀胱内のランダム生検による病理組織学的な検索，さらに上部尿路癌の診断には両側尿管カテーテル法も必要となることがある。

CISはほかの組織型と併発することがあり，筋層非浸潤性膀胱癌（Ta，Tis，T1）の再発と進展のリスク分類の決定にはCIS併発の有無が大きな因子となっていて，高リスクは膀胱全摘の可能性も生じる。

CISの細胞判定基準は明確であることが望ましいが，浸潤性を否定できる細胞所見は明らかでなく，非浸潤癌であるとの判定は困難である。しかしながら特徴的なCISの組織像を細胞所見に反映させ，超音波，膀胱鏡所見などを考慮すれば，浸潤性を否定できずとも，CISの存在を示唆することができ，CISの推定やほかの組織型と併発の推定もある程度可能になると考えられる。

● 3. 低異型度非浸潤性乳頭状尿路上皮癌

（1）組織像

正常尿路上皮細胞の核に類似した軽度の核異型を有し，細い血管結合組織を伴って乳頭状に増殖する間質浸潤がない腫瘍である。乳頭状構造は分枝，癒合する傾向があるが，上皮は成熟傾向を有して表層細胞はおおむね1層で存在し，中層細胞の増加として多層化することが多い。腫瘍が大きい場合や循環障害が起こった場合などに，中層型腫瘍細胞主体の変性，壊死が出現することがある。

再発を繰り返すが，低異型度の状態で浸潤，転移は極めて稀とされる。顕微鏡レベルの微小で低い乳頭状を示すものもあるが，通常は肉眼的血尿をきたす大きさとなってから発見される。

世界保健機関（WHO）分類（2022）では異型の弱い乳頭状腫瘍のうち，より異型の弱い腫瘍を「癌」ではなく低悪性度乳頭状尿路上皮腫瘍（PUNLMP）とよび，低異型度非浸潤性乳頭状尿路上皮癌と区別しているが，腎盂・尿管・膀胱癌取扱い規約 第1版（2011年）ではPUNLMPを包括して低異型度非浸潤性乳頭状尿路上皮癌として扱っている。

用語 世界保健機関（World Health Organization；WHO），低悪性度乳頭状尿路上皮腫瘍（papillary urothelial neoplasm of low malignant potential；PUNLMP）

4章 各論

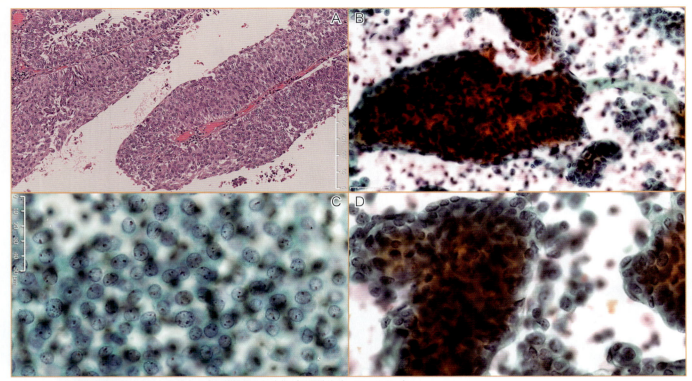

図 4.4.11 低異型度非浸潤性乳頭状尿路上皮癌の組織像と細胞像（腎盂洗浄液，フィルター）
A～D：60代女性，腎盂癌pTa，すべて別症例。A：×100　HE染色。高度の異型や浸潤を示さず，血管結合織性の茎が存在すること，多層化する上皮は中層型であることなどが特徴である。B：×200　Pap染色。高度の異型がなく，表層型はごく少数。茎を有する細胞集団と中層型の著明な増加（集団～散在）を認め，明らかな乳頭状所見を呈している。C：×400　Pap染色。中層型が主体で散在性。D：×400　Pap染色。中層型の密な集団。茎を有する細胞集団が尿中に出現することは少ない。

(2) 細胞像

　低異型度の癌の病理組織学的な特徴は，正常尿路上皮細胞核に類似して高度の異型を示さない核異型，血管結合織性の茎，上皮の多層化で（図4.4.11A），これらが病理組織学的根拠にもとづいた細胞判定基準となり得る。

　腎盂洗浄液に出現した茎を有する細胞集団を図4.4.11Bに示す。膀胱や上部尿路の洗浄液は尿より多くの細胞が採取できるが，茎を有する細胞集団を認めることは少ない。多くは図4.4.11C,Dのように，高度の異型を有さない中層型の癌細胞が著明に増加することによって上皮の多層化を確認し，乳頭状腫瘍の存在を推定し，低異型度の癌の判定が可能となる。

　低異型度の癌は通常核は正常に類似し，結合性が保たれるが，変性・壊死を伴うことがある（図4.4.12）。表層型を認めずに中層型細胞のみの出現は上皮の多層化が疑われ，核が正常に類似して高度の異型を示さないことは低異型度の癌を疑う所見となる。尿細胞診では茎を有する細胞集団を認めることは稀である。

　低異型度の癌は最も多い組織型であるが，尿細胞診「陽性」判定は高異型度の癌のことが多く，低異型度の癌のことは少ないのが現状である。低異型度の癌は結合性が保たれ，尿中に腫瘍細胞が高頻度に出現することが通常は期待できず，低異型度の癌存在下での尿細胞診「陰性」，すなわちfalse negative（偽陰性）が多く存在し，尿細胞診の感度向上には限界がある。

　尿細胞診「陰性」であっても低異型度の癌は見逃されることはなく，肉眼的血尿後に施行される膀胱鏡や超音波などの画像により診断され，治療/経過観察されている。尿細胞診が低異型度の癌検出に果たす役割は高くなく，最も重要な役割は高異型度の癌検出である。

● 4. 高異型度非浸潤性乳頭状尿路上皮癌

(1) 組織像

　非浸潤性乳頭状尿路上皮癌は，構造異型と細胞異型の程度により，低異型度と高異型度に分けられる。構造異型は尿路上皮として，成熟傾向（表層細胞の消失など），極性，核の分布，上皮の厚さで，細胞異型はN/C比や核異型（正常核との隔たり）で判断する。低異型度の癌は浸潤癌に移行しないが，高異型度の非浸潤癌は浸潤癌に移行する確率が高いので，高度の異型を有するか否かは重要である。

　乳頭状癌の異型度は常に一様ではなく，低異型度と高異型度が併存することがあり，この場合は高異型度と診断される。

(2) 細胞像

　典型例では類円形を呈し，正常核とは大きく異なる核異型を有して，細胞集団辺縁から突出傾向を示す集団が出現

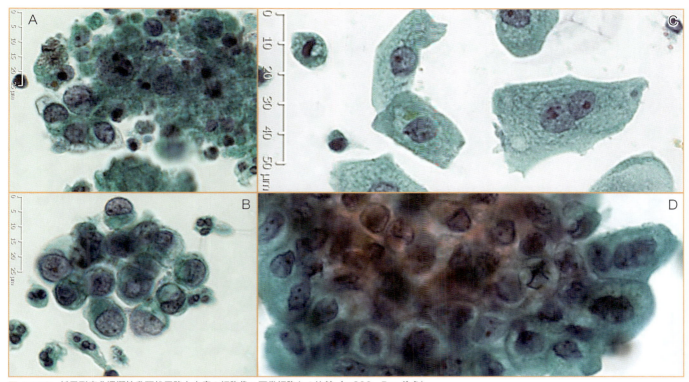

図 4.4.12　低異型度非浸潤性乳頭状尿路上皮癌の細胞像：正常細胞との比較（×800　Pap 染色）
A，B：50 代男性，膀胱癌 pTa，尿，LBC，変性，壊死を伴って，類円形小型，結合性の低下した小集団〜散在する中層型の低異型度の尿路上皮癌細胞で，正常細胞の核に類似して高度の異型はなく，表層型の出現はほとんどない。中層細胞の著明な増加は上皮の多層化が疑われ，乳頭状構造を呈して増殖する腫瘍の存在を示唆する所見である。C：尿，サイトスピン，散在する正常尿路上皮細胞。表層細胞主体で中層細胞はごく少数。D：腎盂洗浄液，フィルター，表層細胞主体の正常尿路上皮細胞集団，中層細胞はごく少数で多層化は認めない。

することがある。細胞像から浸潤の有無を判断することは困難である。図 4.4.13 は浸潤癌例だが非浸潤癌でも同様の細胞像となる。

● 5. 浸潤性尿路上皮癌（乳頭状）

(1) 組織像

下部尿管に発生した有茎性乳頭状の浸潤性尿路上皮癌を図 4.4.13 に示す。

乳頭状増殖する浸潤癌は高異型度の癌であるが，浸潤部の細胞異型で異型度を判断するために，乳頭状増殖の大部分が低異型度であってもごく一部の浸潤部の細胞異型が強ければ高異型度と診断される。また，低異型度の浸潤癌もごく稀に存在するとされている。

(2) 細胞像

浸潤癌は高異型度の癌であるが，細胞像から浸潤性の有無を判断することは困難である。乳頭状増殖の典型例では上皮の成熟傾向が失われるため，比較的大きさが整った類円形を呈し，細胞集団辺縁から突出傾向を示す集団を認めることがある。乳頭状の浸潤癌では異なる異型度，扁平上皮や腺上皮への分化を有する部分の併存や癌周囲の粘膜に CIS を伴うことがあり，細胞像が単一の組織像を反映しているとは限らない。

図 4.4.13A の尿管洗浄液細胞像を図 4.4.13B,C に示す。正常核と大きく異なる核異型を有する高異型度の癌で，CIS 由来を考える大小不同が著明な多形性を呈する結合性の弱い集団に，乳頭状癌由来と考える類円形で大きさの整った細胞からなる結合性の弱い集団を認める。

● 6. 浸潤性尿路上皮癌（非乳頭状）

(1) 組織像

広基性非乳頭状，塊状，結節状などを呈し，高度の核異型を有して充実性，胞巣状に浸潤，増殖する癌である。乳頭状癌のように細い血管結合織性の茎は形成せず，異なる異型度の併存はなくすべて高異型度の癌細胞からなる。扁平上皮や腺上皮支へ分化する部分や癌周囲粘膜に CIS を伴うことがある。図 4.4.14A では，尿管壁が全周性に肥厚し，癌が非乳頭状に浸潤，増殖している。癌細胞は比較的大きく均一で，N/C 比は高くない。

(2) 細胞像

高度の核異型を有し，腫瘍性の壊死や CIS 由来の細胞を伴うことも多い。

図 4.4.14A の尿管洗浄液細胞像を図 4.4.14B,C に示す。正常尿路上皮細胞の核と大きく異なる高異型度の癌である。癌細胞集団辺縁からの突出傾向はなく極性が乱れた充

■4章　各論

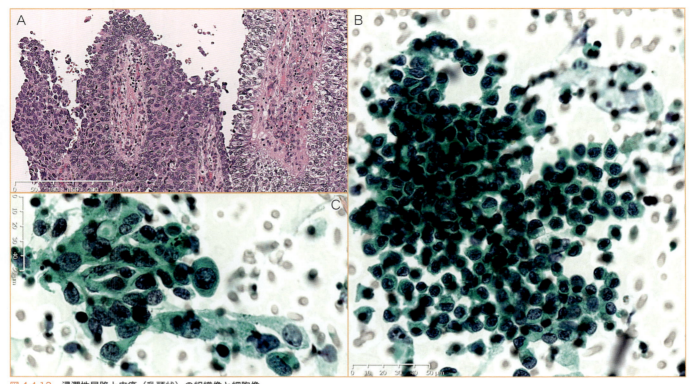

図 4.4.13　浸潤性尿路上皮癌（乳頭状）の組織像と細胞像
A～C：60 代男性，尿管癌 pT2 乳頭状＋CIS。A：×100　HE 染色。乳頭状部分は高度の異型を有するが細胞異型や構造異型は一様でなく，尿管粘膜には高度の異型を有する CIS を伴っていた。B，C：腎盂洗浄液，フィルター，×400　Pap 染色。B：高度の異型を有して，比較的大きさが均一で，乳頭状部由来。
C：著明な大小不同，多形性を示し，CIS の存在が疑われる。乳頭状と非乳頭状の鑑別は困難だが，両成分が出現していると考えられる。

実性集団で，癌細胞は N/C 比が高くなく，比較的大きく均一で，組織像における癌胞巣内の細胞に類似している。CIS の存在を示唆するほどの多形性や著明な大小不同性は認めない。

● 7. 浸潤性尿路上皮癌（特殊型）

(1) 扁平上皮への分化を伴う浸潤性尿路上皮癌

浸潤性尿路上皮癌は扁平上皮や腺上皮への分化を示すことがある。正常尿路上皮細胞の核とは大きく異なる高異型度の癌で，癌細胞集団辺縁からの突出傾向は目立たず，CIS の存在を示唆するほどの多形性，著明な大小不同性，結合性の低下を認めず，扁平上皮への分化を示す癌細胞が出現する。

病理組織学的に一部でも尿路上皮癌成分があれば扁平上皮への分化を伴う浸潤性尿路上皮癌と診断される。細胞診で角化を伴って扁平上皮癌成分のみが出現する場合でも，安易に扁平上皮癌と判定することはできず，尿路上皮癌である可能性を否定できない。

(2) 腺上皮への分化を伴う浸潤性尿路上皮癌

浸潤性尿路上皮癌に腺上皮へ分化する部分があることは少なくないが，細胞診で腺上皮への分化の有無を判定することは困難である。また病理組織学的に尿路上皮癌が存在すれば腺上皮への分化を伴う浸潤性尿路上皮癌と診断される。

(3) その他の特殊型

腎盂・尿管・膀胱癌取扱い規約（表 4.4.1）に示す特殊型がある。

● 8. そのほかの腫瘍

扁平上皮癌，腺癌，尿膜管癌，小細胞癌のほか，腎盂・尿管・膀胱癌取扱い規約（表 4.4.1）に示す腫瘍が発生する。転移性腫瘍および他臓器からの浸潤性腫瘍としては，前立腺癌，子宮頸癌，大腸癌，リンパ腫などで悪性細胞が尿中に出現することがある。

● 9. 腫瘍様病変ないし異常上皮

腎盂・尿管・膀胱癌取扱い規約（表 4.4.1）にある良性病変を細胞診で鑑別することは困難である。細胞診では高度異型を有する細胞の有無を判断し，高度異型がなければ乳頭状所見の有無を判断し，乳頭状所見がなければ細胞診「陰性」とせざるを得ない。

細胞診で悪性（高異型度）や腫瘍性（低異型度乳頭状）所見を確認できない「陰性」の中に，低異型度非浸潤性乳

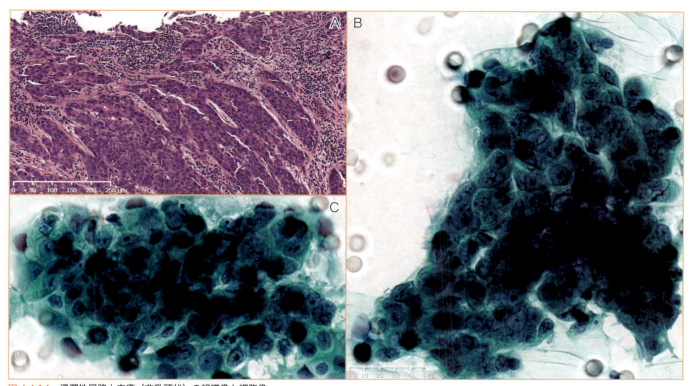

図 4.4.14　浸潤性尿路上皮癌（非乳頭状）の組織像と細胞像
A〜C：70代男性，尿管癌 pT3 非乳頭状 + CIS。A：×100　HE 染色。尿管表面から尿管周囲にまで達した浸潤癌，高度異型度の癌が充実性に浸潤増殖。B，C：尿管洗浄液，フィルター，×400　Pap 染色。高度の異型を有し，極性の乱れた充実性集団で，非乳頭状の浸潤癌を考える。CIS の存在を示唆する所見は認められない。集団辺縁から細胞の突出は認めず，乳頭状尿路上皮癌や腺癌といえる所見を認めない。

頭状尿路上皮癌が相当数含まれることはある程度はやむを得ない。低異型度の癌の多くは膀胱鏡で診断されていて，低異型度の癌存在下で細胞診が「陰性」であっても，肉眼的血尿があれば膀胱鏡が施行され，低異型度の癌が見逃されることはない。

　低異型度の癌の核は正常の尿路上皮細胞の核に類似するため判定に苦慮することが多い。癌の判定に際しては病理組織学的根拠にもとづく細胞判定基準や再現性に留意し，高精度（高感度，高特異度）であることが必要となる。とくに特異度に100％が目標となり，低異型度尿路上皮癌を疑う「疑陽性」判定をできるだけ減らす努力が必要となる。

　ときに鑑別が問題となる尿細管上皮細胞と低異型度の癌，デコイ細胞と高異型度の癌を示す（図4.4.15）。

4.4.5　尿路以外の臓器と細胞診

1. 腎

　腎腫瘍の大部分は腎細胞癌で尿細管上皮に由来している。このほか尿路上皮に由来する腎盂癌，小児に発生する腎芽腫などがある。腎実質に発生する腫瘍の診断を目的として細胞診が手術前に施行されることはほとんどない。腎盂癌細胞は尿中に出現するが，腎細胞癌細胞を尿中にみることは稀である。

2. 前立腺

　前立腺癌はほとんど腺癌で，診断は超音波ガイド下針生検組織診で行われ，細胞診が診断目的に施行されることはほとんどない。前立腺癌の腺癌細胞は尿中に出現することがあり，尿路上皮癌に比し，小型，類円形核，類円形核小体が目立つことが多い。

3. 精　囊

　精囊の腫瘍は極めて稀である。尿中に核濃染性の精囊上

用語　デコイ細胞（decoy cell）

4章 各論

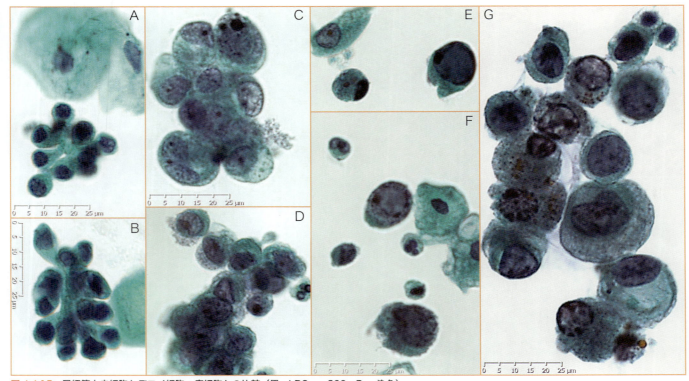

図4.4.15 尿細管上皮細胞とデコイ細胞：癌細胞との比較（尿，LBC，×800 Pap染色）
A，B：尿細管上皮細胞，やや核濃染するが，高度の異型は認めない。小型で類円形核を有し，核偏在性でN/C比は高くない。平面的な小集団辺縁から細胞が放射状に突出しており，腺系であることを示している。C，D：膀胱癌pTa，低異型度非浸潤性乳頭状尿路上皮癌。尿細管上皮より大きく，細胞集団辺縁から細胞が突出するが放射状ではない。E，F：デコイ細胞，高いN/C比，核の濃染と無構造化。G：膀胱癌pTis，CISに出現した高異型度の癌細胞，デコイ細胞に比し，クロマチン顆粒をはっきり確認できる細胞が多い。

皮細胞をみることがある。細胞質に黄褐色のリポフスチン顆粒が確認できれば高異型度の癌との鑑別は容易である。

4. 陰 茎

肉眼的に診断される扁平上皮癌の場合が多いが，尖圭コンジローマと鑑別，確定診断のために，生検組織診や細胞診（擦過または捺印法）が行われることがある。

5. 精 巣

胚細胞性の腫瘍がほとんどで，診断目的の細胞診はほとんど施行されず，尿中への悪性細胞の出現もほとんどない。

4.4.6 報告様式

腎盂・尿管・膀胱癌取扱い規約 第1版（2011年）での尿細胞診評価は，従来より細胞診で用いられてきた評価と同様の3段階または5段階で行うこととされていた。両分類間で「陰性」，「疑陽性」，「陽性」判定の相互関係に整合性は保たれているが，各施設で5段階分類を細分化するなど，全国共通の認識を得ることが難しくなった。そのような背景で，統一した報告様式が望まれるようになり，2015年に日本臨床細胞学会は「泌尿器細胞診報告様式2015」を作成した。2016年に国際細胞学会（IAC）と米国細胞学会（ASC）は，尿路上皮癌に対する医療費の削減，侵襲性の高い膀胱鏡検査施行の適正化，尿細胞診のターゲットを高異型度の癌として高感度・高特異度の検査とすることを目的に，「The Paris System for Reporting Urinary Cytology（尿細胞診報告様式パリシステム）」を出版し，パリシステムが国際標準となった。その後，わが国でも腎盂・尿管・膀胱癌取扱い規約 第2版（2021年）において，尿細胞診報告様式としてパリシステムが採用されるに至った[3]。

1. 泌尿器細胞診報告様式2015

細胞の異型性のみで判断するのではなく，背景所見と上皮細胞の出現パターンを評価したうえで，細胞異型をみる

用語 国際細胞学会（International Academy of Cytology；IAC），米国細胞学会（American Society of Cytopathology；ASC）

2段階の検鏡手順を推奨している。異型細胞の基準となる所見は，①核クロマチン増量（または核濃染），②核形不整，③N/C比大，④核偏在，⑤核腫大で，とくに核クロマチンの増量（または核濃染）は高異型度尿路上皮癌の必須所見としている。診断カテゴリーは，不適正，陰性，異型細胞，悪性疑い，悪性の5段階である（表4.4.2）。

● 2. パリシステム第2版（2022年）

尿細胞診が，高異型度尿路上皮癌の検出を目的とした検査法であることを前提とした報告様式で，第2版では低異型度尿路上皮癌は低異型度尿路上皮腫瘍とし，高異型度尿路上皮癌陰性（NHGUC）に分類し，コメントで表すことになった。また，膀胱癌に加えて上部尿路上皮癌に対する分腎尿細胞診もその対象となった。不適正（inadequate），高異型度尿路上皮癌陰性（NHGUC），異型尿路上皮（AUC），高異型度尿路上皮癌疑い（SHGUC），高異型度尿路上皮癌（HGUC），非尿路上皮悪性腫瘍（NUM）の6つの診断カテゴリーに分類される（表4.4.3）。

表 4.4.2 泌尿器細胞診報告様式 2015 の診断カテゴリー，HGUC のリスクおよび臨床対応

診断カテゴリー	HGUC のリスク*	臨床的対応の例
不適正（inadequate）		不適正の原因を改善し再検
陰性（negative）	～5%	精査不要だがほかの検査で異常があれば再検
異型細胞（atypical）	15% 程度	再検あるいは経過観察
悪性疑い（suspicious）	70～95% 程度	再検と膀胱鏡検査を含めた精査
悪性（malignant）	95%～	膀胱鏡検査を含めた精査

＊今後の検証を要する

〔日本臨床細胞学会，泌尿器細胞診報告様式ワーキンググループ（編）：泌尿器細胞診報告様式 2015, 2015. https://cdn.jscc.or.jp/wp-content/themes/jscc/zassi/hinyoukisaiboushinhoukoku.pdf より〕

表 4.4.3 パリシステムの各診断カテゴリーにおける高異型度悪性腫瘍の存在確率

診断カテゴリー	高異型度悪性腫瘍の存在確率（%）
不適正（inadequate）	0～6
高異型度尿路上皮癌陰性（NHGUC）	8～24
低異型度尿路上皮腫瘍（LGUN）	0～4
異型尿路上皮細胞（AUC）	24～58
高異型度尿路上皮癌疑い（SHGUC）	59～94
高異型度尿路上皮癌（HGUC）／非尿路上皮悪性腫瘍（NUM）	76～100

（E Wojcik, et al.: "The Paris System for Reporting Urinary Cytology, 2nd ed.", 253, Springer Nature, 2022. より）

［平田哲士・城戸貴之・白波瀬浩幸］

用語 高異型度尿路上皮癌（high-grade urothelial carcinoma；HGUC），高異型度尿路上皮癌陰性（negative for high-grade urothelial carcinoma；NHGUC），異型尿路上皮（atypical urothelial cells；AUC），高異型度尿路上皮癌疑い（suspicious for high-grade urothelial carcinoma；SHGUC），非尿路上皮悪性腫瘍（non-urothelial malignancy；NUM）

参考文献

1) 日本泌尿器科学会(編)：腎盂・尿管癌診療ガイドライン 2023 年版, 50, 医学図書出版, 2023.
2) 日本泌尿器科学会(編)：膀胱癌診療ガイドライン 2019 年版 増補版, 11-12, 医学図書出版, 2023.
3) 日本泌尿器科学会, 他(編)：泌尿器科・病理・放射線科 腎盂・尿管・膀胱癌取扱い規約 第2版, 124-126, 医学図書出版, 2021.
4) 国立がん研究センター：がん情報サービス「がん統計」(厚生労働省人口動態統計) cancer_mortality (1958-2022).
5) 日本泌尿器科学会(編)：膀胱癌診療ガイドライン 2019 年版 増補版, 16, 医学図書出版, 2023.
6) 日本腎臓学会, 日本泌尿器科学会, 他(編)：血尿診断ガイドライン 2023, 11, ライフサイエンス出版, 2023.
7) Kausch I et al："Photodynamic diagnosis in non-muscle-invasive bladder cancer: a systematic review and cumulative analysis of prospective studies", Eur Urol 2010；57：595-606.
8) Burger M et al.："Photodynamic diagnosis of non-muscle-invasive bladder cancer with hexaminolevulinate cystoscopy: a meta-analysis of detection and recurrence based on raw data", Eur Urol 2013；64：846-854.
9) 日本泌尿器学会(編)：腎盂・尿管癌診療ガイドライン 2023 年版, 69, 医学図書出版, 2023.
10) A. Masson-Lecomte, P. Gontero, et al.："EAU guidelines on upper urinary tract urothelial carcinoma", 11, European Association of Urology (EAU), 2024. https://d56bochluxqnz.cloudfront.net/documents/full-guideline/EAU-Guidelines-on-Upper-Urinary-Tract-Urothelial-Carcinoma-2024.pdf
11) Raab SS et al.："Low-grade transitional cell carcinoma of the urinary bladder: application of select cytologic criteria to improve accuracy", Mod Pathol 1996；9：225-232.

4.5 消化器

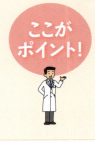

ここがポイント！

- 唾液腺腫瘍の特徴は，極めて多数の組織型が存在するため細胞像が多彩であることである。まず筋上皮・基底細胞関連腫瘍か否かを把握することが重要である。
- 口腔領域では，細胞診による口腔癌検診が注目されつつある。
- 貯留胆汁細胞診の細胞判定基準に従えば，胆汁細胞診の診断精度向上が期待できる。
- 超音波内視鏡下穿刺吸引細胞診（EUS-FNAC）は，膵臓のほか，肝臓，胆嚢，リンパ節などの病理学的診断が得られる重要な方法で，治療方針の決定に非常に有用である。

4.5.1 解剖と組織・細胞

● 1. 唾液腺

唾液腺は唾液を産生，分泌する器官であり，解剖学的に大唾液腺（耳下腺，顎下腺，舌下腺）と小唾液腺（頬腺，口唇腺，口蓋腺など）がある。唾液腺には分泌機能をもつ腺房と産生された唾液を口腔に運びながら水分や電解質を調整する導管系に分かれており，腺房にはアミラーゼを産生する漿液細胞と粘液を産生する粘液細胞，その両方からなるものの3種類があり，それぞれ漿液腺，粘液腺，混合腺（図4.5.1）という。

唾液腺腫瘍には数多くの組織型があり[1]，腫瘍の組織発生は複雑で解明されていない部分が多い。唾液腺腫瘍を腫瘍細胞の分化から大別してみると，導管上皮への分化を示す腫瘍，導管上皮と筋上皮への分化を示す腫瘍，筋上皮への分化を示す腫瘍の3つに分けられる（図4.5.2）。筋上皮への分化を示す腫瘍は形態が極めて多彩であるため，筋上皮・基底細胞関連腫瘍と筋上皮・基底細胞非関連腫瘍の2つに大別すると理解しやすく，森永による「悪性度と細胞分化を加味した代表的な唾液腺腫瘍の分類表」（表4.5.1）がわかりやすい。

唾液腺腫瘍の細胞診断には筋上皮・基底細胞関連腫瘍か否かをまず把握することが重要である。穿刺吸引細胞診では，筋上皮・基底細胞関連腫瘍に含まれる間質性粘液の酸性ムコ多糖が，Giemsa染色で特徴的な異染性を呈することから，必ずPap染色とGiemsa染色を併用することが肝要である。筋上皮・基底細胞関連腫瘍の1つである多形腺腫は，全唾液腺腫瘍の45〜75％，良性腫瘍の約2/3を占める最も頻度の高い腫瘍である。

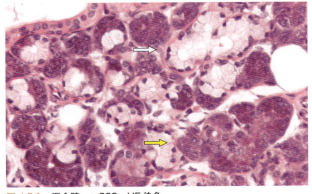

図4.5.1 混合腺 ×200 HE染色
顎下腺組織で，顆粒状の細胞質を有する漿液腺細胞（黄矢印），淡明な細胞質を有する粘液腺細胞（白矢印）が混在する。

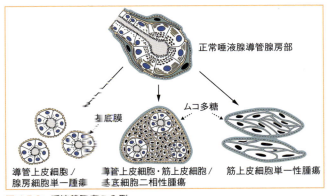

図4.5.2 唾液腺腫瘍の3型
〔Ellis GL, et al.: Surgical pathology of the salivary glands, 2-9, Philadelphia Saunders, 1991；Dardick：Color atlas/text of salivary gland tumor pathology, New York：Igaku-Shoin Medical Publishers, 7-29, 1996，より〕

用語 多形腺腫（pleomorphic adenoma）

4章 各論

表 4.5.1　悪性度と細胞分化を加味した代表的な唾液腺腫瘍の分類表

		筋上皮関連腫瘍	筋上皮非関連腫瘍
良性腫瘍		多形腺腫，基底細胞腺腫，唾液腺筋上皮腫，介在部導管腺腫，硬化性多嚢胞腺腫	ワルチン腫瘍，オンコサイトーマ，細管状腺腫，唾液腺嚢胞腺腫，導管乳頭腫，乳頭状唾液腺腺腫，リンパ腺腫，脂腺腺腫，線条部導管腺腫，角化嚢胞腫
悪性腫瘍	低悪性度	基底細胞腺癌，上皮筋上皮癌，硬化性微小嚢胞腺癌，多形腺腫由来癌（被膜内・微少浸潤型），唾液腺芽腫	粘表皮癌（低悪性度），腺房細胞癌，分泌癌，微小分泌腺癌，多型腺癌，硝子化明細胞癌，導管内癌，粘液腺癌，唾液腺癌 NOS（低悪性度）
	中悪性度	腺様嚢胞癌（篩状・管状型），筋上皮癌	粘表皮癌（中悪性度），脂腺腺癌，リンパ上皮癌，唾液腺癌 NOS（中悪性度）
	高悪性度	腺様嚢胞癌（充実型），多形腺腫由来癌（広汎浸潤型）	粘表皮癌（高悪性度），唾液腺導管癌，唾液腺肉腫，扁平上皮癌，唾液腺癌 NOS（高悪性度）

（森永正二郎：「4. 唾液腺腫瘍の病理診断」，唾液腺腫瘍アトラス，日本唾液腺学会（編），21，金原出版，2005 より一部改変）

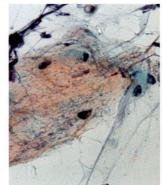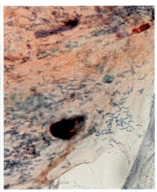

図 4.5.3　*Helicobacter pylori*　左：×400，右：×1,000　Pap 染色
粘液の中にらせん状桿菌を認める。

● 2. 口　腔

　口腔は消化管の入り口にあたり，上下の口唇がつくる口裂（いわゆる口）で外に開き，奥の方は咽頭へつながる。口腔はさらに舌，口腔底，歯肉，頬粘膜，硬口蓋に分けることができる。硬口蓋の後方は軟口蓋，口蓋垂に連続し，上下の顎にはそれぞれ成人では14～16本の永久歯が，小児では10本の乳歯が生えている。歯以外の口腔粘膜は重層扁平上皮とその下の粘膜固有層からなり，粘膜筋板がないので粘膜下組織との境がはっきりしない。粘膜固有層や粘膜下には唾液腺（小唾液腺）が広く分布しており，その存在する場所によって口唇腺，頬腺，口蓋腺，舌腺と名付けられている。また，口腔には耳下腺，顎下腺，舌下腺の管が開いており，そこから唾液が出て粘膜を潤している。

　口腔領域の腫瘍は上皮性，非上皮性の良性および悪性腫瘍のほか，歯を形成する組織に由来する歯原性腫瘍が含まれる。口腔に発生する悪性腫瘍は，全悪性腫瘍の約2%を占め，40歳を境に急増し，男女比は2：1と男性に多い。悪性腫瘍の大部分が口腔粘膜由来の扁平上皮癌で，舌に多く，次いで歯肉に好発する。舌の中では圧倒的に舌縁に多い。

● 3. 食　道

　食道は咽頭から続く長さ約25cmの筋性の管で，周囲には気管，大動脈，反回神経などがあり，咽頭食道狭窄部，大動脈気管支狭窄部，横隔膜狭窄部の3つの狭窄部がある。食道壁は粘膜，粘膜下組織，筋層，外膜からできている。粘膜は上皮層，粘膜固有層，粘膜筋板の3層からなり，重層扁平上皮でおおわれている。食道は腹腔臓器のように漿膜をもたず，筋層の外面は外膜という。

　食道癌の約90%は扁平上皮癌であるが，食道胃接合部付近が円柱上皮によって置き換えられたバレット上皮から発生する腺癌も見られる。

● 4. 胃

　胃は食道と十二指腸の間にある袋状の構造物で，上腹部中央に位置する。食道との境は噴門，十二指腸との境は幽門とよばれ，おおまかに噴門側を胃底部，中央部を胃体部，幽門側を前庭部という。胃壁は，内側より粘膜，粘膜固有層，粘膜下組織，固有筋層，漿膜下組織，漿膜からなる。胃粘膜の表面と上皮層から粘膜固有層に管状に陥凹した胃小窩の壁は単層円柱上皮でおおわれる。粘膜固有層には胃底腺（固有胃腺）が見られ，ペプシノゲンを産生する主細胞，塩酸を分泌する壁細胞，粘液を分泌する副細胞からなる。胃底腺は，胃底部から胃体部にかけて広く分布する。胃角部から前庭部，幽門前部の粘膜固有層にある腺は，胃底腺と異なる性質をもち，幽門腺とよばれる。幽門腺はおもに粘液細胞で構成されているが，その他にガストリンを分泌する基底顆粒細胞（内分泌細胞）が多数認められる。

　胃腫瘍には *Helicobacter pylori*（*H.pylori*）感染が関与している（図4.5.3）。*H.pylori* は，幼児期に感染し，終生の持続感染となる。日本人では成人の50～70%が *H.pylori* に感染している。*H.pylori* 感染による炎症を基盤として，胃潰瘍，十二指腸潰瘍，胃癌，粘膜関連リンパ組織（MALT）リンパ腫が発生する。*H.pylori* 未感染の胃粘膜に炎症や萎縮が発生することは稀であり，胃潰瘍や十二指

用語　ワルチン（warthin）腫瘍，NOS（not otherwise specified），バレット（Barrett）上皮，噴門（cardia），幽門（pylorus），ヘリコバクター・ピロリ（*Helicobacter pylori*；*H.pylori*），粘膜関連リンパ組織（mucosa associated lymphoid tissue；MALT）

腸潰瘍，胃癌が発生することも稀である。また，*H.pylori* 除菌によって，胃潰瘍，十二指腸潰瘍，MALTリンパ腫が治癒することがある。

　胃腫瘍の代表的なものは胃癌であるが，胃癌の診断を目的として細胞診検体が提出されることはほとんどない。細胞診の対象として，胃粘膜下腫瘍に対する超音波内視鏡下穿刺吸引細胞診（EUS-FNAC）検体があり，胃生検で診断困難な消化管間質腫瘍（GIST）などの診断を目的としたものである。GISTの典型的な細胞像は，長楕円形核をもつ紡錘形細胞が束状配列とその交錯像を示す集団として採取されるが，十分量の細胞が採取されない場合や少数の紡錘形細胞がほつれて見られる場合などもある。

5. 大　腸

　大腸は回腸（小腸）より連続し，肛門までの1.5～2mの管状臓器で，盲腸，結腸（上行結腸，横行結腸，下行結腸，S状結腸），直腸からなる。壁は内側より粘膜，粘膜固有層，粘膜下組織，固有筋層，漿膜下組織，漿膜となるが，直腸下部は腹膜より外になり，この場所に漿膜はなく外膜となる。大腸粘膜の表面は平滑で，粘膜上皮は小腸と同じ吸収上皮細胞からなるが，微絨毛の発達は悪い。粘膜上皮は粘膜固有層に入り込んで陰窩（腸腺）をつくっている。大腸の陰窩は杯細胞に富むがパネート細胞は認められない。

　大腸腫瘍の代表的なものとして，腺腫，癌，カルチノイド，GISTなどがある。大腸癌は，60～70代に多く発生し，約7割はS状結腸と直腸に発生する。胃と同様に病理検体は生検組織診が多く，細胞診によって大腸腫瘍の診断を行うことは極めて少ない。粘膜下に腫瘍のあるカルチノイドやGISTに対する穿刺吸引細胞診，直腸鏡で観察される範囲の直腸癌に対して直視下で擦過が行われる場合もある。

　肺，肝臓，脳，リンパ節などの他臓器において大腸癌の転移を診断することは非常に有用性が高いので，大腸癌の細胞学的特徴を理解しておくことが必要である。分化型大腸癌の細胞所見は，高円柱状の異型細胞が管腔様配列や柵状配列の集塊として出現し，管腔内や背景に壊死を認めるのが特徴である。

6. 肝　臓

　肝臓は腹腔の右上部にある，身体の中で最も大きな実質性の器官で，成人では1～1.5kgに及ぶ。組織学的に肝実質は小葉間結合組織（グリソン鞘）により，多数の小葉に分かれている。肝小葉は1～2mmの六角柱ないし多角柱の

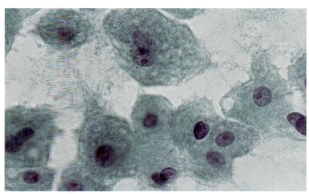

図4.5.4　再生肝細胞　×1,000　Pap染色
肝細胞癌症例の非腫瘍部の穿刺吸引。多辺形～類円形で顆粒状の細胞質を呈する。核も小型でN/C比は低い。

形をしており，中心部に中心静脈が貫き，その周囲を肝細胞が放射状に配列している。肝細胞は小器官が豊富で，層板状の粗面小胞体がよく発達し，ミトコンドリアも豊富であるため，HE染色で細胞質は好酸性顆粒状に染色され，Pap染色でも多辺形～類円形で顆粒状の細胞質を呈する（図4.5.4）。またグリコーゲンに富むことも特徴で，PAS反応で赤色に染まる。細胞の中央部には，1個ないし2個の核をもっている。

　原発性肝癌の90%以上が肝細胞癌で，5%前後が肝内胆管癌である。肝細胞癌は肝細胞由来の悪性腫瘍で，ほとんどはB型，C型肝炎ウイルスの持続感染から慢性肝炎，肝硬変を経て癌へと至る。肝内胆管癌は，肝硬変のない肝に発生し，近年増加傾向にある。ほとんどが胆管上皮類似の管状，乳頭型腺癌である。その他に，新生児や小児期に見られる肝芽腫や良性腫瘍の海綿状血管腫などもある。また，肝臓は血行性の転移が多い臓器で，大腸癌，肺癌，乳癌の転移が高率に見られる。

7. 肝外胆管と胆嚢

　胆道は，肝細胞から分泌された胆汁が十二指腸に流出するまでの全排泄経路を指すが，本項では肝外胆管と胆嚢について記載する。肝外胆道系は，肝外胆管，胆嚢，乳頭部に区分される（図4.5.5）。組織学的には，胆管と胆嚢管は単層円柱上皮と，その周りをつつむ結合組織の層からなるが，総胆管になり，十二指腸に近づくにつれて平滑筋が発達してくる。胆嚢は肝右葉の下にはまり込むようにして存在する長さ8～10cmの袋で，粘膜上皮は背の高い単層円柱上皮からできている。

　胆道癌の診断を目的とした細胞診検体には，胆管擦過と胆汁がある。胆汁の採取はおもに経皮経肝胆管ドレナージ

用語　超音波内視鏡下穿刺吸引細胞診(endoscopic ultrasonography-guided fine needle aspiration cytology；EUS-FNAC)，消化管間質腫瘍(gastrointestinal stromal tumor；GIST)，パネート(Paneth)細胞，肝細胞癌(hepatocellular carcinoma)，肝内胆管癌(intrahepatic cholangiocarcinoma)

4章 各論

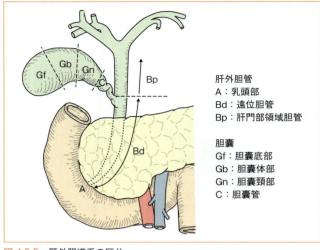

図 4.5.5　肝外胆道系の区分
〔日本肝胆膵外科学会（編）：「D．胆道癌の臨床分類と所見の記載法（手術症例・非手術症例）」，臨床・病理 胆道癌取扱い規約 第7版，18，金原出版，2021 より〕

肝外胆管
A：乳頭部
Bd：遠位胆管
Bp：肝門部領域胆管

胆嚢
Gf：胆嚢底部
Gb：胆嚢体部
Gn：胆嚢頸部
C：胆嚢管

（PTCD）法や内視鏡的逆行性胆管膵管造影（ERCP）法を実施する際に採取されるか，ERCPの一連の手技中に内視鏡的経鼻胆道ドレナージ（ENBD）チューブを留置して胆汁を数日間採取することも多い。

8. 膵　臓

膵臓は，十二指腸下行部から脾門部にかけて横走する長さ15cm前後，幅4〜5cmの臓器で，乳頭部側より頭部，体部，尾部の3つに分けられる。膵実質内は多数の小葉に分かれ，消化酵素を分泌する外分泌腺とホルモンを分泌する内分泌腺（ランゲルハンス島）よりなる。外分泌腺は腺房細胞と導管細胞よりなり，腺房細胞には種々の消化酵素（トリプシン，キモトリプシン，リパーゼ，アミラーゼなど）が含まれた分泌顆粒を有する。ランゲルハンス島はおもにA細胞，B細胞，D細胞からできており，それぞれグルカゴン，インスリン，ソマトスタチンを分泌する。ヒトのランゲルハンス島はB細胞が約70％，A細胞とD細胞が各15％を占める。

膵臓に発生する代表的な腫瘍は浸潤性膵管癌で，膵癌の約90％を占める代表的組織型であり，通常型膵癌ともよばれる。次いで膵管内乳頭粘液性腫瘍（IPMN），粘液性嚢胞性腫瘍（MCN）をはじめとする膵嚢胞性腫瘍や膵神経内分泌腫瘍（NET）がある。その他，頻度は少ないが充実性偽乳頭状腫瘍（SPN），漿液性嚢胞腫瘍（SCN）な

表 4.5.2　膵腫瘍の組織所見

1. 上皮性腫瘍（epithelial neoplasms）
   (1) 外分泌腫瘍（exocrine neoplasms）
     ① 漿液性腫瘍（serous neoplasms；SNs）
       ⅰ）漿液性嚢胞腺腫（serous cystadenoma；SCA）
       ⅱ）漿液性嚢胞腺癌（serous cystadenocarcinoma；SCC）
     ② 粘液性嚢胞腫瘍（mucinous cystic neoplasms；MCNs）
       ⅰ）粘液性嚢胞腺腫（mucinous cystadenoma；MCA）
       ⅱ）粘液性嚢胞腺癌，非浸潤性（mucinous cystadenocarcinoma；MCC），noninvasive
       ⅲ）粘液性嚢胞腺癌，浸潤性（mucinous cystadenocarcinoma；MCC），invasive
     ③ 膵管内腫瘍（intraductal neoplasms）
       ⅰ）膵管内乳頭粘液性腫瘍（intraductal papillary mucinous neoplasms；IPMNs）
         a）膵管内乳頭粘液性腺腫（intraductal papillary mucinous adenoma；IPMA）
         b）膵管内乳頭粘液性腺癌，非浸潤性（intraductal papillary mucinous carcinoma；IPMC），noninvasive
         c）膵管内乳頭粘液性腺癌，浸潤性（intraductal papillary mucinous carcinoma；IPMC），invasive
       ⅱ）膵管内オンコサイト型乳頭状腫瘍（intraductal oncocytic papillary neoplasms；IOPNs）
         a）膵管内オンコサイト型乳頭状腺癌，非浸潤性（intraductal oncocytic papillary carcinoma；IOPC），noninvasive
         b）膵管内オンコサイト型乳頭状腺癌，浸潤性（intraductal oncocytic papillary carcinoma；IOPC），invasive
       ⅲ）膵管内管状乳頭腫瘍（intraductal tubulopapillary neoplasms；ITPNs）
         a）膵管内管状乳頭腺癌，非浸潤性（intraductal tubulopapillary carcinoma；ITPC），noninvasive
         b）膵管内管状乳頭腺癌，浸潤性（intraductal tubulopapillary carcinoma；ITPC），invasive
       ⅳ）膵上皮内腫瘍性病変（pancreatic intraepithelial neoplasia；PanIN）
         a）低異型度膵上皮内腫瘍性病変（low-grade PanIN）
         b）高異型度膵上皮内腫瘍性病変（high-grade PanIN）
     ④ 浸潤性膵管癌（invasive ductal carcinoma；IDCs）
       ⅰ）腺癌（adenocarcinoma）
         a）高分化型（well differentiated type；wel）
         b）中分化型（moderately differentiated type；mod）
         c）低分化型（poorly differentiated type；por）
       ⅱ）腺扁平上皮癌（adenosquamous carcinoma；asc）
       ⅲ）粘液癌（mucinous carcinoma；muc）
       ⅳ）退形成癌（anaplastic carcinoma；anc）
         a）多形細胞型退形成癌（anaplastic carcinoma, pleomorphic type）
         b）紡錘細胞型退形成癌（anaplastic carcinoma, spindle cell type）
         c）破骨型多核巨細胞を伴う退形成癌（anaplastic carcinoma with osteoclast-like giant cells）
     ⑤ 腺房細胞腫瘍（acinar cell neoplasms；ACNs）
       ⅰ）腺房細胞嚢胞（acinar cystic transformation；ACT）
       ⅱ）腺房細胞癌（acinar cell carcinoma；ACC）
   (2) 神経内分泌腫瘍（neuroendocrine neoplasms；NENs）
     ① 神経内分泌腫瘍（neuroendocrine tumors；NETs, G1, G2, G3）
     ② 神経内分泌癌（neuroendocrine carcinoma；NEC）
   (3) 混合腫瘍（mixed neoplasms/mixed neuroendocrine non-neuroendocrine neoplasms；MiNEN）
   (4) 分化方向の不明な上皮性腫瘍（epithelial neoplasms of uncertain differentiation）
     ① 充実性偽乳頭状腫瘍（solid pseudopapillary neoplasm；SPN）
     ② 膵芽腫（pancreatoblastoma）
   (5) 分類不能（unclassifiable）
   (6) その他（miscellaneous）
2. 非上皮性腫瘍　各当該規約などで規定
血管腫（hemangioma），リンパ管腫（lymphangioma），平滑筋肉腫（leiomyosarcoma），悪性リンパ腫（malignant lymphoma），傍神経節腫（paraganglioma），その他（others）

〔日本膵臓学会（編）：「Ⅶ. 膵腫瘍の組織所見」，膵癌取扱い規約 第8版，78-79，金原出版，2023 より改変〕

用語　経皮経肝胆管ドレナージ（percutaneous transhepatic choledochal drainage；PTCD）法，内視鏡的逆行性胆管膵管造影（endoscopic retrograde cholangiopancreatography；ERCP）法，内視鏡的経鼻胆道ドレナージ（endoscopic nasobiliary drainage；ENBD），頭部（head），体部（body），尾部（tail），ランゲルハンス（Langerhans）島，膵管内乳頭粘液性腫瘍（intraductal papillary-mucinous neoplasm；IPMN），粘液性嚢胞性腫瘍（mucinous cystic neoplasm；MCN），神経内分泌腫瘍（neuroendocrine tumor；NET），充実性偽乳頭状腫瘍（solid pseudopapillary neoplasm；SPN），漿液性嚢胞腫瘍（serous cystic neoplasm；SCN）

どがある。膵癌取扱い規約による膵腫瘍の組織型分類を表4.5.2に示す。

膵腫瘍の細胞診は，膵液と膵腫瘍に対するEUS-FNACがある。膵液細胞診はセクレチンが製造中止で入手不可能になったことから内視鏡的逆行性膵管造影（ERP）時の膵液採取が困難となり，内視鏡的経鼻膵管ドレナージ（ENPD）チューブを留置して膵液採取が行われる。EUS-FNACは，1992年にVilmannらによって報告され[2]，これまでに画像診断に頼っていた進行性膵悪性疾患の病理学的診断が得られることになり，わが国でも2010年に保険収載されて以降，確定診断・治療方針の決定に非常に有用な方法として普及している。

4.5.2 標本作製法

1. 唾液腺

超音波ガイド下穿刺吸引細胞診が実施される。穿刺針は通常22〜23Gの針が使用され，吸引ピストルに10mLまたは20mLのシリンジを装着して超音波ガイド下に穿刺が実施される。介助者がいる場合は穿刺針とシリンジの間にエクステンションチューブを連結させて，介助者が陰圧をかける。陰圧を解除してから針を抜去して穿刺医または介助者からそのまま受け取り，シリンジから針（またはエクステンションチューブ）を外し，シリンジに空気を入れて針（またはエクステンションチューブ）を再び装着し，針先をスライドガラスに装着して一気に噴き出す。スライドガラスはあらかじめ2枚用意し，1枚を重ね合わせて圧挫する要領で押さえる。1枚は直ちに95％エタノールで湿固定してPap染色用として，ほかの1枚は風乾してGiemsa染色用とする。標本作製は細胞検査士が実施することが望ましく，①すり合わせずに2枚のスライドガラスで重ね合わせてそのまま離す合わせ法を行う，②必ずGiemsa染色標本を作製する，③血液混入が多い場合はスライドガラスを立ててティッシュペーパーに余分な血液を吸着させてから2枚のスライドガラスを重ねる，の3点に注意する。さらに穿刺針を液状化検体細胞診（LBC）用の細胞保存液で洗浄してLBC標本を作製することで，不適正判定を減らすことが可能となる。

2. 口　腔

口腔粘膜の細胞採取法は擦過細胞診が一般的である。採取器具はサイトブラシを使用し，それ以外に歯間ブラシや綿棒も用いられる。歯間ブラシで採取した標本と比較して綿棒で採取した標本では細胞数が少ない。細胞量が細胞診断の情報量であることからサイトブラシまたは歯間ブラシの使用が強く推奨される[3]。隆起病変や粘膜下腫瘍，囊胞では穿刺吸引細胞診が用いられる。

粘膜病変採取の前には，細胞採取の前に口腔内をよく含嗽(がんそう)することが重要である。これは口腔内を潤して乾燥による細胞変性を防ぐ，食物残渣などのコンタミネーションを防止して，効率よく目的とする細胞を採取することにある。白色および赤色病変（白板症，扁平苔癬(たいせん)，紅板症）の場合はサイトブラシで強めに擦過を行うとよい[3]。

採取後は乾燥を防ぐために，迅速にスライドガラスへ塗抹して95％エタノールに浸漬する。さらに採取器具を細胞保存液で洗浄するLBCを用いることで，採取細胞をすべて回収することができる利点があるうえに，細胞の乾燥変性のない精度の高い標本作製が期待できる。

3. 胆汁・膵液

胆汁や膵液中に剥離した細胞は変性をきたしやすいため，採取後は採取容器を氷冷しながら病理検査室へ運搬し，速やかに標本作製を行う必要がある。標本作製は沈渣のすり合わせ法が一般的であるが，粘液によって十分な細胞量が得られないことも多いため，検体とエタノール系細胞保存液を等量混合した後に遠沈することで集細胞効率が高まる[4]。

4. 膵腫瘍に対するEUS-FNAC

穿刺針は19G，22G，25Gの太さのものが使用されている。19Gは組織診に用いられるが，針が固く，内視鏡にアングルがかかった状態では穿刺が困難である。細胞診に用いられる22Gと25Gはアングルをかけても穿刺針の操作は比較的容易であり，とくに25Gは穿刺の難しい膵鉤部の病変や小さな病変に対しても操作しやすいとされている。採取検体は，腫瘍の穿刺が行われたディスポーザブル吸引生検針にスタイレットを挿入して押し出す。膵腫瘍に対して陰圧をかけた針先を10〜20回前後させて吸引するため相当量の血液が混入することがある。スライドガラスに直

用語　内視鏡的逆行性膵管造影（endoscopic retrograde pancreatography；ERP），内視鏡的経鼻膵管ドレナージ（endoscopic nasal pancreatic drainage；ENPD）

4章 各論

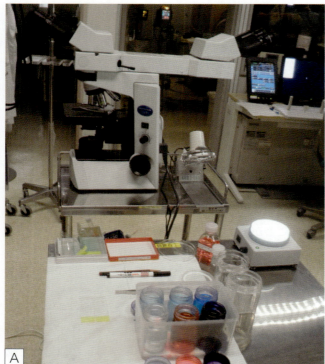
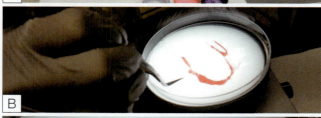
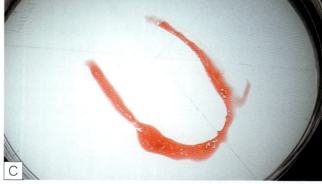

図4.5.6　EUS-FNACのベッドサイド細胞診の実際
A：内視鏡室で使用する物品（顕微鏡，迅速Giemsa染色液，ドライヤー，照明器，シャーレ，歯科用ピンセットなど）。
B：ピンセットで白色有形成分をピックアップする様子。
C：穿刺された検体。白色の有形成分をピックアップする。

接検体を押し出すよりも，吸引物をシャーレに押し出して血液成分に混在する白色調の微小組織片をピックアップして標本作製すると効率的な標本観察が可能となる。

　微小組織片の観察は室内灯の灯りでも可能であるが，下から照明器で光をあてるとさらに観察が容易になる。白色調の箇所をピンセットで採取してスライドガラスに載せて2枚のスライドガラスを合わせて圧挫標本を作製する（図4.5.6）。1枚はすぐに95%エタノールで固定を行い，Pap染色用標本とする。もう1枚は風乾して迅速Giemsa染色を実施してベッドサイドで鏡検を行い細胞採取の適否を評価する。

　ベッドサイドでの評価は，診断可能な細胞が適正に採取されているか否かを判断し，十分に細胞が採取されていない場合は2回目以降の穿刺を依頼する。膵臓癌49例中16例（33%）で2回目以降に異型細胞が出現していたという報告もある[5]ので，ベッドサイドでの迅速評価が重要となる。迅速Giemsa染色の代わりに迅速Shorr染色を実施する施設もある。風乾後に生理食塩水で再水和を行い，その後に95%エタノールで固定してShorr染色を実施すると背景の赤血球が溶血するため観察しやすい標本となる。シャーレに残した白色調部位を含む血液成分はクロットとして組織標本作製を行う。

◆ベッドサイドでの迅速Giemsa染色標本の見かた
①混入した消化管由来の正常腺細胞 vs. 高分化型腺癌

　消化管由来の正常腺細胞のコンタミネーションか高分化型腺癌かの判定に難渋する症例もある。とくにベッドサイドで迅速に判定を求められると，ときとして誤った判断をしかねないので注意を要する。

　高分化型腺癌の迅速Giemsa染色での判定ポイントは，①細胞極性の乱れ，②核の大小不同性，③核形不整である。①細胞極性では，楕円形核の長軸方向が一定方向を向いているか，核間距離がそろっているかを判断する。②核の大小不同性では，細胞集団の中で2倍以上の核径差の有無を，③核形不整では核のくびれた細胞の有無を確認する。これら3つの条件がそろえば腺癌由来の細胞が採取されたと判断して適正採取とする（図4.5.7）が，判定に迷う場合は積極的に再採取を依頼するとよい。Pap染色標本（図4.5.8）と比べることで，迅速Giemsa染色標本に慣れてくる。

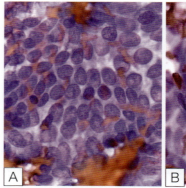 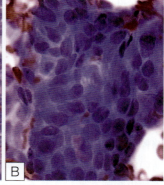

図4.5.7　混入した消化管由来の正常腺細胞（A）vs. 高分化型腺癌（B）×1,000　迅速Giemsa染色
ベッドサイドでの迅速Giemsa染色標本。Aに比べBでは，細胞極性の乱れ，核の大小不同性，核形不整が見られる。

用語　ショール（Shorr）染色

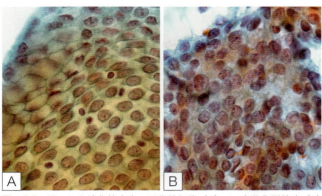

図4.5.8 混入した消化管由来の正常腺細胞（A）vs. 高分化型腺癌（B）×1,000 Pap染色
図4.5.7と同一症例。

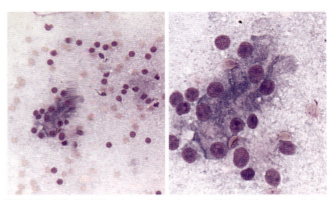

図4.5.9 正常腺房細胞 左：×400, 右：×1,000 迅速Giemsa染色
好塩基性顆粒状物質を背景に類円形細胞が見られる。

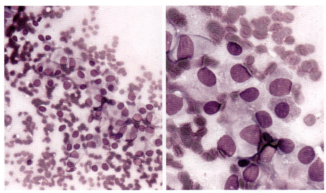

図4.5.10 神経内分泌腫瘍 左：×400, 右：×1,000 迅速Giemsa染色
細胞境界がやや不明瞭な類円形細胞。細胞質内に神経内分泌顆粒が見られる場合もある。

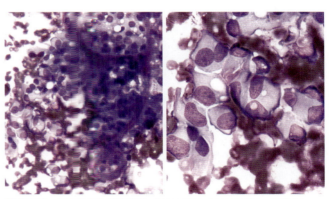

図4.5.11 充実性偽乳頭状腫瘍 左：×400, 右：×1,000 迅速Giemsa染色
血管を軸として乳頭状に配列する（左）所見を探すことが重要である。

②正常腺房細胞 vs. 神経内分泌腫瘍 vs. 充実性偽乳頭状腫瘍（SPN）

いずれも類円形の細胞が孤立散在性に見られ，裸核化することも多いのが特徴で，鑑別が難しいことが少なくない。十分量の細胞が採取された場合の鑑別のポイントは，正常の腺房細胞では背景に腺房由来の分泌顆粒が好塩基性顆粒状物質として見られ，細胞質も好塩基性顆粒状となる（図4.5.9）。神経内分泌腫瘍は細胞質内に異染性を示す神経内分泌顆粒が見られると判定に役立つ（図4.5.10）。SPNでは，血管を軸として乳頭状に配列する視野を探すことが重要である（図4.5.11）。しかし，血液成分が多く十分な細胞が採取できない場合もあるため，ベッドサイドでは診断が可能となる適正な細胞量が採取されているか否かを評価することに力点を置いて，臨床医とコミュニケーションを取りながら標本を作製することが大事である。

4.5.3 おもな病変と細胞像

1. 唾液腺

(1) 正常細胞

唾液腺の非腫瘍部を穿刺した場合は腺房細胞が採取され，導管上皮細胞，脂肪細胞も少数採取される場合がある。腺房細胞は腺房構造を保ったまま出現する場合があり，漿液性細胞では豊かな泡沫状の細胞質に小型の円形核が偏在性に見られ，明瞭な小型核小体も見られる（図4.5.12）。

(2) 多形腺腫

Giemsa染色で異染性を示す間質性粘液を多量に伴って，上皮細胞集塊が出現し，その周囲や間質性粘液の中に筋上皮細胞が認められる（図4.5.13）。間質性粘液はPap染色では透明感のある緑〜赤紫色に染まる。典型的な多形腺腫では，異型性の乏しい上皮性集団とその周囲に筋上皮細胞がほつれるように移行して見られる（図4.5.14）。豊富な間質性粘液の中に紡錘形細胞がわずかに散見される場合や反対に富細胞性の場合，形質細胞様の筋上皮細胞が一様に出現する場合，硝子球構造が見られる場合など多彩な細胞

4章　各論

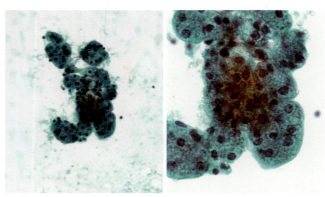

図4.5.12　正常腺房細胞（耳下腺）　左：×400，右：×1,000　Pap染色
左：ブドウの房のような集団で出現している。右：細胞質は広く，泡沫状で核偏在が見られる。

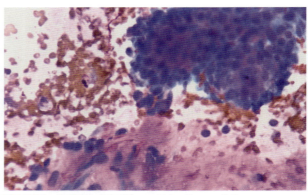

図4.5.13　多形腺腫（耳下腺）　×400　Giemsa染色
上皮細胞集塊とピンク色に染まる間質性粘液。上皮細胞集塊から間質性粘液へほつれるように筋上皮細胞が見られる。

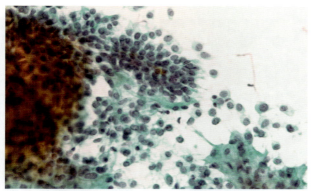

図4.5.14　多形腺腫（耳下腺）　×400　Pap染色
異型性の乏しい上皮性集団とその周囲に筋上皮細胞がほつれるように移行して見られる。

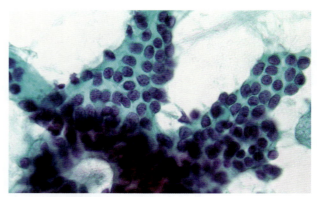

図4.5.15　基底細胞腺腫（耳下腺）　×1,000　Pap染色
胞体に乏しく微細顆粒状のクロマチンを有する小型類円形核をもつ腫瘍細胞が単調に見られる。集塊辺縁で柵状配列がうかがわれる。

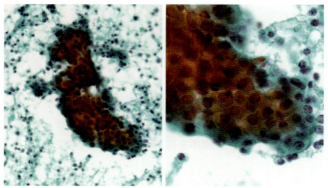

図4.5.16　ワルチン腫瘍　左：×400，右：×1,000　Pap染色
多数の成熟リンパ球を背景に細胞質が豊富な膨大細胞を認める。核は類円形で円形核小体を有する。

像を示すことがある。腺様嚢胞癌や基底細胞腺腫などほかの筋上皮・基底細胞関連腫瘍との鑑別を常に念頭に置いて顕微鏡観察することが重要である。

(3) 基底細胞腺腫

結合性の強い細胞集塊で採取され，おおむね単調な細胞像を示す。核は類円形で細胞集塊辺縁に規則正しい柵状配列を示すことも多い（図4.5.15）。細胞集塊の周囲あるいは細胞間にGiemsa染色で異染性を示す基底膜物質をわずかに認める。

(4) ワルチン腫瘍

組織学的にはおもに円柱状で顆粒状細胞質を有する好酸性細胞（膨大細胞）とリンパ組織からなり，乳頭状，管状，嚢胞状に発育する腫瘍で，ときに扁平上皮化生を示す場合がある。嚢胞内には粘液や壊死物質，脱落変性した膨大細胞などが含まれる。穿刺細胞診では，組織上の構成成分のいずれもが出現し得るが，そのうち膨大細胞とリンパ球がそろえば診断は比較的容易である（図4.5.16）。嚢胞内容液が採取されてきた場合には，脱落した膨大細胞の同定が診断の決め手となる。リンパ球優位の場合には正常リンパ節，リンパ腫などとの鑑別が問題となる。

(5) 腺房細胞癌

組織像がさまざまであるため，細胞像も症例によって異なる。分化型のものでは正常の腺房細胞との鑑別が困難となる場合がある。細胞質は淡い顆粒状で大小ないしは泡沫状の空胞をもち，ヘモジデリン顆粒を含有する細胞が見られると診断の一助となる。低分化型になるとN/C比が高く，明瞭な核小体を認めることが多い。細胞質はやはり泡沫状ないしは顆粒状を呈する（図4.5.17）。

(6) 粘表皮癌

唾液腺悪性腫瘍の中で最も頻度が高い腫瘍である。組織像，細胞像ともに粘液細胞，類表皮細胞，および中間細胞が混在して認められることが特徴である。粘液細胞は明るい泡沫状の細胞質と偏在核を有する。また，類表皮細胞は類円形または多角形の厚い細胞質を有し，核は中心性である。その他にグリコーゲンを細胞質に有する細胞も認める。悪性度はさまざまであり，低悪性度腫瘍が多いが，高悪性度腫瘍では高度の異型を認め，壊死性背景となる（図4.5.18）。

(7) 腺様嚢胞癌

唾液腺の中でも顎下腺や口蓋に多い腫瘍である。組織所見は篩状型，管状型，充実型に分けられる。篩状型であれば特徴的な細胞所見を示すので，術前に組織型推定ができることから穿刺吸引細胞診の価値が高い。すなわち小型でN/C比が高く，結合性が強い細胞集塊とともに，Pap染色で透明感のある球状の構造を示す粘液球が見られる（図4.5.19）。この粘液球はGiemsa染色で異染性を示して鮮やかなピンク色に染色される。管状型や充実型の場合には，多形腺腫や基底細胞腺腫との鑑別が問題となる。

● 2. 口腔

(1) 白板症（過角化症）

過角化した有核細胞集団からやや核腫大を伴う細胞集団が見られる。多彩性のある過角化が多く出現し，白色病変であれば低異型度上皮内腫瘍も否定できない（図4.5.20）。

(2) 扁平上皮癌

深層型異型扁平上皮細胞が特徴である。光輝性を示す細胞質や核異型の著明な表層角化異型細胞とともに認められれば，扁平上皮癌と診断できる。表層角化異型細胞のみでは高悪性度上皮内腫瘍との鑑別は困難である（図4.5.21）。

● 3. 消化管

(1) 食道

① 逆流性食道炎

胃液逆流による食道炎で，逆流が持続すると扁平上皮が円柱上皮に置換され，置換された上皮をバレット上皮（バレット食道）という。

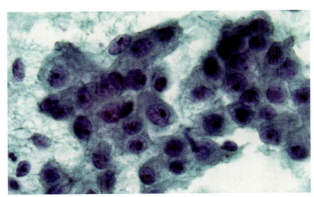

図4.5.17　腺房細胞癌　×1,000　Pap染色
明瞭な円形核小体をもつ腫瘍細胞の核は類円形で腫大しており，細胞質は特徴的な顆粒状を示し空胞も見られる。

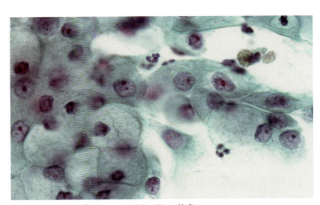

図4.5.18　粘表皮癌　×1,000　Pap染色
胞体に粘液を入れ偏在核を示す粘液細胞とともに，敷石状配列を示す類表皮（扁平上皮）への分化がうかがわれる細胞が見られる。

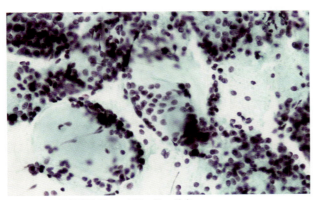

図4.5.19　腺様嚢胞癌　×400　Pap染色
硝子様の粘液球とその周囲に小型の筋上皮細胞が取り囲むように配列している。

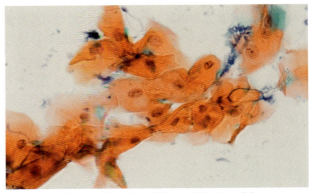

図4.5.20　白板症から採取された細胞　×400　Pap染色
やや核腫大を伴いクロマチンパターン不均一な細胞集団が見られる。

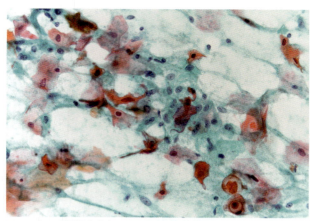
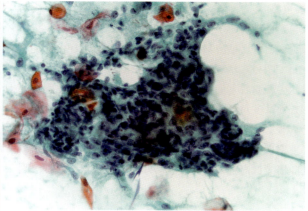

図 4.5.21　舌扁平上皮癌　×400　Pap 染色
光輝性を示す細胞質や核異型の著明な表層角化異型細胞の細胞集団と深層型異型扁平上皮細胞を認める。

②扁平上皮癌

食道癌の約90％は扁平上皮癌である。角化型（高分化型）と非角化型（低分化型）があり，非角化型の細胞像は細胞質がライト緑好染性でN/C比が高く，核クロマチンは粗顆粒状のことが多いが，核小体明瞭な場合もあり，腺癌との鑑別が問題となる。細胞質の重厚感や核中心性などの所見は重要である（図 4.5.22）。

③腺癌

多くはバレット上皮から発生する。まだわが国では少ないが，欧米と同様に増加傾向にある（図 4.5.23）。

（2）胃

①胃炎，胃潰瘍

胃炎，胃潰瘍に出現する再生上皮細胞は，平面的な大きい細胞集塊として出現し，核は規則的に配列する。やや核腫大を認めるが，核は円形で核クロマチンは細～粗顆粒状で，核縁円滑，核小体は腫大しているが，各々の核所見は均一である。細胞に大小不同や核所見など多彩性に欠けることが腺癌との鑑別所見である（図 4.5.24）。

萎縮性胃炎に見られる腸上皮化生は胃粘膜構築が腸型に変わる。腸の吸収上皮，杯細胞，パネート細胞などに置換される。腸型の分化型腺癌の発生母地となる（図 4.5.25）。

②胃腺腫

H.pylori との関連が指摘されている。上皮性良性腫瘍だが2cmを超えると癌化することがある。細胞像は幅の狭い高円柱状細胞が結合性の強い集塊で出現する。細胞の配列は極性が保たれ，大小不同は明瞭でなく，核クロマチンも均等分布を示す。腺腫の異型度は軽・中等度異型と高度異型に分類され，高度異型腺腫は良悪性境界病変とされる（図 4.5.26）。

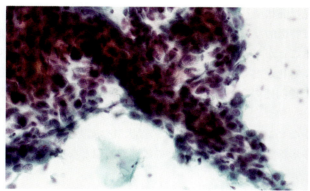

図 4.5.22　食道扁平上皮癌　×400　Pap 染色
細胞は層状に重積し，核クロマチンは疎な分布を示す。

③胃腺癌

早期胃癌は浸潤が粘膜（M），粘膜筋板（MM），粘膜下組織（SM）までにとどまっている場合（壁深達度：T1）で，大きさや転移の有無にかかわらない。内視鏡的治療の内視鏡的粘膜切除術（EMR）や内視鏡的粘膜下層剝離術（ESD）が施行される。進行胃癌は固有筋層（MP）以深に及んだ場合であり，外科的な胃切除術，リンパ節郭清や化学療法を施行する（図 4.5.27）。

胃腺癌は一般型として，乳頭腺癌，管状腺癌（高分化，中分化），低分化腺癌（充実型，非充実型），印環細胞癌，粘液癌に分類され，臨床学的にも重要と考える。乳頭腺癌，管状腺癌は *H.pylori* との関連が強く，萎縮性胃炎，腸上皮化生を経る。血行性が多く，高齢者，男性に多い傾向にある。低分化腺癌はリンパ行性，腹膜播種が高く，非充実型では癌細胞が小胞巣状や孤立散在性で，びまん性に浸潤し，間質は豊富な線維組織を伴うことが多い。印環細胞癌などが含まれ，比較的若年者で女性に多い（表 4.5.3）。

また，細胞像にも特徴がある。管状腺癌は不規則に重積した細胞集塊で出現し，集塊からのほつれ細胞を特徴とす

✏️ **用語**　粘膜（mucosa；M），粘膜筋板（muscularis mucosae；MM），粘膜下組織（submucosa；SM），壁深達度（depth of tumor invasion；T），内視鏡的粘膜切除術（endoscopic mucosal resection；EMR），内視鏡的粘膜下層剝離術（endoscopic submucosal dissection；ESD），固有筋層（muscularis propria；MP）

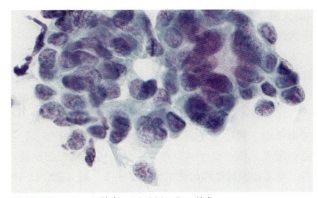

図 4.5.23　バレット腺癌　×1,000　Pap 染色
核小体明瞭な細胞が不規則重積，腺腔様に配列する。

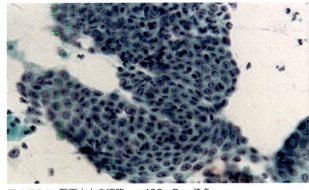

図 4.5.24　胃再生上皮細胞　×400　Pap 染色
平面的な細胞集塊として出現し，核は規則的に配列する。

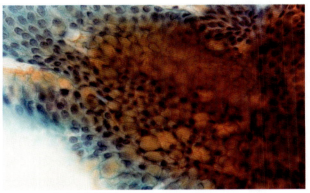

図 4.5.25　腸上皮化生細胞　×400　Pap 染色
杯細胞を多数認める。

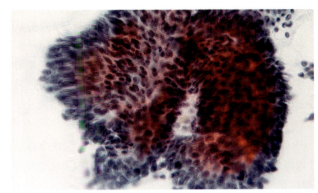

図 4.5.26　胃腺腫（軽度〜中等度異型）　×400　Pap 染色
やや重積性のある細胞集塊だが，ほつれや飛び出しはない。高円柱状の細胞で核も楕円形。クロマチンの増量は少ない。

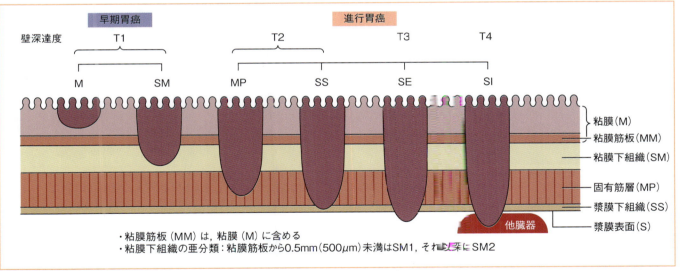

図 4.5.27　胃壁深達度分類

る。細胞は大小不同，核異型，核小体明瞭などの所見を示す（図 4.5.28）。印環細胞癌は粘液産生著明で細胞質内に粘液を有し，核が圧排され偏在する細胞が孤立性ないし結合性に出現する[6]（図 4.5.29）。

表 4.5.3　組織型分類による胃癌の特徴

	管状腺癌	低分化腺癌
発生母地	腸上皮化生粘膜	胃固有粘膜
広がり	限局性	びまん性
腹膜播種	少ない	多い
転移	血行性	リンパ行性
肝転移	高頻度（門脈経由）	低頻度
年齢・性別	高齢者・男性	若年者・女性

用語　癌の浸潤が漿膜表面に接している，またはこれを破って腹腔に露出（tumor penetration of serosa；SE），癌の浸潤が直接他臓器までおよぶ（tumor invasion of adjacent structures；SI），漿膜下組織（subserosa；SS），漿膜表面（surface of serosa peritoneum；S）

4章 各論

④リンパ腫

胃のリンパ腫はB細胞性のMALTリンパ腫が大部分を占める。*H. pylori* 感染と密接な関係があり，除菌により腫瘍は縮小，消失することが多い。小型の胚中心様細胞，単球様B細胞，大型なリンパ球様細胞，形質様細胞などからなる（図4.5.30）。

⑤GIST

消化管全体の間葉系腫瘍の約80％がGISTであり，その60～70％は胃原発である。GISTは *c-kit* 遺伝子の変異により，その産物であるKIT（受容体型チロシンキナーゼ）が活性化され増殖する。紡錘形細胞からなる腫瘍であるが，免疫細胞化学は必須である。c-kit（CD117），CD34陽性の腫瘍をGISTとする。c-kit（CD117）陰性の症例の約10％に血小板由来増殖因子受容体α（*PDGFRα*）遺伝子変異が認められ，より感度・特異度の高いDOG1が診断に有効とされている。腫瘍の大きさと核分裂数やKi-67陽性核数などの細胞増殖能などを組み合わせて悪性度の指標とする（図4.5.31）。

c-kit（CD117），CD34が陰性で，デスミン陽性なら筋原性腫瘍（平滑筋腫など），S-100蛋白陽性なら神経原性腫瘍（神経鞘腫）と推定する。

（3）大腸

①大腸ポリープ

大腸粘膜面の隆起性病変の総称である。多くは腫瘍性の腺腫か非腫瘍性の過形成ポリープである。

腺腫は細胞異型，構造異型により低異型度，中等度異型度，高異型度に分類される。細胞像は高円柱状細胞が中心であるが，異型度が高くなるに伴い重層化が強く，N/C比の増大，核クロマチン増量，核の円形化などが見られる。多くは限局性隆起性病変を呈する。好発部位はS状結腸であり，次いで横行結腸，下行結腸，直腸，上行結腸，盲腸と続く。腺腫（とくに絨毛腺腫），家族性大腸腺腫症，ガードナー症候群，ポイツ・ジェーガース症候群に発生するポリープは癌化する可能性が高い（図4.5.32）。

②腺癌

発生部位は直腸，S状結腸が多く，とくにS状結腸癌の増加が著明である。癌胎児性抗原（CEA）が高率に分泌される。壁深達度が粘膜層までの早期癌は内視鏡的ポリペクトミー，EMRやESDが施行されるが，切除組織の評価により，手術治療を追加する。大腸癌は，腺腫が発癌刺激を受けて癌化する癌と，正常粘膜が発癌刺激を受けて癌が発生する癌（デノボ癌）とに分けられる。大腸癌は高分化

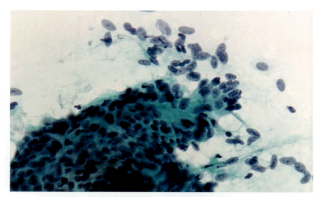

図 4.5.28 胃癌（高分化型腺癌） ×400 Pap染色
集塊からのほつれ細胞を認め，背景に裸核細胞が出現する。細胞・核の大小不同，円形化が進む。

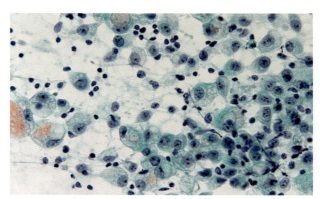

図 4.5.29 印環細胞癌 ×400 Pap染色
核は細胞質内に黄色に染まる粘液で圧排され，偏在している。

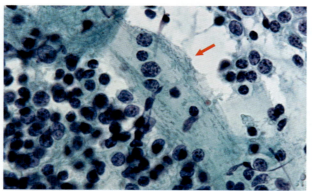

図 4.5.30 MALTリンパ腫 ×1,000 Pap染色
大小不同を示すリンパ球様細胞の背景に *H. pylori* を認める（赤矢印）。

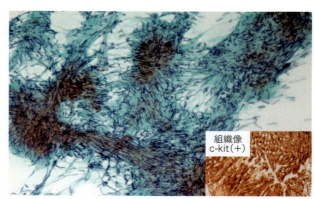

図 4.5.31 消化管間質腫瘍（GIST） ×200 Pap染色
紡錘形細胞よりなる腫瘍である。免疫組織化学 c-kit 陽性を示す。

用語 血小板由来増殖因子受容体α（platelet-derived growth factor receptor α；PDGFRα）

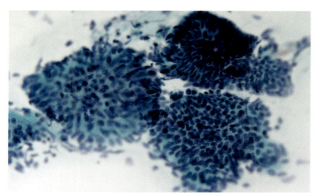

図 4.5.32　大腸腺腫（軽度〜中等度異型）　×200　Pap染色
細胞は細長く，柵状に配列し，重積性がある。核の極性は保たれている。

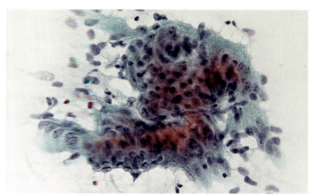

図 4.5.33　大腸癌（高分化型腺癌）　×200　Pap染色
重積性のある不整な細胞集団で，ほつれがあり裸核が目立つ。細胞の大きさは比較的そろっている。核は円形化し，核小体も目立つ。

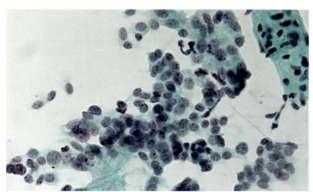

図 4.5.34　大腸カルチノイド腫瘍　×400　Pap染色
平面的で，ロゼット様配列を示す。細胞の大きさは均一で，異型性は少ない。核は円形〜類円形，核クロマチンは顆粒状で均等分布。

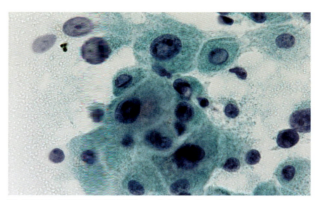

図 4.5.35　肝硬変（再生結節）　×1,000　Pap染色
多稜形を呈する大型細胞が平面的あるいは孤立散在性に出現。細胞に大小不同が見られるが，N/C比は小さい。核は中心性で，核小体も小型であり，核縁は円滑。

な割合が多く，腺腫との鑑別困難なこともある。細胞集塊からのほつれ，核の円形化は鑑別所見となる（図4.5.33）。

③カルチノイド腫瘍（NET）

　カルチノイドは神経内分泌細胞由来の低異型度内分泌腫瘍である。小型均一な細胞で円形〜類円形核を有する。結合性は緩く，平面的集塊ではロゼット様配列を示す。細胞質境界は不明瞭で核は中心性，クロマチンは微細〜粗大顆粒状を呈する。免疫組織化学ではクロモグラニンA，シナプトフィジン，CD56などで陽性となり，Grimelius染色で神経内分泌顆粒が染色される（図4.5.34）。

4. 消化器

(1) 肝臓

①肝硬変（再生結節）

　C型もしくはB型慢性肝炎の既往，大酒家に好発。組織像は高度の線維化を伴う偽小葉や再生結節のびまん性の出現を特徴とする。細胞像は大型細胞が出現し，核の大小不同を認める。細胞質はやや厚く，細胞質境界明瞭である。核は円形でクロマチンは均一，核小体は1個で明瞭である（図4.5.35）。

②原発性肝細胞癌

　C型もしくはB型慢性肝炎や肝硬変の経過中に好発。経過観察検査として画像診断（超音波検査，造影CTなど）や血液腫瘍マーカー〔α-フェトプロテイン（AFP），PIVKA-Ⅱなど〕測定は早期診断に重要な検査である。治療は肝障害の度合い，腫瘍の大きさ，個数により外科的切除やラジオ波熱凝固療法（RFA），肝動脈化学塞栓療法（TACE）などがある。生体肝移植も行われている。肝細胞癌は細胞・構造異型より高分化型，中分化型，低分化型と分け，さらに未分化癌と区別する（表4.5.4）。

　高分化型肝細胞癌の細胞像は大小不同がなく，一様な印象を受けるが，組織密度は高い。細胞質はやや厚く，核異型に乏しいがN/C比は高く，索状，腺腔様配列を示す（図4.5.36A, B）。脂肪化も高頻度に見られる。

　中分化型肝細胞癌の細胞像は大小不同，N/C比の増大，核異型など異型が明瞭になる。索状，樹枝状配列を示す（図4.5.36C）。

用語　クロモグラニン（chromogranin），シナプトフィジン（synaptophysin），グリメリウス（Grimelius）染色，PIVKA-Ⅱ（protein induced by vitamin K absence or antagonist-Ⅱ），ラジオ波熱凝固療法（radio frequency ablation；RFA），肝動脈化学塞栓療法（transcatheter arterial chemoembolization；TACE）

4章 各論

低分化型肝細胞癌の細胞像は細胞結合が緩くなり，異型の著しい多形性細胞や多核巨細胞など出現する（図4.5.36D）。

未分化癌の細胞像は短紡錘形〜類円形の核を有し，裸核になることが多い。転移性癌との鑑別など細胞像のみで判定することは困難である。

③肝内胆管癌

肝内胆管から発生した悪性腫瘍で，原発性肝癌の5％ほどである。肝硬変を合併することは少ない。ほとんどは腺癌であり，後述の肝外胆管癌と同様の細胞像である（図4.5.37）。小型でN/C比の高い胆管上皮細胞の集塊が採取されることもあり鑑別を要する。

④転移性肝癌（大腸癌転移）

肝臓は肺と並び悪性腫瘍が最も転移しやすい臓器である。消化器癌（大腸癌，膵癌など）や肺癌，乳癌，卵巣癌の転移が多い。原発臓器の特徴的な細胞像を把握することが重要である。大腸癌では血中CEAの上昇や，免疫組織化学でCDX-2陽性などの所見がある（図4.5.38）。

（2）胆道癌

発生部位により胆管癌，胆囊癌，乳頭部癌に分類される。胆道癌の診断には胆汁細胞診が有用な検査であるが，変性なども加わるため，正診率は良好といえない。そこで，日本臨床細胞学会主催研究班にて細胞判定基準を作成

表 4.5.4 肝細胞癌の分化度と組織学的特徴

分化度 Edmondson 分類 腫瘍細胞の性状	高分化型 I型	中分化型 II型*1	低分化型 III型*1	未分化癌 IV型*1
配列	細索状 小さな偽腺管	細索状←中索状→大索状 偽腺管	索状構造不明瞭 または充実型	充実型または髄様
細胞密度	高────	─中───	────	───高
細胞形質好酸性顆粒	明瞭────	────	────	→不明瞭
細胞形質好酸性顆粒の量	豊富────	────	────	→少，貧
細胞の接着性	╫	＋	＋	−〜±
巨細胞	−	＋	╫	−〜±
脂肪化	高頻度	±	±	−
胆汁産生	±	＋	＋〜	−

−，±，＋，╫，╫はいずれも程度を示す。矢印はそれぞれの方向への性状の変化を示す。
＊1：Edmondson II型のうち，索状構造の幅が細いものは高分化型，III型のうち，索状構造が明瞭で多形性が比較的軽微なものは中分化型，IV型のうち，不明瞭ながら索状構造がうかがわれるものは低分化型と解釈される。

〔日本肝癌研究会（編）：臨床・病理 原発性肝癌取扱い規約 第6版補訂版，50，金原出版，2019より〕

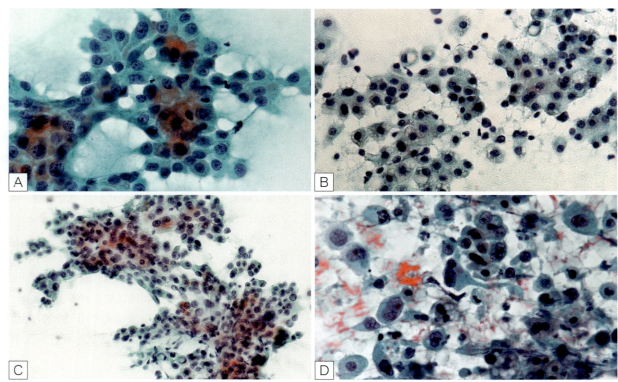

図 4.5.36　肝細胞癌　A，B：高分化型　×200，C：中分化型　×100，D；低分化型　×400　Pap染色
A，B：細胞個々の異型は乏しい。細胞は小型化し，N/C比が増大する。細胞質は濃染し，細胞質境界明瞭となる。高頻度に脂肪化，淡明細胞化を伴う。C：細胞の重積性が強く，大小不同が見られ樹枝状配列を示す。核クロマチンは増量し，粗に分布し，核小体が見られる。D：大型で大小不同の強い細胞が，緩い結合性をもつか，あるいは孤立散在性に出現。核クロマチンは粗に分布し，明瞭な核小体を有し，多核のものもある。

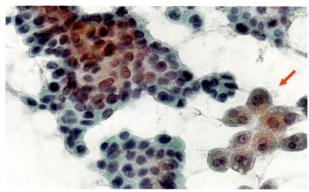

図 4.5.37　肝内胆管癌　×400　Pap 染色
小型細胞が不規則に重積している。核異型は著明でないが，核の切れ込み，核内空胞を認める。正常肝細胞も認める（赤矢印）。

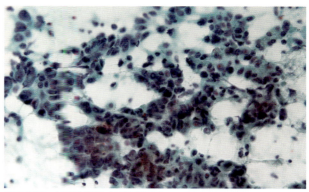

図 4.5.38　転移性肝癌（大腸癌転移）　×200　Pap 染色
壊死性背景を示す。高円柱状細胞が索状，腺腔様に配列，重積している。大腸癌の特徴的細胞像である。

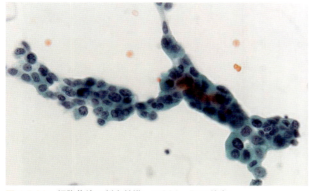

図 4.5.39　細胞集塊の判定基準　×200　Pap 染色
1. 不規則な重積性（シート状に見られない）
2. 核の配列不整（核の極性の乱れや，核間距離の不整）
3. 集塊辺縁の凹凸不整（ある程度の大きさの集塊にあてはめる）

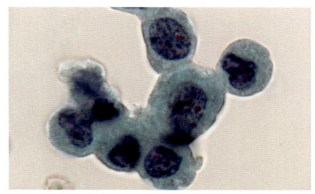

図 4.5.40　個々の細胞の判定基準　×1,000　Pap 染色
1. 核の腫大（正常核の約2倍以上，核の大小不同や N/C 比の増大）
2. 核形不整（核の切れ込みや不整）
3. 核クロマチンの異常（核クロマチンの増量や不均等分布）

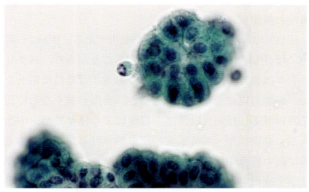

図 4.5.41　良性細胞 - 胆石（胆汁）　×400　Pap 染色
核間距離均等，集塊辺縁の周囲に細胞質が見られる。核形不整や核クロマチン異常を認めない。

した（表 4.5.6 参照）。細胞集塊では不規則な重積性，不規則な配列，集塊辺縁の凸凹（集塊が丸くない）不整（図4.5.39），個々の細胞では核の腫大，核形不整，核クロマチンの異常（図 4.5.40）に注目し，各々，3項目そろえば癌とする判定基準である。良性細胞の細胞集塊の参考所見として，核間距離均等など，集塊辺縁の周囲に細胞質が見られること，核形不整や核クロマチンの異常を認めないことなどがある（図 4.5.41）。また，この判定基準は貯留胆汁だけでなく，胆汁，膵液などに応用できる。胆管擦過の細胞像は上記の個々の細胞判定基準と不規則配列，不規則な核間距離を加味する（図 4.5.42）。

①胆嚢癌

早期に症状が乏しく，発見時には進行癌が多い。胆嚢結石合併が 40〜75% に見られる。胆管拡張を伴う膵・胆管合流異常は発症のリスクが高い。女性に多い。

②胆管癌

初期より黄疸症状が見られる。膵・胆管合流異常や原発性硬化性胆管炎は発症のリスクが高い。男性に多い。

③胆管内乳頭状腫瘍（IPNB）

胆管内に向かって乳頭状もしくは低乳頭状の組織所見を示す胆管上皮性腫瘍で，約1/3の症例では過剰粘液産生を認める。

(3) 膵臓

膵癌の大部分は膵管上皮から生じる浸潤性膵管癌である。ほかに嚢胞性疾患，腺房細胞癌，内分泌腫瘍などがある。細胞診検体として，膵液，膵管擦過，膵臓 EUS-FNAC などがある。

用語　胆管内乳頭状腫瘍（intraductal papillary neoplasm of the bile duct；IPNB）

4章 各論

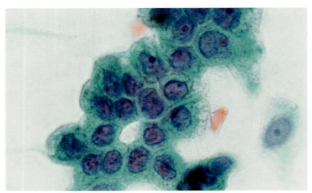

図 4.5.42　胆管癌（胆管擦過）×1,000　Pap 染色
核腫大，核形不整があり，細胞の配列不整，核間距離の不整を認める。

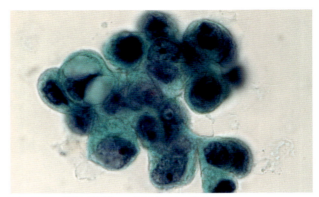

図 4.5.43　腺癌（膵液）×1,000　Pap 染色
核間距離の不整があり，核密度の増加した部分がある。

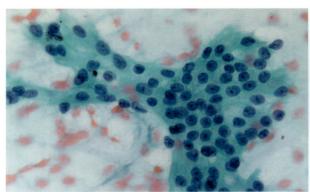

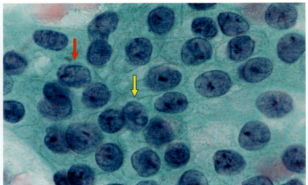

図 4.5.44　浸潤性膵管癌（EUS-FNAC）　左：×400，右：×1,000　Pap 染色
やや核の大小不同が見られ，核の切れ込み（赤矢印），核内空胞（黄矢印）を認める。

①浸潤性膵管癌（腺癌）

膵癌の90%近くを占め，多くは高齢で男性に多い。高分化型や中分化型の管状腺癌が比較的多く，細胞はやや小型で異型が弱い症例も少なくない。膵液細胞診では上記の貯留胆汁細胞診判定基準を用いるが，核小体は明瞭なことが多い（図4.5.43）。膵管擦過の細胞像は胆管擦過の細胞像と同じく，細胞配列，核間距離を加味する。膵EUS-FNACの細胞診判定基準は核間距離の不整（不規則に配列・重積する），核の腫大（核の大小不同，核密度の増加），核形不整（核の切れ込み，しわ）が重要である。高分化型腺癌では平面的配列を示し，核クロマチン異常も明瞭でなく，核小体が不明瞭なこともある（図4.5.44）。

②膵管内乳頭粘液性腫瘍（IPMN）

膵管内を増殖する乳頭状腫瘍で，腫瘍が産生する粘液あるいは腫瘍自体により膵管拡張を示す。腫瘍は膵管内に限局することが多いが，微小浸潤を伴うものや明らかな浸潤癌もある。病変の主座により主膵管型，分枝型，混合型に分類する。異型の程度により膵管内乳頭粘液性腺腫（IPMA）（図4.5.45）と膵管内乳頭粘液性腺癌（IPMC）（図4.5.46）に分類する。腫瘍の形態は限局性隆起性のものが多いが，膵管内をびまん性平坦に広がるものもある。高齢男性の膵頭部に好発する。

IPMNの診断には膵液細胞診が有用である。IPMCの膵液中にはIPMAの細胞も多数出現することがあり，スクリーニングは慎重に行うことが重要である。背景には粘液を認め，細胞質内にも粘液を認めるが，異型が強くなるに従い粘液は減る。IPMAは異型の程度により軽度異型，中等度異型，高度異型（境界病変）に分類されるが異型が強くなるに従い膵液中の細胞集塊は小型になる。粘液の免疫組織化学を施行すると，胃の腺窩上皮類似病変ではMUC5ACが陽性となり，大腸の絨毛腫瘍類似病変ではMUC2とCDX2が，胆道の乳頭状腫瘍ではMUC1がそれぞれMUC5ACに加えて陽性となり，各亜型で異なった陽性像を示す。

③膵管内オンコサイト型乳頭状腫瘍（IOPN）

以前，IPMNの一亜型とされていたが，IPMNで高頻度に認められる*KRAS*や*GNAS*の変異が認められず，IPMNでは認めない融合遺伝子が検出され別分類となった。好酸性の豊富な細胞質を有し，樹枝状の乳頭状増殖を示す高異型度の腫瘍である。

📝 **用語**　膵管内乳頭粘液性腺腫（intraductal papillary-mucinous adenoma；IPMA），膵管内乳頭粘液性腺癌（intraductal papillary-mucinous carcinoma；IPMC），膵管内オンコサイト型乳頭状腫瘍（intraductal oncocytic papillary neoplasm；IOPN）

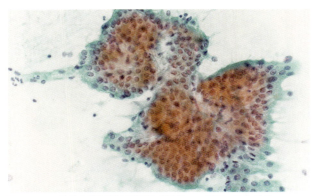

図 4.5.45　膵管内乳頭粘液性腺腫（膵液）　×200　Pap 染色
細胞質内に粘液を含む細胞が大集塊として出現する。配列の乱れや核異型は認めない。

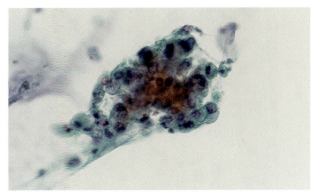

図 4.5.46　膵管内乳頭粘液性腺癌（膵液）　×400　Pap 染色
小型異型細胞が不規則配列・重積を示す集塊として出現。細胞質内に粘液を認める。

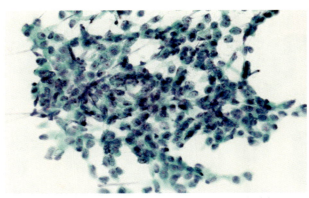

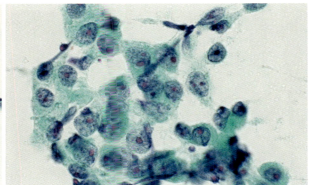

図 4.5.47　腺房細胞癌　左：×400，右：×1,000　Pap 染色
比較的均一な小型円形細胞が見られる。細胞は腺房状に配列し小腺腔様配列もある。核小体が目立つ。

④小型円形細胞からなる腫瘍

膵臓腫瘍で小型円形細胞からなる腫瘍として外分泌腫瘍の腺房細胞癌，膵臓神経内分泌腫瘍，分化方向の不明な腫瘍の充実性偽乳頭状腫瘍（SPN）が代表的である。これらの腫瘍は膵EUS-FNACが施行されるようになり，細胞診でも遭遇する機会が増えた。これらの鑑別には免疫細胞化学が必須である（表4.5.5）。

腺房細胞癌の細胞像は腺房状の配列を特徴とし，シート状，乳頭状配列も示す。また，小腺腔様配列を認める。細胞の大きさはやや大きくなり，核は円形～類円形を示し，N/C比は高くなる。核小体は1個で大きく明瞭なことが多い（図4.5.47）。

神経内分泌腫瘍の細胞像は結合性が低下した腫瘍細胞の集団が多数採取される。核は小型で類円形，均一，核クロマチンは細～粗顆粒状（ゴマ塩状），核縁は薄く，細胞質は淡明，ときに裸核状になる。ロゼット様配列を示す（図4.5.48）。

SPNの細胞像は小型円形細胞で構成された大小不同の集塊と血管間質を認める。一見，血管に張り付き，乳頭状増殖を示しているように見えるが，血管間質の間に腫瘍細胞が集塊をつくっている。細胞の結合性は弱い。核クロマチンは微細顆粒状で，小型核小体を認める。核の切れ込みを認めることがある（図4.5.49）。

表 4.5.5　免疫細胞化学とその局在

鑑別すべき疾患	免疫細胞化学的染色陽性
神経内分泌腫瘍	クロモグラニンA，シナプトフィジン，CD56，Ki-67
腺房細胞	トリプシン，キモトリプシン，Bcl10
充実性偽乳頭状腫瘍	β-カテニン（核・細胞質），CD10，ビメンチン

用語　ビメンチン（vimentin）

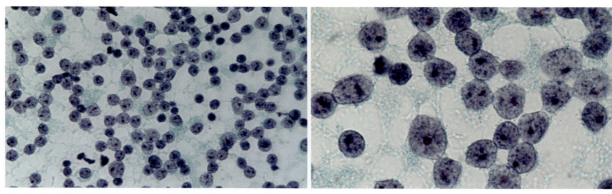

図 4.5.48　神経内分泌腫瘍　左：×400，右：×1,000　Pap 染色
結合性が低下した腫瘍細胞が多数出現している。核は小型で類円形，均一，核クロマチンは細～粗顆粒状（ゴマ塩状），核縁は薄く，細胞質は淡明。ロゼット様配列を示す。

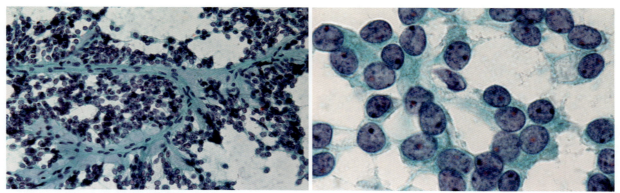

図 4.5.49　充実性偽乳頭状腫瘍（SPN）　左：×400，右：×1,000　Pap 染色
小型円形細胞からなる細胞と血管間質が見られる。細胞の結合性は弱く，N/C 比は高く，核溝が見られる。核クロマチンは微細顆粒状で，小型核小体が見られる。

4.5.4　報告様式

1. 唾液腺

2018年に国際細胞学会（IAC）は唾液腺細胞診の報告様式「ミラノシステム」を刊行した。ミラノシステムでは，「不適正」，「非腫瘍性」，「意義不明な異型」，「腫瘍：良性，腫瘍：良悪性不明な唾液腺腫瘍」，「悪性の疑い」，「悪性」の6段階の区分で構成され，推定される悪性度と推奨される臨床対応が明記されている（表4.5.6）。

2. 口　腔

口腔細胞診の新報告様式は，2015年に子宮頸部細胞診のベセスダシステムを応用して作成された。すなわち，検体の適否（検体適正，不適正）の評価を含めて，上皮内病変ではない／悪性ではない（NILM），低異型度上皮内病変（OLSIL），高異型度上皮内病変（OHSIL），扁平上皮癌（SCC）の4段階判定が呈示されている。口腔癌は，表層に角化性分化を示しながらも深層で腫瘍が浸潤増殖する特性があることから，深層型異型扁平上皮細胞を認めた場合はOHSILまたはSCCを推定するフローチャートとなっている（図4.5.50）。

表 4.5.6　唾液腺細胞診ミラノシステム：推定される悪性の危険度と推奨される臨床的対応

診断区分	悪性の危険度(%)	対　応
Ⅰ．不適正	25	臨床および画像との対比／穿刺吸引細胞診再検
Ⅱ．非腫瘍性	10	臨床的経過観察と画像との対比
Ⅲ．意義不明な異型（AUS）	20	穿刺吸引細胞診再検もしくは外科手術
Ⅳ．腫　瘍　A．腫瘍：良性	＜5	外科手術あるいは臨床的経過観察
B．腫瘍：良悪性不明な唾液腺腫瘍（SUMP）	35	外科手術
Ⅴ．悪性の疑い	60	外科手術
Ⅵ．悪　性	90	外科手術

（樋口佳代子，浦野　誠（監訳）：唾液腺細胞診ミラノシステム，3，金芳堂，2019より）

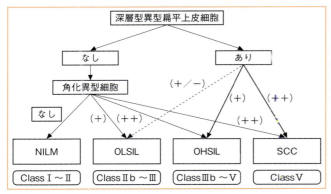

図 4.5.50 口腔癌，前癌病変の細胞診フローチャート
〔日本臨床細胞学会：「細胞診ガイドライン 5 消化器 2015 年版 補遺版（2022 年）」，9．
https://cdn.jscc.or.jp/wp-content/themes/jscc/guidelines/2022/n5.pdf〕

● 3. 胆汁・膵液

　胆道癌取扱い規約では，細胞診の報告様式の記載はないが，膵癌取扱い規約では，膵領域細胞診の報告様式として，検体不適正・適性を評価したうえに，「陰性／良性」，「異型／鑑別困難」，「悪性の疑い／低悪性度以上」，「陽性／悪性」の4段階としている。

表 4.5.7　貯留胆汁細胞診の細胞判定基準

Aの3項目あるいはBの3項目を満たした細胞は腺癌と判定することができる。CおよびDは参考所見として重視される項目である。 A．細胞集塊の判定基準 　1．不規則な重積性 　2．核の配列不整 　3．集塊辺縁の凹凸不整 B．個々の細胞の判定基準 　1．核の腫大 　2．核形不整 　3．クロマチンの異常 C．その他の重視される所見 　1．壊死背景 　2．多彩な細胞集塊（単個〜集塊）の出現 D．注意すべき点 　1．1箇所のみの異常を取り上げないこと 　2．核内構造の判定：長時間放置などによる細胞形態変化があっても，核内構造が見えれば判定可能 　3．良性細胞集塊の参考所見：①核間距離均等，②集塊辺縁の周囲に細胞質が見られる

〔広岡保明，他：「胆汁細胞診の採取・判定方法に関する研究（第1報）―貯留胆汁細胞診の細胞判定基準―」，日本臨床細胞学会雑誌，2010；49：7-14 より〕

　日本臨床細胞学会主催研究班が提唱する貯留胆汁細胞診の細胞判定基準に従えば診断精度の向上が期待できる[7,8]（表 4.5.7）。

〔白波瀬浩幸・竹中明美・古畑彩子〕

用語　低異型度上皮内病変（oral low-grade squamous intraepithelial lesion；OLSIL），高異型度上皮内病変（oral high-grade squamous intraepithelial lesion；OHSIL），意義不明な異型（atypia of undetermined significance；AUS），良悪性不明な唾液腺腫瘍（salivary gland neoplasm of uncertain malignant potential；SUMP）

参考文献

1) A.El-Naggar, J.Chan, et al.(eds.)："CAPTER 5 Tumours of Salicary Glands", WHO Classification of Head & Neck Tumours, 4th ed, World Health Organization, 2017.
2) Vilmann P, et al.："Endoscopic ultrasonography with guided fine needle aspiration biopsy in pancreatic disease", Gastrointest Endosc, 1992；38：172-173.
3) 山本浩嗣，松本　敬：「第2章 II. 口腔細胞診の検査法と標本作製法」，頭頸部・口腔細胞診アトラス，太田秀一（監修），山本浩嗣，他（編），11-14，医療科学社，2009．
4) 古旗　淳，広岡保明：「胆汁処理法の標準化のための工夫」，日本臨床細胞学会雑誌，2010；49：443-448．
5) 古畑彩子，他：「膵腫瘍に対する超音波内視鏡下穿刺吸引細胞診におけるベッドサイド迅速細胞診の有用性」，臨床病理，2012；60：429-434．
6) 日本胃癌学会（編）：「XI 病理学的所見 組織型分類の説明」，胃癌取扱い規約 第15版，31-33，金原出版，2017．
7) 広岡保明，他：「胆汁細胞診の採取・判定方法に関する研究（第1報）―貯留胆汁細胞診の細胞判定基準―」，日本臨床細胞学会雑誌 2010；49：7-14．
8) 古旗　淳，他：「従来の胆汁細胞診の問題点と貯留胆汁細胞診・細胞判定基準の有用性―初学者に対する検証から―」，日本臨床細胞学会雑誌，2015；54：16-27．

4.6 乳腺

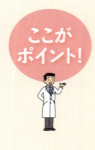

ここがポイント！

- 小型で細胞異型の弱い乳癌の細胞診では，細胞集塊の見かたが大切であり，構造異型の把握が重要である。基本的に組織の増殖形態を反映した細胞集塊として出現するため，癌および良性病変の組織像を熟知し，その細胞学的な特徴をよく理解しておく必要がある。
- 乳腺においては，良性病変であれば上皮細胞は腺上皮細胞と筋上皮細胞の二相性を示すが，癌では筋上皮細胞が欠如する。細胞診における筋上皮細胞は，良性上皮細胞集塊上の腺上皮細胞とは違う一定のフォーカスで円形〜紡錘形の小型濃縮状の核として観察され，その上皮細胞集塊の細胞が癌細胞であることの重要な指標となる。

4.6.1 解剖と組織・細胞

1. 発 生

乳腺は，表皮が皮下組織の中に落ち込んでできる皮膚腺の1つである。胎生期に外胚葉性表皮の肥厚から生じる乳腺堤が，胸部で発達して乳腺となる。乳腺堤は腋窩から鼠径部にかけて走る左右1対のアーチ状のミルクラインに並び，胸部領域にのみ存続しほかの部位では退化消失するが，残ると副乳となる。

2. 解剖組織

乳房は皮膚，皮下組織（脂肪など），乳腺組織からなる。乳腺は，皮膚から多くのクーパー靱帯により吊り下げられたような状態で脂肪の中に浮いているように存在し，胸壁側は大胸筋膜により境界されている。乳房の中央には乳頭が突起し，乳管の先端が開口している[1]。乳頭周囲には褐色のメラニン色素に富んだ乳輪があり，モントゴメリー腺とよばれる隆起が多数見られる。

乳腺は，乳頭に開口する乳管が順次分岐して乳頭から放射状に広がる樹状構造を示し，その1つの単位を乳腺葉という（図4.6.1）。乳腺葉は片側に15〜20個あり，1つの乳腺葉（緑色囲みの部分）は，乳管洞を経て，乳管が小葉間乳管として分岐を繰り返し，小葉外終末乳管（ETD），小葉内終末乳管（ITD），終末細乳管（TD）からなる終末乳管小葉単位（TDLU）を形成する。乳癌はこのTDLUか

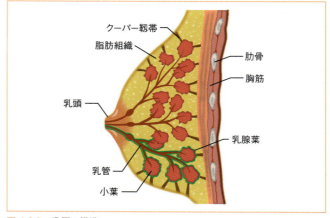

図 4.6.1 乳房の構造
〔坂本穆彦（編）：細胞診を学ぶ人のために 第6版，276，医学書院，2019 より作図〕

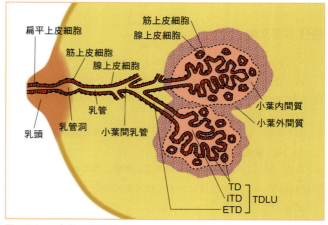

図 4.6.2 二相性とTDLU

用語 小葉間乳管（interlobular duct），小葉外終末乳管（extralobular terminal duct；ETD），小葉内終末乳管（intralobular terminal duct；ITD），終末細乳管（terminal ductule；TD），終末乳管小葉単位（terminal duct lobular units；TDLU）

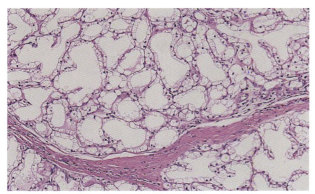

図4.6.3 授乳期乳腺の組織像 ×200 HE染色

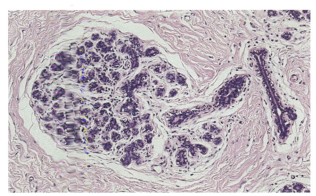

図4.6.4 静止期乳腺の組織像 ×200 HE染色

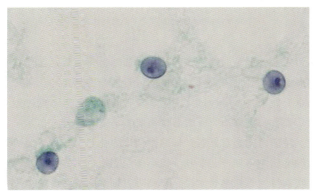

図4.6.5 授乳期乳腺 ×1,000 Pap染色

ら発生すると考えられている。乳管は，内腔側の腺上皮細胞と基底側（外側）の筋上皮細胞の2層構造からなる（図4.6.2）。

3. 機能的変化

乳腺は年齢や性周期，妊娠，授乳などの生理的状態により変化する。思春期以降，第二次性徴として卵巣が発達し，エストロゲンとプロゲステロンの分泌増加により乳腺も発達する。エストロゲンはおもに乳管の発達，プロゲステロンはエストロゲンとともに乳腺葉の発達に作用する。

妊娠すると，エストロゲンとプロゲステロンの作用により乳腺が発育する。エストロゲンは乳管の発育，プロゲステロンは小葉の発育を促し，プロラクチンが乳汁の合成分泌に作用する。組織学的には，妊娠・授乳期の乳腺では小葉の終末乳管が増殖し，腺細胞には分泌物を含む空胞が見られ（図4.6.3），静止期の乳腺（図4.6.4）とは著しく様相を変える。細胞診では，この腺細胞は核クロマチンが極めて繊細で，「ぎうかい」と形容されるすりガラス様を呈する。円形の腫大した核小体を有し，裸核になりやすく，「イクラ」に類似する（図4.6.5）。出産を終えて胎盤からのエストロゲンとプロゲステロンの分泌がなくなると，今度は乳汁分泌が活発になる。乳汁は小葉で分泌され，乳管を通って乳管洞に蓄えられる。そして，乳児の吸い付きにより乳頭が刺激されるとオキシトシンが分泌され，乳腺の筋上皮細胞が収縮して射乳が起こる[2]。

4.6.2　標本作製法

検体の種類，採取法，性状などにより適切な塗抹法を選択し，剥離防止剤がコーティングされたスライドガラスを使用して標本を作製する。

1. 塗抹法

(1) 吹き付け塗抹法

穿刺吸引細胞診検体に用いられる方法である。①吸引後，シリンジ圧をフリーにして大気圧に戻してから針を抜く。穿刺吸引細胞診検体は，基本的に針の中の細胞を塗抹するので，圧がかかった状態で針を抜くと針の中の採取検体が注射筒内に飛散し，塗抹不能となる。とくに，穿刺針基部に入った細胞は洗浄しても回収できないので注意を要する。②針をいったんシリンジから外し，注射筒を引いて空気を入れ，針を再度装着し，スライドガラスに吹き付けて塗抹する。③吹き付けた検体量が少ない場合は，塗抹後直ちに（1秒以内）固定液に入れる。量が多い場合は針で伸ばすか，スライドガラスではさみ軽く圧をかけた後，左右に引くことなく上下に剥がして直ちに固定する（合わせ法）（図4.6.6上）。すり合わせ法でもよいが，細胞集塊が平面的になり，すり合わせた方向に細胞が引き伸ばされて構造が崩れやすい（図4.6.6下）。

(2) 針洗浄法

吹き付け塗抹後の穿刺針を生理食塩水や液状化検体細胞診（LBC）専用の細胞保存液などで洗浄し，その沈渣を塗

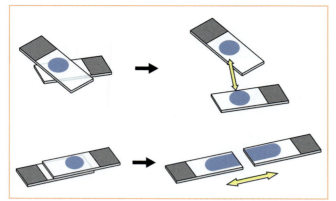

図4.6.6 塗抹法
2枚のスライドガラスではさみ，すり合わせずに剥がして固定する合わせ法（上）と，左右にすり合わせて塗抹するすり合わせ法（下）がある。

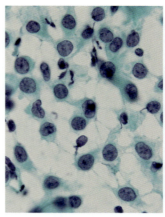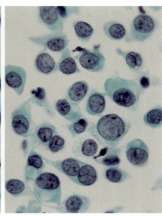

図4.6.7 直接塗抹法（左）と生理食塩水洗浄法（右）による細胞所見の差異　×1,000　Pap染色

抹すると，多数の細胞が回収されることがある。とくに末梢血が混入した場合は，積極的に行った方がよい。生理食塩水を使用する場合は，固定までの時間ができるだけ短くなるように素早く行うことが重要である。生理食塩水添加後，時間の経過とともに細胞や核は膨化し，核クロマチンは融解状から均一となり，核小体が明瞭化する（図4.6.7）。

吹き付け塗抹をせずに，穿刺吸引細胞診検体をそのままLBCに供する方法もある。専用の細胞保存液で洗浄して浮遊させ，フィルターや荷電作用などを用いた吸引吸着転写法や比重と荷電作用を利用した重力沈降静電接着法により，スライドガラスに細胞を固着させる。細胞回収率が高く，均一な厚さの標本を作製することができる。液状検体にも応用可能であり，保存液中の細胞は遺伝子検査などにも応用可能である。

(3) 液状検体の塗抹法

囊胞液が引けてきた場合は遠心沈殿させ，沈渣を引きガラス法（p.9, 2.1.1参照）あるいはすり合わせ法により塗抹する。

2. 固定法

原則的に，重積性を伴う立体構造の観察に適している95％エタノール湿固定標本，Pap染色を用いる。細胞塗抹後直ちに（1秒以内）95％エタノールに浸す。固定前には乾燥は禁忌である。固定前に乾燥した場合は，再水和処理（生理食塩水または血清を標本上に満載して30秒）を行った後に固定すると，細胞質および核の染色性が良好になる。95％エタノール固定した標本では，再水和処理を行っても改善は望めない。また，遅くとも2日以内に再水和処理を行う必要があるが，細胞成分が非常に少ない標本ではあまり効果がない。

4.6.3　おもな病変と細胞像

現在，わが国で使用されている乳癌取扱い規約 第18版[3]における組織学的分類（表4.6.1）では，乳腺腫瘍は上皮性腫瘍，結合織性および上皮性混合腫瘍，非上皮性腫瘍，その他に大別され，上皮性腫瘍はさらに良性と悪性に分けられている。

1. 上皮性腫瘍

(1) 良性腫瘍

良性の上皮性腫瘍は乳管内乳頭腫，乳管腺腫，乳頭部腺腫，腺腫（管状腺腫，授乳性腺腫），腺筋上皮腫に分けられている。頻度が高いのは乳管内乳頭腫であり，その他の腫瘍は比較的稀である。

①乳管内乳頭腫

組織学的には豊富な間質を軸にした明瞭な乳頭状構造が見られ（図4.6.8），上皮成分は管腔側のエオジンに好染する細胞質を有する腺細胞と，間質側の明るい細胞質を有する筋上皮細胞の二相性を示す（図4.6.9）。乳管内乳頭腫の乳頭状構造は，細胞診では組織診におけるほど明瞭ではなく，上皮細胞と間質が混在する大型の細胞集塊として観察される。集塊の内部には間質の走行が見られ，その間質は豊富で厚い（図4.6.10）。また，間質集塊と上皮集塊が付着して見られる場合や，別々な集塊として出現する場合もある（図4.6.11）。いずれの場合も間質は豊富で厚く，上

用語　乳管内乳頭腫（intraductal papilloma），線維腺腫（fibroadenoma），

表 4.6.1 乳腺腫瘍の組織学的分類

1. 上皮性腫瘍 　(1) 良性腫瘍 　　① 乳管内乳頭腫 　　② 乳管腺腫 　　③ 乳頭部腺腫 　　④ 腺　腫 　　⑤ 腺筋上皮腫 　(2) 悪性腫瘍 　　① 非浸潤癌 　　　ⅰ) 非浸潤性乳管癌 　　　ⅱ) 非浸潤性小葉癌 　　② 微小浸潤癌 　　③ 浸潤癌 　　　ⅰ) 浸潤性乳管癌 　　　　a) 腺管形成型 　　　　b) 充実型 　　　　c) 硬性型 　　　　d) その他 　　　ⅱ) 特殊型 　　　　a) 浸潤性小葉癌 　　　　b) 管状癌 　　　　c) 篩状癌 　　　　d) 粘液癌 　　　　e) 髄様癌 　　　　f) アポクリン癌 　　　　g) 化生癌 　　　　　1) 扁平上皮癌 　　　　　2) 間葉系分化を伴う癌 　　　　　・紡錘細胞癌	・骨・軟骨化生を伴う癌 ・基質産生癌 ・その他 　　h) 浸潤性微小乳頭癌 　　i) 分泌癌 　　j) 腺様嚢胞癌 　　k) その他 　④ Paget 病 2. 結合織性および上皮性混合腫瘍 　(1) 線維腺腫 　(2) 葉状腫瘍 　(3) その他 3. 非上皮性腫瘍 　(1) 間質肉腫 　(2) 軟部肉腫 　(3) リンパ腫および造血器腫瘍 　(4) その他 4. その他 　(1) いわゆる乳腺症 　(2) 過誤腫 　(3) 炎症性病変 　(4) 乳腺線維症 　(5) 女性化乳房 　(6) 副　乳 　(7) 転移性腫瘍 　(8) その他

〔日本乳癌学会（編）：臨床・病理 乳癌取扱い規約 第18版，24-25，金原出版，2018 より作成〕

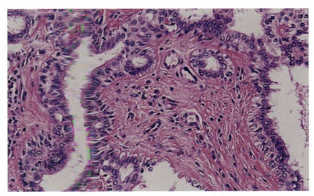

図 4.6.9　乳管内乳頭腫の組織像　×400　HE染色
上皮成分は管腔側のエオジンに好染する細胞質を有する腺細胞と，間質側の明るい胞体を有する筋上皮細胞の二相性を示す。

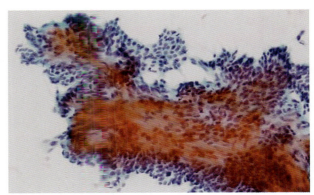

図 4.6.10　乳管内乳頭腫　×200　Pap染色
大型の細胞集塊内に，豊富で厚い間質の走行が見られる。

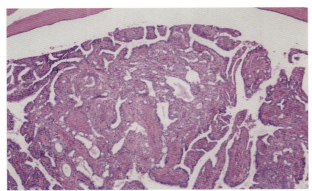

図 4.6.8　乳管内乳頭腫の組織像　×100　HE染色
豊富な間質を軸にした明瞭な乳頭状構造を示し増生する。

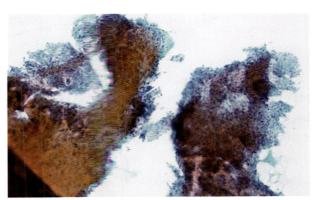

図 4.6.11　乳管内乳頭腫　×100　Pap染色
間質集塊と上皮集塊が付着して見られる場合や，別々な集塊として出現する場合もある。上皮細胞の結合性は強く，散在性上皮細胞はほとんど見られない。

皮細胞の結合性は強く散在性上皮細胞はほとんど見られない。裸核状筋上皮細胞は，後述する線維腺腫では明瞭に観察される場合が多いが，乳管内乳頭腫ではそれほど目立たない。しばしば嚢胞性変化を伴い，その場合には嚢胞内乳頭腫とよばれ，背景には泡沫細胞が出現する（図 4.6.12）。嚢胞内容液が採取された場合，その中に見られる腺上皮細胞の細胞質は豊富で厚く，扁平上皮（化生）様を呈する。また，ときに上皮細胞はアポクリン化生（後述）を起こすことがある。

後述する非浸潤性乳管癌の乳頭型，腺管形成型浸潤性乳管癌との鑑別が問題となる場合が多いとされるが，癌に比べ細胞間の結合性がよく，細胞集塊辺縁部でのほつれ現象

や散在傾向は見られず，間質は豊富で厚い。

(2) 悪性腫瘍

悪性腫瘍は非浸潤癌，微小浸潤癌，浸潤癌，Paget病に分類される。

乳癌の発生部位は　A 内上部，B 内下部，C 外上部，D 外下部，E 乳輪部の5つに区分され，さらに腋窩部を

用語　非浸潤性乳管癌 (noninvasive ductal carcinoma, ductal carcinoma in situ; DCIS)　非浸潤癌 (noninvasive carcinoma)，浸潤癌 (invasive carcinoma)，パジェット病 (Paget's disease)，

4章 各論

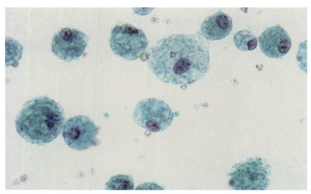

図 4.6.12　囊胞内乳頭腫に見られる泡沫細胞　×1,000　Pap 染色
囊胞内容液に泡沫細胞が出現する。

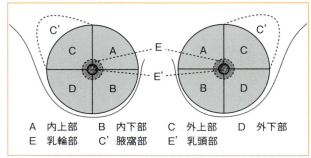

図 4.6.13　乳癌の発生部位
〔病理診断教育支援：「乳腺」，https://www.palana.or.jp/ipath/manual/4-female-genital/3-breast より作図〕

乳腺組織を最も多く含むのはC区域であり，乳癌の約半数がここに発生する。

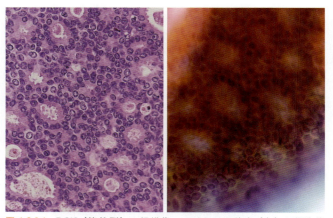

図 4.6.14　DCIS（篩状型）の組織像　×400　HE 染色（左）と細胞像　×1,000　Pap 染色（右）
フォーカスを動かすとほぼ正円形の腺腔が多数出現する。腺腔を構成する腫瘍細胞は立方〜円柱状を呈し，腺腔面に対して垂直に配列する。核は極性を有し，基底側に規則的に配列する。

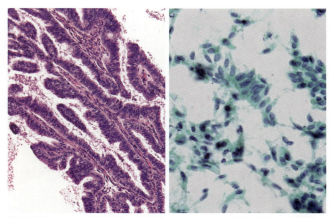

図 4.6.15　DCIS（乳頭型）の組織像　×200　HE 染色（左）と細胞像　×400　Pap 染色（右）
左：血管を軸として高円柱状の腫瘍細胞が間質に直接突き刺さるような釘打ち状所見が認められる。右：円柱状〜高円柱状の腫瘍細胞が孤立散在性に認められる。

C'，乳頭部をE'と表す（図4.6.13）。乳腺組織を最も多く含むのはC区域であり，乳癌の約半数がここに発生する[4)]。

①非浸潤癌

間質への浸潤が見られないものを指し，非浸潤性乳管癌と非浸潤性小葉癌に分けられる。後者は，原則的に腫瘍として認識され，穿刺吸引細胞診の対象となることはない。前者は近年のマンモグラフィー（MMG）検診や画像診断の発達に伴い，極めて小さくとも発見されるようになり，細胞診においても遭遇する機会が増加してきている。

ⅰ）非浸潤性乳管癌（DCIS）

乳管上皮由来の癌細胞が乳管内に限局しているものを指し，乳管内癌ともよばれる。組織構築的形態はさまざまで，篩状型，充実型，乳頭型，低乳頭型，面疱型，平坦型などに亜分類され，しばしばこれらの組織亜型のいくつかが種々の割合で混在する。核異型についても異型性の軽度なものから極めて高度なものまであり，それらが混在することも稀ではないが，面疱型を除き総じて細胞は小型で異型性に乏しいものが多い。細胞診においては基本的に組織亜型の増殖形態を模倣した細胞集塊で出現するため，組織像を熟知しておくことは必須である。

篩状型は腺腔形成を特徴とし，フォーカスを動かすとほぼ正円形の腺腔が多数出現する。腺腔を構成する腫瘍細胞は立方状〜円柱状を呈し，腺腔面に対して垂直に配列する。核は極性を有し，基底側に規則的に配列する（図4.6.14）。

充実型では，腫瘍細胞が乳管内に密に充満する。円形で均一な細胞である場合が多く，規則的に配列する。

乳頭型では多くの場合，腫瘍細胞は円柱状〜高円柱状を呈し，しばしば囊胞内癌の形態を示す。筋上皮細胞が欠如するため，高円柱状の腫瘍細胞が間質に直接突き刺さるような釘打ち状所見が認められる。細胞密度は高く，高円柱状腫瘍細胞が重層する像を呈する。細胞診では，通常，血管を軸とした乳頭状集塊として観察されるが，良性の乳頭腫と異なり，円柱状〜高円柱状の腫瘍細胞が孤立散在性に認められる（図4.6.15）。

低乳頭型は，囊胞状を呈する拡張した乳管壁から管腔に

用語　マンモグラフィー（mammography；MMG），乳管内癌（intraductal carcinoma）

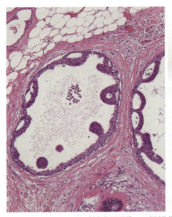 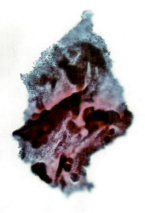

図4.6.16　DCIS（低乳頭型）の組織像　×100　HE染色（左）と細胞像　×100　Pap染色（右）
左：拡張した乳管壁から管腔に向かう乳頭状突出，あるいは橋渡し構造を特徴とする。右：単層のシート状集塊で出現することが多く，その集塊より乳頭状に突出する像が観察される。

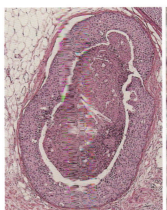 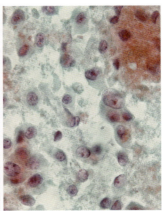

図4.6.17　DCIS（面疱型）の組織像　×200　HE染色（左）と細胞像　×200　Pap染色（右）
左：乳管内癌胞巣の中心部に壊死物質を入れ，腫瘍細胞は基底面から重層する。右：壊死基質とともに，異型性の高い大型の腫瘍細胞が認められる。

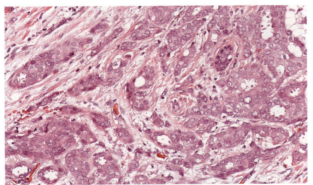

図4.6.18　浸潤性乳管癌（腺管形成型）の組織像　×200　HE染色
不規則な腺管状から一部には索状構造が混在して増殖し，線維性間質を伴って周囲脂肪組織に浸潤している。

向かう乳頭状突出，あるいは橋渡し構造を特徴とする。筋上皮細胞および結合織性の間質は伴わず，小型立方状の腫瘍細胞のみの増生を示す。細胞像は単層のシート状集塊で出現することが多く，その集塊より乳頭状に突出する像が観察される。細胞像は，この乳頭状突出像を管腔内部から管腔表面に向かって観察していると考えれば容易に理解できる（図4.6.16）。シート状の部分には筋上皮細胞が認められる場合がある。乳頭状突出部分の内部には血管は認められず，むしろ管腔形成性である。

面疱型は，乳管内癌胞巣の中心部に壊死物質を入れるものであり，腫瘍細胞は大型で基底面から内腔面に重層する（図4.6.17）。

平坦型は，拡張した乳管の内腔面を通常単層から数層の腫瘍細胞が裏打ちしているものである。腫瘍細胞はしばしば，細胞質が管腔内へ突出するスナウトや核も突出するホブネイルといわれる像を示す。

②微小浸潤癌
　間質浸潤の大きさが1mm以下のもので，浸潤癌は乳管癌，小葉癌いずれの場合もある。予後は非常に良好で，DCISと同等あるいは小さな浸潤癌に類似する。

③浸潤癌
　癌細胞が間質へ浸潤し，その程度が微小浸潤を超えるものを浸潤癌という。組織型は浸潤癌胞巣の形態にもとづいて判定する。乳管内癌巣が主病変の大部分を占めるものは，診断名に"乳管内成分優位の"と付記する。浸潤性乳管癌と特殊型に大別され，浸潤性乳管癌はその他を除き3種類，特殊型はその他を除き10種類の組織型に分けられている。

i) 浸潤性乳管癌
　浸潤癌胞巣の形態にもとづいて，腺管形成型，充実型，硬性型，その他の4種類に分けられる。2種類以上の組織型が認められる場合には，より広い面積を占める組織型に分類する。いずれも優位とも判断が困難な場合には，その他に分類し，混在している組織型を併記する。

a) 腺管形成型
　浸潤癌胞巣が腺管形成を示す浸潤性乳管癌である。典型的な管状癌と篩状癌はこれに含まれない（図4.6.18）。乳癌取扱い規約第13版[3]の改訂により，乳管内進展を特徴とする浸潤性乳管癌は，必ずしも腺管形成型の特徴ではなくなったが，背景にはしばしば泡沫細胞が見られ，面疱型を除き構成する腫瘍細胞は総じて小型で異型性に乏しいものが多く，円形あるいは立方状～円柱状を呈する。乳頭腫に比べると結合性が弱く，明らかな細胞質を有する散在性上皮細胞（図4.6.19）や細胞集塊辺縁部のほつれなどの散在傾向を示す。また，線維腺腫（後述）と異なり背景に裸核状細胞は見られず，上皮細胞集塊に筋上皮細胞も見られないが，乳管内進展部分では少数見られる場合がある。

用語　スナウト（snout），乳管内成分優位の（with a predominant intraductal component）

b）充実型

充実性で腺管形成が不明瞭な浸潤癌巣が，周辺組織に対して圧排性ないし膨張性発育を示す浸潤性乳管癌である。硬性型に比較して，浸潤癌巣は大きい。浸潤癌巣の間には間質結合織が介在したり，中心部が壊死ないし線維化を示すことがある（図4.6.20）。細胞診では多量の細胞が採取されることが多い。腫瘍細胞は大型で高度の異型性を示すことが多く，細胞同士が密に接しているために多稜形あるいは類円形を呈する（図4.6.21）。悪性の診断が容易な場合が多いが，比較的境界明瞭であるため，画像診断ではときに良性病変との鑑別を要するとされる。

c）硬性型

癌細胞が散在性に，あるいは小塊状に索状となって間質に浸潤し，多少とも間質結合織の増殖を伴う浸潤癌である。浸潤癌巣は小さく，周辺組織に対してびまん浸潤性に発育する。腫瘍の辺縁部は棘状を呈し（図4.6.22），MMGにて特徴的な棘状突起（スピキュラ）を伴う。間質結合織内へ索状，リボン状，あるいは腺管状に腫瘍細胞が浸潤する（図4.6.23）。硬性型の特徴はその浸潤像にあり，細胞

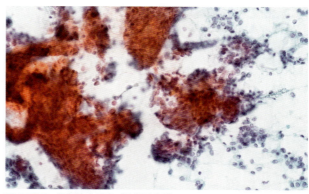

図 4.6.19　浸潤性乳管癌（腺管形成型）　×200　Pap染色
乳頭腫に比べると結合性が弱く，明らかな細胞質を有する散在性上皮細胞や細胞集塊辺縁部のほつれなどの散在傾向を示す。

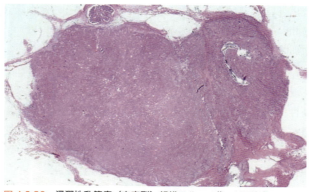

図 4.6.20　浸潤性乳管癌（充実型）組織のルーペ像　HE染色
腺管形成はほとんど示さず，充実性で周囲に対して膨張性に発育することを特徴とする。

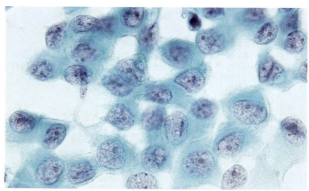

図 4.6.21　浸潤性乳管癌（充実型）　×1,000　Pap染色
細胞は多量に採取されることが多く，大型で多稜形あるいは類円形を呈し，高度の異型性を示すことが多い。

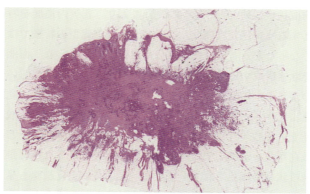

図 4.6.22　浸潤性乳管癌（硬性型）組織像のルーペ像　HE染色
周囲間質への強い浸潤性増殖を特徴とし，腫瘍の辺縁部は特徴的な棘状を呈する。

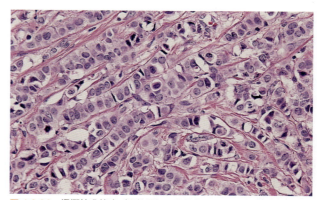

図 4.6.23　浸潤性乳管癌（硬性型）の組織像　×400　HE染色
間質結合織内へ索状，リボン状に腫瘍細胞が浸潤する。

用語　スピキュラ（spicula）

診では浸潤性配列をとらえることが重要である。硬性型においては腫瘍細胞集塊周囲が間質結合織と接しているため、細胞集塊辺縁部が直線的な形態を示す索状や楔状とよばれる浸潤性配列が見られる（図4.6.24）。また、細胞質内小腺腔（ICL）が高頻度に見られる。ICLにその名のとおり、細胞質内に見られる小さな腺腔様構造物で、その中に分泌物が見られる場合もある（図4.6.25）。硬性型では、細胞採取量は少なく、ほとんど採取されない場合もある。

ⅱ）特殊型

浸潤性乳管癌とは異なる、独特の細胞学的ないしは組織学的特徴を示す乳癌が50％以上に認められる癌を特殊型として分類する。特殊型が癌胞巣の90％以上を占める場合は純型とし、50％以上、90％未満を占める場合を混合型とする。異なる特殊型が混在している場合には50％以上を占める組織型を主として記載する。

特殊型は浸潤性小葉癌、管状癌、篩状癌、粘液癌、髄様癌、アポクリン癌、化生癌、浸潤性微小乳頭癌、分泌癌、腺様嚢胞癌、その他に分類されている。なお、化生癌は扁平上皮癌と間葉系分化を伴う癌（紡錘細胞癌、骨・軟骨化生を伴う癌、基質産生癌、その他）に分けられている。こ こでは浸潤性小葉癌、粘液癌、髄様癌、浸潤性微小乳頭癌について記述する。

a）浸潤性小葉癌

腫瘍細胞は極性を示さず均一小型で、間質内に1列に並んで、あるいは散在性、びまん性に浸潤する（図4.6.26）。多中心性の発生が多く、ホルモンレセプターの陽性率が高い。細胞診では採取される細胞は少ない場合が多く、まったく採取されないことも珍しくない。浸潤性小葉癌細胞は

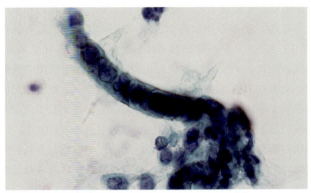

図4.6.24　浸潤性乳管癌（硬性型）　×1,000　Pap染色
細胞集塊辺縁部に索状とよばれる直線的な形態の浸潤性配列が見られる。

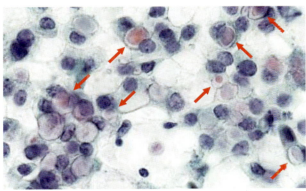

図4.6.25　浸潤性乳管癌（硬性型）　×1,000　Pap染色
細胞質にICLが見られる。ICLの中に分泌物が見られる場合もある（矢印）。

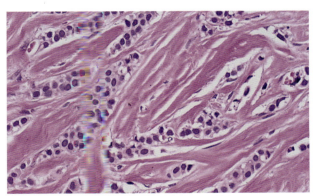

図4.6.26　浸潤性小葉癌の組織像　×400　HE染色
腫瘍細胞は極性を示さず均一小型で、間質内に1列に並んで、あるいは散在性、びまん性に浸潤する。

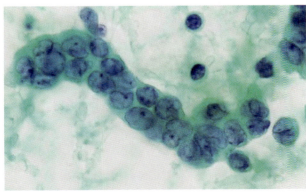

図4.6.27　浸潤性小葉癌　×1,000　Pap染色
数珠状、索状、小集塊状で出現し、大型の細胞集塊として見られることはほとんどなく、腺腔形成は見られない。

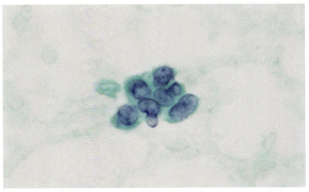

図4.6.28　浸潤性小葉癌　×1,000　Pap染色
硬性型浸潤性乳管癌に比べ、極めて微細な柔らかい核クロマチンを有し、胞体は淡い。しばしば深い切れ込みや分葉状などの著明な核形不整を示す。

用語　純型（pure type）、混合型（mixed type）

4章 各論

数珠状，索状，小集塊状で出現し，大型の細胞集塊として見られることはほとんどなく，腺腔形成は見られない（図4.6.27）。ICLは高頻度に認められ，類似の組織浸潤形態を示す硬性型浸潤性乳管癌との鑑別が困難な場合があるが，硬性型浸潤性乳管癌などに比べると極めて微細な柔らかい核クロマチンを有し，胞体は淡い。しばしば深い切れ込みや分葉状などの著明な核形不整を示し（図4.6.28），細胞質からの核の飛び出しも見られる。

b）粘液癌

粘液産生を特徴とし，腫瘍のほぼ全部が粘液状の癌巣で占められ，粘液の中に島状に腫瘍細胞の集塊が見られる（図4.6.29）。リンパ節転移率は低く，予後は良好である。画像診断においても特徴があり，MMGでは限局型の腫瘤像が見られ，超音波では円形の高内部エコーと後方陰影増強を呈する。細胞診では，多量の粘液を背景として，その粘液に包まれた球状の細胞集塊が観察される（図4.6.30）。球状の細胞集塊は全周が粘液に包まれ，細胞相互の結合性が強く，細胞異型は軽度である場合が多い。採取されるのはほとんど粘液のみで，腫瘍細胞はごく少量しか認められない場合もある。

稀な病変であるが，しばしば粘液瘤様腫瘍（MLT）との鑑別を要する。MLTは当初は良性病変として報告されたが，現在ではMLTにDCISや異型乳管過形成（ADH）などが共存する症例が多く報告され，必ずしも良性病変とは認識されなくなってきている。粘液癌との鑑別は容易ではないが，乳腺細胞診において粘液が見られた際には，両方を念頭に置いて鏡検することが肝要である。

c）髄様癌

肉眼的にも組織学的にも比較的辺縁が明瞭で限局した充実性腫瘍で，予後は良好である。充実性，髄様に増殖する腫瘍で，しばしば間質に著明なリンパ球浸潤を伴う。明るい細胞質を有し，核小体が腫大した低分化な腫瘍細胞により構成される（図4.6.31）。細胞診においても腫瘍細胞は大型で細胞質は明るく，大型で腫大した核小体がよく目立ち，多量のリンパ球を伴う像が見られる。腫瘍細胞集塊内部にまでリンパ球が入り込んでいる像もときに観察される（図4.6.32）。

d）浸潤性微小乳頭癌

腫瘍細胞は立方状ないし円柱状を示し，線維血管性間質の茎を欠いた偽乳頭状あるいは微小腺管構造示す集塊を形

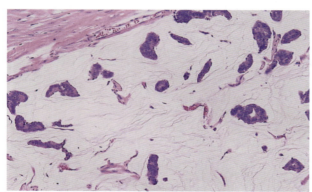

図4.6.29 粘液癌の組織像　×200　HE染色
粘液の中に，島状に腫瘍細胞の集塊が見られる。

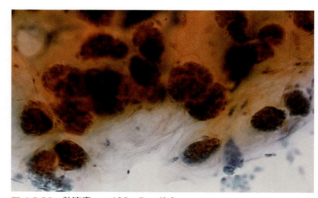

図4.6.30 粘液癌　×400　Pap染色
多量の粘液を背景として，その粘液に包まれた球状の細胞集塊が観察される。

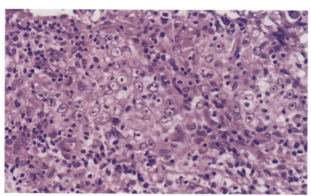

図4.6.31 髄様癌の組織像　×400　HE染色
充実性，髄様に増殖する腫瘍で，しばしば間質に著明なリンパ球浸潤を伴う。明るい細胞質を有し，核小体が腫大した低分化な腫瘍細胞により構成される。

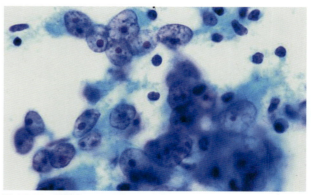

図4.6.32 髄様癌　×1,000　Pap染色
腫瘍細胞は大型で細胞質は明るく，大型で腫大した核小体がよく目立ち，多量のリンパ球を伴う像が見られる。細胞集塊内部にまでリンパ球が入り込んでいる像が認められる。

用語　粘液瘤様腫瘍（mucocele like tumor；MLT），異型乳管過形成（atypical ductal hyperplasia；ADH）

成しながら浸潤する。集塊と間質の間には空隙が介在し中空構造を呈し，腫瘍細胞は極性が反転しており（通常の腺上皮で見られる管腔面が胞巣の外側，間質側に認められる），この状態はインサイドアウトパターンと表現されている（図4.6.33）。本腫瘍は，脈管侵襲，リンパ節転移が見られる頻度が高く予後不良である。細胞診は組織像を反映し，小型〜中型で，同程度の大きさの集塊が多数出現するのが特徴である。いずれの細胞集塊も球状から不整形で多彩であるが，集塊最外層の核配列には極性が見られる。腫瘍細胞は，核形態が比較的均一であるものの，著明なクロマチン増量から悪性の診断は容易である（図4.6.34）。

④Paget病

乳頭・乳輪の表皮内への進展を特徴とする癌で，乳管内に進展し，多くは非浸潤性であり，間質浸潤が存在しても軽度なものをいう。腫瘍細胞が主乳管内に進展してさらに乳頭の表皮内に進展するため，肉眼的には乳管口を中心として同心円状に広がる乳頭の発赤やびらんが見られる。組織学的には乳頭・乳輪の表皮内に，大型の明るい細胞質を有し核小体腫大を示すPaget細胞が見られる（図4.6.35）。赤みの強い扁平上皮層の中に腺癌細胞が見られるため，組織診ではPaget細胞は明るい細胞質を有するとされるが，細胞診ではとくに細胞質が明るいわけではない。比較的高度の異型を有する腺癌細胞であり，角化した扁平上皮とともに出現するため，扁平上皮癌様の細胞像を示す（図4.6.36）。しばしば周辺部にメラノサイトが見られ（図4.6.37），腫瘍細胞内にメラニン顆粒が認められることがある。

2. 結合織性および上皮性混合腫瘍

(1) 線維腺腫

組織学的には上皮細胞と間質細胞の増生よりなる病変で，円形〜分葉状の境界明瞭な腫瘍を形成し，間質の増殖が主体である。管内型，管周囲型，類臓器型，乳腺症型などの亜型が存在する。乳腺症型は，後述するいわゆる乳腺症に見られる種々の組織像が線維腺腫内に見られるもので，しばしばこの鑑別を要するとされる。細胞診では多量の細胞が採取される場合が多く，樹枝状，乳頭状，シート状の上皮集塊，多数の裸核状あるいは大型の組織片状の間質成分が出現する。間質はしばしば粘液腫様となる（図4.6.38）。背景に円形〜紡錘形の裸核状細胞が孤立散在

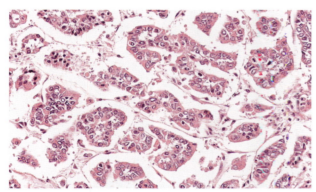

図4.6.33 浸潤性微小乳頭癌の組織像 ×200 HE染色
腫瘍細胞は立方状ないし円柱状を示し，線維血管性間質の茎を欠いた偽乳頭状あるいは微小腺管構造示す集塊を形成しながら浸潤する。集塊と間質の間には空隙が介在し中空構造を呈し，腫瘍細胞は極性が反転しており，この状態はインサイドアウトパターンと表現されている。

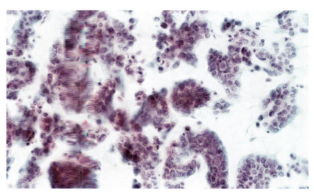

図4.6.34 浸潤性微小乳頭癌 ×200 Pap染色
立体的な小型ないし中型の細胞集塊が認められ，結合性は強く散在性細胞の出現は乏しい。いずれの細胞集塊も球状から不整形で多彩であるが，集塊最外層の核配列には極性が見られる。

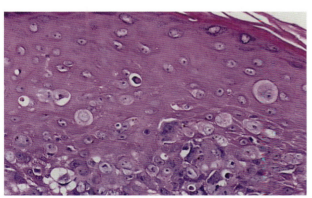

図4.6.35 Paget病の組織像 ×400 HE染色
乳頭表皮内に，大型の明るい細胞質を有し，核小体腫大を示すPaget細胞が見られる。

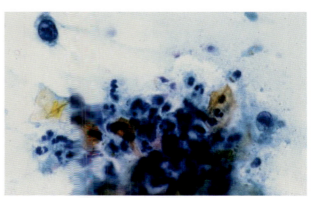

図4.6.36 Paget病 ×400 Pap染色
比較的高度の異型を有する腺癌細胞であり，角化した扁平上皮とともに出現するため，扁平上皮癌様の細胞像を示す。

用語 インサイドアウトパターン（inside-out pattern），乳腺症（mastopathy, fibrocystic disease）

性に多数見られるのが大きな特徴である．ときに非常に大きなシート状の細胞集塊として出現し，細胞配列は規則的で核の大小不同は少なく，核間距離は均等である．また，明瞭な二相性を示すことが多く，上皮細胞集塊内の腺上皮細胞とは異なる一定のフォーカスで，円形〜紡錘形で小型濃縮状の筋上皮細胞の核が多数出現する（図4.6.39）．細胞集塊辺縁部のほつれや散在傾向は通常見られないが，稀に散在性細胞が少数見られることがあるので，注意を要する．

(2) 葉状腫瘍

線維腺腫と同様，間質と上皮のそれぞれの成分を含む腫瘍である．上皮成分が悪性像を示すことはないが，間質成分は細胞成分に富み，その増殖によりしばしば葉状を呈する（図4.6.40）．20〜30代に多く，急速に発育し短期間で大きな腫瘤を形成する．腫瘍は良性，境界悪性，悪性に分けられ，悪性の判定は間質の細胞密度，細胞異型，核分裂数，周囲への浸潤形態，間質の一方的な増殖などから判定される．良性の場合，細胞診では線維腺腫との鑑別は困難であるが，悪性であれば推定可能である．

悪性葉状腫瘍の間質成分は基本的には孤立散在性に出現する（図4.6.41）が，大型の組織片状として見られることもある．腫瘍細胞は大型で紡錘形を示し，核クロマチンは微細で腫大した核小体を有し，多核巨細胞が混在する．いわゆる肉腫様の像を呈する（図4.6.42）．また，肉腫様細胞とともに良性の腺上皮細胞，および内部にはしばしば嚢

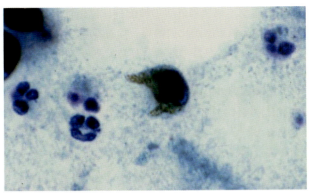

図4.6.37　Paget病　×1,000　Pap染色
しばしば周辺部にメラノサイトが見られ，表皮内への進展を示唆する有用な所見となる．

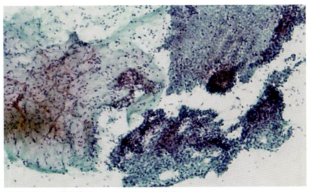

図4.6.38　線維腺腫　×100　Pap染色
シート状の上皮成分と，多数の裸核状あるいは大型の組織片状の間質成分が出現している．間質はしばしば粘液腫様となる．

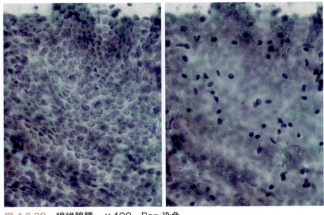

図4.6.39　線維腺腫　×400　Pap染色
上皮細胞集塊内の腺上皮細胞（左）とは異なる一定のフォーカスで，円形〜紡錘形で小型濃縮状の筋上皮細胞の核（右）が多数出現する．

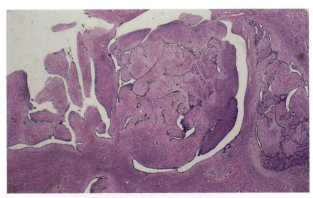

図4.6.40　葉状腫瘍の組織像　×40　HE染色
上皮成分が悪性像を示すことはないが，間質成分は細胞成分に富み，その増殖により葉状を呈する．

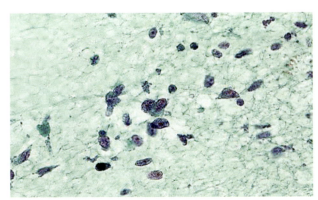

図4.6.41　悪性葉状腫瘍　×400　Pap染色
腫瘍の間質成分は基本的には孤立散在性に出現し，大型で紡錘形を示す．

用語　葉状腫瘍（phyllodes tumor），乳管過形成（ductal hyperplasia），小葉過形成（lobular hyperplasia），閉塞性腺症（blunt duct adenosis），硬化性腺症（sclerosing adenosis），アポクリン化生（apocrine metaplasia），線維腺腫症（fibroadenomatosis）

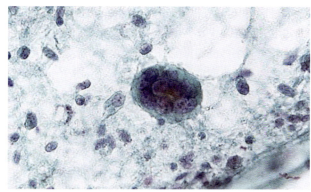

図 4.6.42　悪性葉状腫瘍　×400　Pap 染色
核クロマチンは微細で，腫大した核小体を有し，多核巨細胞が混在する。すなわち，いわゆる肉腫の像を呈する。

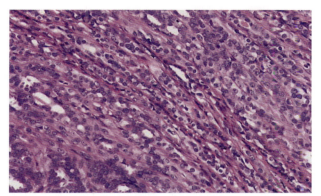

図 4.6.44　硬化性腺症の組織像　×400　HE 染色
間質成分の増生が強いため，乳管は圧排されて変形し，しばしば索状配列を示すことから，硬性型浸潤性乳管癌との鑑別を要する。

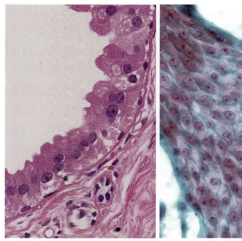

図 4.6.43　アポクリン化生の組織像　×400　HE 染色（左）と細胞像　×400　Pap 染色（右）
左：管腔に細胞質が突出した断頭分泌像を呈し，好酸性，顆粒状で広い細胞質を有する。右：シート状集塊として出現し，豊富な多稜形細胞質の中には橙色～褐色調の顆粒が認められる。核小体はしばしば大型であるが，個々の核所見は一様であり，細胞間に差はない。

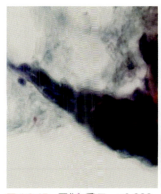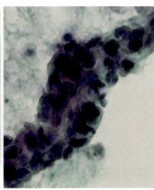

図 4.6.45　硬化性腺症　×1,000　Pap 染色
左：楔状配列を示す小型～中型の細胞集塊が見られる。硬性型浸潤性乳管癌の浸潤様配列に類似するが，集塊内部の核配列は不規則である。右：索状配列を示す小～中型の細胞集塊が見られる。硬性型浸潤性乳管癌に比べ，集塊大部の核配列は不規則で方向性が認められず，同一フォーカスで見られる隣接する核はほとんどない。

胞部分も混在するため，泡沫細胞が散見される。悪性葉状腫瘍が転移した場合には，通常は間質成分，すなわち肉腫成分のみからなる。したがって，乳腺細胞診において肉腫様の細胞像が見られた場合には，発生頻度的に第一に悪性葉状腫瘍を念頭に置いて鏡検することが肝要である。

● 3. いわゆる乳腺症

いわゆる乳腺症は，臨床的には硬結・腫瘤として触れ，乳管過形成，小葉過形成，閉塞性腺症，硬化性腺症，繊維症，嚢胞，アポクリン化生，線維腺腫症，小葉増生症など，組織学的に増殖性変化と退行性変化が共存して複合的に見られる非腫瘍性，非炎症性の病変である。ここではアポクリン化生，乳管過形成，硬化性腺症について記述する。

（1）アポクリン化生

嚢胞壁をおおう上皮はしばしばアポクリン化生とよばれる変化を示す。アポクリン化生は管腔に細胞質が突出した断頭分泌像を呈し，好酸性，顆粒状で広い細胞質を有する（図4.6.43左）。細胞診においても多くの場合シート状集塊として出現し，核間距離は均等で，豊富な多稜形細胞質の中には橙色～褐色調の顆粒が認められる。核小体はしばしば大型であるが，個々の核所見は一様であり，細胞間に差

異はない（図4.6.43右）。

（2）乳管過形成

組織学的には上皮細胞が乳管内で重層性に増殖するもので，乳管乳頭腫ともよばれる。細胞異型や構造異型を伴う場合には異型乳管過形成と称され，DCISとの鑑別が重要となる。一般的に不整形の腺管腔様構造を伴い，重層性に乳管内を埋めるように増殖する。また，通常は血管を伴わない偽乳頭状である。乳管過形成における上皮細胞の核は不均一で張りがなく，くびれや不整形を呈し，腺管腔様構造は正円形を呈さず配列も不規則である。これに比べ篩状型DCISでは，核は均一円形で張りがあり，腺管は正円形で，細胞は極性を有しており，核が基底側に整然と配列する。

（3）硬化性腺症

腺症とは乳管の局所的な増殖からなる病変であり，腺腫

様の病巣を形成する．組織学的には閉塞性腺症，開花期腺症，硬化性腺症に分けられる．開花期腺症では乳管が密に増生し，各乳管は細い間質により仕切られている．硬化性腺症では間質成分の増生が強いため，乳管は圧排されて変形し，しばしば索状配列を示すことから，硬性型浸潤性乳管癌との鑑別を要する（図4.6.44）．硬化性腺症では筋上皮との二相性は保持されており，平滑筋アクチン，CD10などの筋上皮マーカーが陽性を示す．針生検などでの小さな組織材料では組織学的診断は困難な場合があり，筋上皮マーカーの検索を必要とすることも少なくない．

硬化性腺症では，腺管状集塊や楔状（図4.6.45左）あるいは索状配列を示す小〜中型の細胞集塊が出現する．硬性型浸潤性乳管癌の浸潤様配列に類似するが，集塊内部の核配列は不規則で方向性が認められず，同一フォーカスで見られる隣接する核は少ない（図4.6.45右）．同一標本上に筋上皮細胞を伴う明らかに良性の細胞が見られ，それらと浸潤様配列を示す細胞の核所見が同様であれば，両者は同一病変部に由来する良性細胞と判定される．このような場合，索状あるいは楔状配列を示す良性病変，すなわち硬化性腺症が疑われる．

4.6.4 報告様式

乳腺細胞診の報告様式としては，2003年6月に「乳腺における細胞診および針生検の報告様式ガイドライン」[5]（表4.6.2）が発刊され，2004年6月に乳癌取扱い規約 第15版に初めて記述式報告様式が採用され，現在の乳癌取扱い規約 第18版[3]においても乳腺細胞診の報告様式として掲載されている．2016年には国際的な乳腺細胞診の報告様式として，国際細胞学会（IAC）よりヨコハマシステム[6]（表4.6.3）が提唱された．ヨコハマシステムの特徴は，①トリプルアプローチ（臨床・画像・病理）の重視，②5つのカテゴリー分類で可能な限り推定組織型の明記，③各カテゴリーに対するマネージメントの明文化，④迅速細胞診（ROSE）の推奨，⑤悪性のリスク（ROM）の算出による精度管理である．

表4.6.2 乳腺細胞診の報告様式

判定区分		
検体不適正		
	[付帯事項] 本区分の占める割合は細胞診検査総数の10％以下が望ましい	
検体適性		
	(1) 正常あるいは良性	
	(2) 鑑別困難	
		[付帯事項] 本区分の占める割合は検体適性症例の10％以下が望ましい 再検査あるいは組織診（針生検，切開生検）を勧めることを考慮する
	(3) 悪性の疑い	
		[付帯事項] その後の組織学的検索で「悪性の疑い」の総数の90％以上が悪性であることが望ましい 再検査あるいは組織診（針生検，切開生検）を勧めることを考慮する
	(4) 悪性	

〔日本乳癌学会（編）：乳腺における細胞診および針生検の報告様式ガイドライン，8，金原出版，2003 より作成〕

表4.6.3 ヨコハマシステム

判定区分	定義	悪性のリスク
検体不適正	細胞数が少ない，あるいは不十分なスメアや固定不良のために，細胞形態診断に適さない	2.6〜4.8％
良性	明らかな良性と判定できる細胞像が得られた場合 （病変名を特定できる場合とそうでない場合がある）	1.4〜2.3％
非定型	大部分は良性の状態・疾患に相当するが，それに加えて良性としてはあまり見ない所見（悪性で出現し得る所見）を認める	13〜15.7％
悪性疑い	悪性病変で出現する細胞像があるが，細胞量や質的な問題により断定するには十分ではない：可能な限り疑われる悪性腫瘍のタイプを記載する	84.6〜97.1％
悪性	明らかに悪性の細胞と診断できる：可能な限り悪性腫瘍のタイプを明らかにすること	99.0〜100％

紙面スペースの都合上，判定区分，定義，悪性のリスクのみ記載
（Andrew S. Field, et al.: "The international academy of cytology yokohama system for reporting breast fine-needle aspiration biopsy cytopathology", Springer, 2016. より作成）

［伊藤　仁・遠藤浩之］

✏️ **用語**　国際細胞学会（International Academy of Cytology；IAC），ヨコハマシステム（Yokohama system），悪性のリスク（risk of malignancy；ROM），判定区分（category），検体不適正（insufficient/inadequate），検体適性（adequate），正常あるいは良性（normal or benign），鑑別困難（indeterminate），悪性の疑い（suspicious of malignancy），悪性（malignancy），定義（definition），良性（benign），非定型（atypical）

📖 **参考文献**

1) 坂本穆彦（編）：細胞診を学ぶ人のために 第6版，医学書院，2019．
2) 土屋眞一，隈崎達夫（監修），草間　律，高山文吉（編）：臨床と病理のための乳腺MRIアトラス—画像と組織像の完全対比—，医療科学社，2006．
3) 日本乳癌学会（編）：臨床・病理 乳癌取扱い規約 第18版，金原出版，2018．
4) 病理診断教育支援：「乳腺」，https://www.palana.or.jp/ipath/manual/4-female-genital/3-breast
5) 日本乳癌学会（編）：乳腺における細胞診および針生検の報告様式ガイドライン，金原出版，2003．
6) Andrew S. Field, et al.: "The international academy of cytology Yokohama system for reporting breast fine needle aspiration biopsy cytopathology", Springer, 2016.

4.7 甲状腺

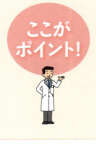

ここがポイント！
- 甲状腺穿刺吸引細胞診は簡便かつ低侵襲で，針生検とほぼ同等の診断精度をもつ。
- 甲状腺細胞診は，①背景，②出現様式，③細胞形，④細胞質，⑤核の順番で観察し，総合的に病変を推測する。
- 甲状腺癌の90％以上を占める乳頭癌では，特徴的な核所見を確認する。

4.7.1 解剖と組織・細胞 (図4.7.1～4.7.3)

　甲状腺は第3～第4気管軟骨の前面に位置し，左右の葉とそれらをつなぐ峡部からなる重さ15～20gの内分泌臓器である。約60％に峡部から上方へ伸びる錐体葉が存在する[1]。

　組織学的には，甲状腺濾胞を単位とする集合体である。1つの濾胞の大きさは50～500μmで，一層の濾胞細胞で裏打ちされたボール状の構造をしている。内腔にはコロイドとよばれる蛋白成分が充満している。コロイドには濾胞細胞が合成したサイログロブリン（Tg）が含まれる。

　甲状腺を構成する上皮成分のほとんどが濾胞細胞で，残りはC細胞（傍濾胞細胞）である。濾胞細胞は扁平～立方状を呈し，核は円形で，基底膜側に局在する。クロマチンは細顆粒状である。免疫染色ではサイログロブリンが細胞質に，TTF-1とPAX8が核に陽性を示す。C細胞は濾胞基底膜上の濾胞細胞間に存在し，カルシトニンを産生する。細胞質は淡明で，核は濾胞細胞よりもやや小さく，クロマチンは顆粒状である。C細胞の存在を形態のみで認識するのは困難であり，カルシトニン免疫染色で細胞質が陽性を示すことで確認できる。

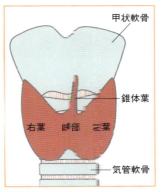

図4.7.1　甲状腺の解剖

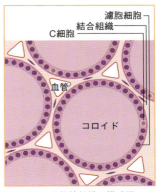

図4.7.2　甲状腺組織の模式図

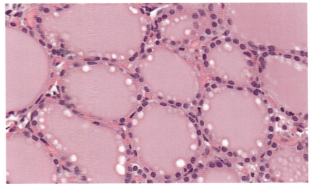

図4.7.3　甲状腺の組織像　×200　HE染色

📝 **用語**　濾胞細胞（follicular cell），サイログロブリン（thyroglobulin；Tg），C細胞（C cell, parafollicular cell），カルシトニン（calcitonin）

4.7.2 標本作製法

穿刺吸引細胞診は，簡便な手技・低侵襲・高い診断精度（針生検とほぼ同等）を理由に，最も一般的に行われている甲状腺病変の形態的な術前診断法である。

1. 穿　刺（図4.7.4）

①針の刺入→②陰圧をかける→③切り取り操作→④陰圧解除→⑤針の抜去の順番で，必ず超音波ガイド下にて行う[2]。

2. 塗　抹（図4.7.5）

検体を2枚のスライドガラスではさみ，そのまま上下に離す"合わせ法"を基本とする[3]。細胞の破壊が少なく，組織構築が保たれやすいので，組織構築と個々の細胞の両方の観察に適している。

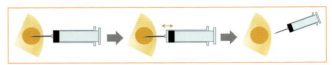

図4.7.4　穿刺法
針を刺入したら陰圧を軽くかけ，切り取り操作により細胞を採取する。陰圧を解除してから針を抜去する。

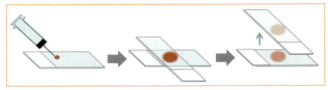

図4.7.5　合わせ法
検体を2枚のスライドガラスで挟み，そのまま上下に離す。

3. 固　定

通常，湿固定を行う。Giemsa染色を行う場合には乾燥固定法を用いる。

4.7.3 おもな病変と細胞像

超音波ガイド下穿刺吸引細胞診では病変部を狙って穿刺するので，穿刺が適切であれば，採取材料はすべて病変由来のものである。観察は弱拡大から強拡大へと，①背景，②出現様式，③細胞形，④細胞質，⑤核の順番に行い，それらの所見を総合して病変を推測する。

1. 非腫瘍性病変

(1) バセドウ病

甲状腺機能亢進症を呈する自己免疫性疾患で，メルゼブルグ三徴（甲状腺腫大，眼球突出，頻脈）を伴うことがある。抗甲状腺刺激ホルモン（TSH）受容体抗体が陽性である。組織では，甲状腺濾胞の大小不同が目立ち，コロイドは淡明で，濾胞細胞付近に空胞形成が見られる。機能亢進状態での穿刺は病態悪化につながるため，細胞診は原則行われない。

(2) 急性化膿性甲状腺炎

好中球を主体とした化膿性炎で，多くは下咽頭梨状窩瘻を通じての感染による。小児期に好発し，左側に多い。炎症が治まってから切除されるため，組織では線維化巣，肉芽組織，扁平上皮や多列線毛上皮で被覆された瘻孔が見られる。

細胞診では多数の好中球が採取され，扁平上皮や線毛上皮が混在することがある。

(3) 亜急性甲状腺炎（図4.7.6）

圧痛を伴う肉芽腫性炎で，数週間～数カ月で自然軽快す

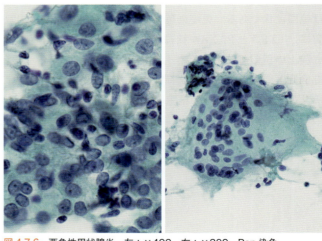

図4.7.6　亜急性甲状腺炎　左：×400，右：×200　Pap染色
類上皮細胞の集簇（左）と数十個の核を有する多核巨細胞（右）とが見られる。どちらの核も楕円形で，細顆粒状クロマチンを有する。

用語　バセドウ病（Basedow's disease），メルゼブルグ三徴（Merseburg triad），甲状腺刺激ホルモン（thyroid stimulating hormone；TSH），亜急性甲状腺炎（subacute thyroiditis）

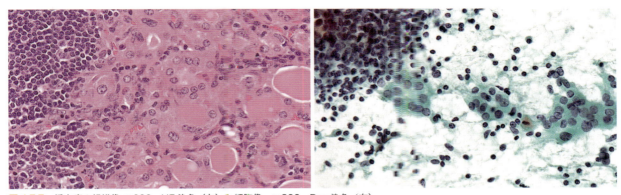

図 4.7.7 橋本病の組織像 ×200 HE染色（左）と細胞像 ×200 Pap染色（右）
左：慢性炎症細胞浸潤と好酸性濾胞細胞からなる小型濾胞が見られる。右：小型リンパ球を背景に、好酸性細胞が小濾胞状集塊として出現している。

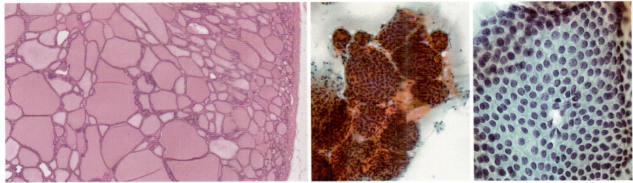

図 4.7.8 腺腫様甲状腺腫の組織像 ×40 HE染色（左）と細胞像 ×100 Pap染色（中央）と細胞像 ×400 Pap染色（右）
左：濾胞細胞は大小の濾胞構造を示している。中央：濾胞細胞が大小の濾胞状集塊として出現している。右：核は小型・円形で、核間距離は均一である。

る。病因としてウイルス感染が疑われている。結節性病変を示すので、非典型的な臨床像を示す場合に細胞診が行われる。組織では、多核巨細胞、類上皮細胞、リンパ球などからなる肉芽腫が特徴的である。初期では好中球が、後期では多核巨細胞が病変の主体をなす。

細胞診では、多核巨細胞、組織球、類上皮細胞、リンパ球、好中球が見られる。多核巨細胞は数十〜数百個の核を有する。濾胞細胞は少ないか、ほとんどない。

(4) 橋本病（慢性甲状腺炎）（図4.7.7）

自己免疫性疾患で、20〜50代の女性に多い。進行すると甲状腺機能低下をきたす。甲状腺自己抗体（抗サイログロブリン抗体、抗甲状腺ペルオキシダーゼ抗体）が陽性を示す。結節性病変が見られる場合に細胞診が施行される。組織では、慢性炎症細胞浸潤、甲状腺濾胞の小型化、濾胞細胞の好酸性変化を特徴とする。

細胞診では、リンパ球と好酸性細胞（ライト緑好性の広い顆粒状細胞質を有する細胞）が見られる。リンパ球は小型優位だが、さまざまな成熟段階のものが出現する。好酸性細胞は核の大小不同が目立つが、N/C比は低い。核溝、大型核小体、クロマチンの濃染をみることがある。

(5) 腺腫様甲状腺腫（図4.7.8）

甲状腺濾胞が多結節性に増殖・腫大する病変で、単結節性の場合には腺腫様結節とよばれる。甲状腺機能は通常正常だが、自律性機能をもつ場合には機能亢進が見られる（プランマー病）。組織では、濾胞の大小不同を示し、出血、嚢胞、石灰化などの二次的変化をしばしば伴う。

細胞診では、背景に豊富なコロイドや泡沫細胞が見られる。濾胞細胞は大小の濾胞状、シート状に出現し、細胞質は淡染性〜好酸性で、小型円形核が主体だが、大小不同を示すこともある。

● 2. 良性腫瘍

(1) 濾胞腺腫（図4.7.9）

濾胞細胞由来の良性腫瘍である。RAS変異が見られることがある。組織では、線維性被膜により被包化され、小濾胞状増殖を示す。腫瘍細胞の核は円形で軽度腫大を示すが、乳頭癌に特徴的な核所見は見られない。

用語 橋本病（Hashimoto's disease）、腺腫様甲状腺腫（adenomatous goiter）、プランマー（Plummer）病、濾胞腺腫（follicular adenoma）、乳頭癌（papillary carcinoma）

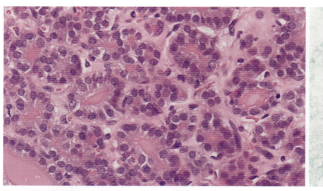 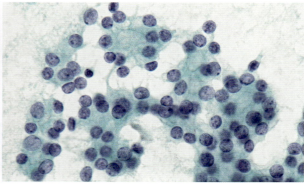

図 4.7.9 濾胞腺腫の組織像 ×200 HE染色（左）と細胞像 ×400 Pap染色（右）
左：濾胞細胞は小濾胞状に増殖している。右：核は円形で軽度腫大し，乳頭癌の核所見は見られない。

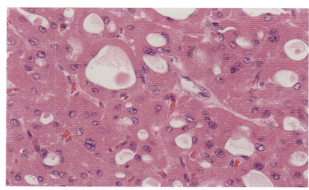 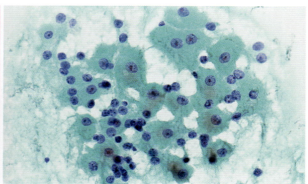

図 4.7.10 膨大細胞腺腫の組織像 ×200 HE染色（左）と細胞像 ×200 Pap染色（右）
左：好酸性細胞は小〜中濾胞状に増殖している。右：好酸性細胞は二核や大型核小体を有する。

細胞診では，背景は出血性で，炎症細胞や液状コロイドは見られない。濾胞細胞は小濾胞状，索状に出現し，淡染性細胞質，腫大した円形核，顆粒状クロマチンを示す。濾胞腺腫と濾胞癌は細胞像から区別できないため，「濾胞性腫瘍」と報告する。

(2) 膨大細胞腺腫（旧・好酸性細胞型濾胞腺腫）（図4.7.10）

腫瘍の75%以上が好酸性細胞で占められる腺腫である。ミトコンドリア関連遺伝子の異常を伴い，腫瘍細胞の細胞質には多量のミトコンドリアが存在する。組織では，好酸性細胞は小〜中濾胞状に増殖し，核は円形で，二核細胞が散見され，粗顆粒状クロマチン，核小体腫大を示す。

細胞診では，背景に泡沫細胞や壊死をみることがある。腫瘍細胞は小濾胞状，索状に出現し，多辺形で，ライト緑好性の広くて厚い顆粒状細胞質を有する。クロマチンは粗顆粒状で，核の大小不同，二核，大型核小体，核の溝がしばしば観察される。膨大細胞腺腫と膨大細胞癌は細胞像から区別できないため，「膨大細胞腫瘍」と報告する。

● 3. 低リスク腫瘍

(1) 硝子化索状腫瘍（図4.7.11）

腫瘍細胞の索状増殖と硝子化物質の存在を特徴とする非浸潤性の濾胞細胞性腫瘍である。遺伝子変異として PAX8/GLIS3 再構成が見られる。組織では，腫瘍細胞は索状に増殖し，多角〜紡錘形で，細胞質には明庭を伴った淡染性滴状物（黄色体）が見られる。核の溝や核内細胞質封入体が目立つ。PAS陽性の膜状硝子物が腫瘍細胞間に見られる。免疫染色では，MIB-1（Ki-67）が細胞膜に異所性陽性局在を示す。

細胞診では，硝子物を中心として腫瘍細胞が放射状に配列する。硝子物と腫瘍細胞の境界は不明瞭である。腫瘍細胞は卵円形〜紡錘形で，淡染性細胞質を伴い，細胞境界は不明瞭である。クロマチンは細顆粒状で，核内細胞質封入体（ほぼ全例）や核の溝が見られる。

● 4. 悪性腫瘍

(1) 濾胞癌

甲状腺悪性腫瘍の6〜10%を占める。濾胞状増殖を示

用語 濾胞癌（follicular carcinoma），膨大細胞腺腫（oncocytic adenoma），膨大細胞癌（oncocytic carcinoma），硝子化索状腫瘍（hyalinizing trabecular tumor），黄色体（yellow bodies）

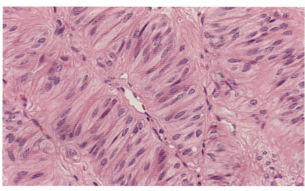
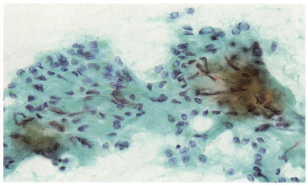

図4.7.11 硝子化索状腫瘍の組織像 ×200 HE染色（左）と細胞像 ×200 Pap染色（右）
左：腫瘍細胞は索状に増殖し，細胞間には膜状硝子物が見られる。右：腫瘍細胞は硝子物を取り囲むように配列し，核には核内細胞質封入体が見られる。

し，乳頭癌に特有の核所見は見られない。被膜浸潤（図4.7.12上），血管浸潤（図4.7.12下），転移のいずれかの存在により悪性とし，細胞異型は良悪に関与しない。血行性転移を起こしやすく，好発部位は肺・骨である。RAS変異が半数程度に見られる。細胞診では濾胞腺腫と区別できないため，「濾胞性腫瘍」と報告する。

(2) 乳頭癌（図4.7.13）

甲状腺癌の90%以上を占める濾胞細胞由来の悪性腫瘍である。リンパ行性転移を起こしやすいが，予後は非常に良好である。しかし，高細胞型，円柱細胞型，ホブネイル型のような悪性度の高い亜型もある。$BRAF^{V600E}$ 変異が高率に見られ，RET遺伝子再構成が2番目に多い。組織では，乳頭状構造を基本構築とするが，種々の程度に濾胞状構造が混在し，濾胞状構造のみからなる亜型もある。乳頭癌の診断には特有の核所見（表4.7.1）が必要である。

細胞診では，背景にリンパ球，泡沫細胞，ガムを引き伸ばした形のコロイド（ロービーコロイド），多核巨細胞，砂粒体をみることがある。腫瘍細胞は乳頭状，濾胞状，シート状に出現する。細胞境界は明瞭で，核は卵円形で密在し（核の重畳，核の溝，核内細胞質封入体，すりガラス状クロマチンなどが特徴的である。

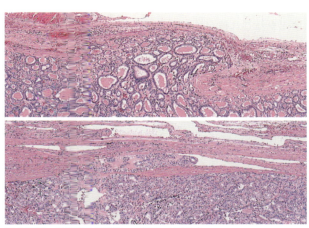

図4.7.12 濾胞癌の組織像 ×100 HE染色
上：腫瘍細胞は被膜外へキノコ状に浸潤している。下：腫瘍細胞は結節周囲の静脈内へ浸潤している。

表4.7.1 乳頭癌に特有の核所見

核形	腫大，伸長，重畳（核の重なり）
核膜	不整，核の溝，核内細胞質封入体
クロマチン	淡明化，すりガラス状（微細顆粒状）

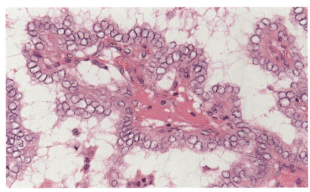
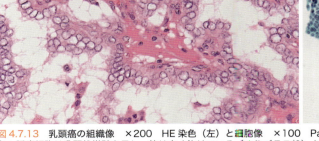
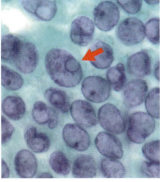

図4.7.13 乳頭癌の組織像 ×200 HE染色（左）と細胞像 ×100 Pap染色（中央）と細胞像 ×1,000 Pap染色（右）
左：腫瘍細胞は乳頭状増殖を示し，核は白く抜けている（すりガラス状）ように見える。中央・右：腫瘍細胞は乳頭状（中央）に出現し，核内細胞質封入体（右・赤矢印），核形不整，すりガラス状クロマチンを有する。

用語 濾胞性腫瘍（follicular neoplasm），RET（rearranged during transfection）遺伝子，ロービー（ropy）コロイド

(3) 膨大細胞癌（旧・好酸性細胞型濾胞癌）

腫瘍の75％以上が好酸性細胞で構成される甲状腺癌で，乳頭癌に特有の核所見は見られない。被膜浸潤，血管浸潤，転移のいずれかの存在により悪性とし，細胞異型は良悪に関与しない。ミトコンドリア関連遺伝子の異常を伴う。組織では，囊胞形成や梗塞をみることがある。好酸性細胞は小濾胞状，索状に増殖する。細胞診では膨大細胞腺腫と区別できないため，「膨大細胞腫瘍」と報告する。

(4) 低分化癌

高分化癌と未分化癌との中間的な形態像・生物学的態度を示す濾胞細胞由来の悪性腫瘍である。診断には被膜浸潤・血管浸潤・転移のいずれかの存在が必要である。組織では，充実性，索状，島状の増殖パターンが腫瘍の50％以上を占める。乳頭癌に典型的な核所見は見られない。腫瘍壊死やねじれ核が見られることが多い。

細胞診では，腫瘍細胞は大型重積性集塊，篩状，索状，孤立散在性に出現する。核は円形で腫大しており，核小体が1～数個観察される。

(5) 未分化癌（図4.7.14）

上皮細胞への分化を示す未分化異型細胞が認められる腫瘍で，甲状腺癌の中で最も予後不良である（平均生存期間3～6カ月）。先行病変として存在する高分化癌や低分化癌が脱分化（未分化転化）して発生すると考えられている。組織では，顕著な細胞異型・核異型，広範な壊死，多数の核分裂像を特徴とする。腫瘍細胞のG-CSF産生により，好中球浸潤を伴う。

細胞診では，背景に好中球，リンパ球，壊死が見られる。腫瘍細胞は結合性が乏しく，多彩な形態を呈し，核の大小不同，過染性核，大型核小体，核分裂像など悪性を示唆する多くの所見を有する。

(6) 髄様癌（図4.7.15）

C細胞への分化を示し，カルシトニン分泌を特色とする甲状腺癌である。甲状腺悪性腫瘍の2～3％を占める。散発性（約70％）と遺伝性（約30％）があり，遺伝性は*RET*遺伝子の病的バリアントが原因で，常染色体顕性遺伝を示す。その多くは他臓器腫瘍の合併を伴う多発性内分泌腫瘍症（MEN）の2A型，2B型，合併病変のない家族

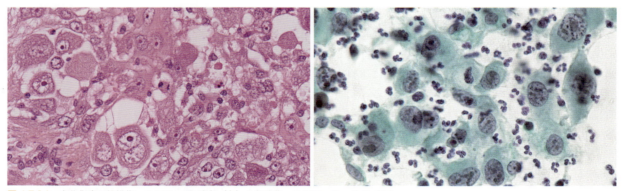

図4.7.14　未分化癌の組織像　×400　HE染色（左）と細胞像　×400　Pap染色（右）
左：腫瘍細胞は顕著な細胞異型・核異型を呈する。右：好中球を背景に，大型異型細胞が孤立散在性に出現している。

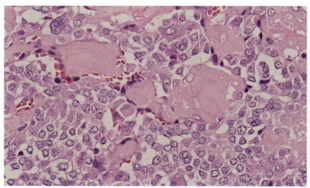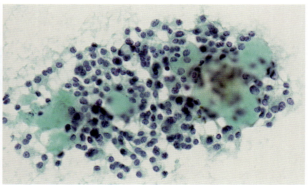

図4.7.15　髄様癌の組織像　×200　HE染色（左）と細胞像　×200　Pap染色（右）
左：腫瘍細胞は充実性増殖を示し，間質にアミロイド沈着を認める。右：腫瘍細胞は類円形で粗顆粒状クロマチンを呈する。背景にはアミロイドが見られる。

用語　低分化癌（poorly differentiated carcinoma），未分化癌（undifferentiated carcinoma），髄様癌（medullary carcinoma），多発性内分泌腫瘍症（multiple endocrine neoplasia；MEN）

性髄様癌のいずれかに該当する（表4.7.2）。腫瘍は上極寄り1/3に好発する。組織では充実性増殖を示し，多彩な細胞形を示す。免疫染色では，カルシトニン，CEA，クロモグラニンAが細胞質に陽性を示す。間質にはアミロイド沈着を認める。

細胞診では，腫瘍細胞は結合性が乏しく，明確な配列パターンを示さない。細胞形は類円形，紡錘形，多稜形と多彩で，細胞質は淡染性で微細顆粒状を呈する。Giemsa染色で異染性顆粒が見られることがある。核は極端に偏在し，4核以上の多核，過染性奇怪核，核内細胞質封入体が見られる。クロマチンは神経内分泌腫瘍に特徴的な粗顆粒状（ゴマ塩状）クロマチンを示す。アミロイドはライト緑好性の無構造物として観察され，コンゴ赤染色で赤橙色を示し，偏光顕微鏡下ではアップルグリーン色の複屈折を呈する。

表4.7.2 遺伝性髄様癌の分類

分類	合併病変
MEN2A	褐色細胞腫，副甲状腺機能亢進症
MEN2B	褐色細胞腫，粘膜神経腫，マルファン様体型など
家族性	なし

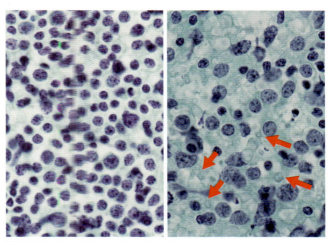

図4.7.16 リンパ腫 ×400 Pap染色
左：MALT型。リンパ腫細胞は中型が主体である。右：びまん性大細胞型。大型リンパ腫細胞と小型リンパ球が混在し，背景には lymphoglandular bodies（赤矢印）が見られる。

（7）リンパ腫（図4.7.16）

甲状腺悪性腫瘍の0.5～5％を占める。中高年女性に好発し，多くが橋本病を発生母地とする。ほとんどがB細胞性で，低悪性度の粘膜関連リンパ組織（MALT）型と高悪性度のびまん性大細胞型に大別される。

MALT型では，リンパ腫細胞は中型で，胚中心細胞様細胞，単球様B細胞，小リンパ球，形質細胞などの混在を認める。細胞診では，中型リンパ腫細胞が山脈状に集簇し，軽度の核形不整，細顆粒状クロマチンを呈する。しばしば橋本病との鑑別が問題となるが，橋本病では出現細胞の種類が多様であるのに対し，MALTリンパ腫では単一性で，クロマチンパターンが均一である。フローサイトメトリーが補助診断として有用である。

びまん性大細胞型では，リンパ腫細胞は大型で，大型核小体を伴い，びまん性に増生する。しばしば壊死や周囲組織への浸潤を認める。細胞診では，大型リンパ腫細胞は非腫瘍性の小型リンパ球と混在し（2細胞パターン），核形不整，核分裂像を伴う。背景には，リンパ腫細胞の細胞質片（lymphoglandular bodies）がライト緑好性の滴状物として観察される。

（8）篩状モルラ癌（旧・篩型乳頭癌）（図4.7.17）

組織発生不明の甲状腺癌で，若年女性に好発し，散発性と遺伝性がある。遺伝性はAPC遺伝子の病的バリアントを原因とする家族性大腸ポリポーシスの一部分症として認められ，散発性ではCTNNB1変異が見られることがある。組織では，コロイドのない篩状構造と桑実状細胞巣（モルラ），ビオチン含有淡明核（PNC）が特徴的である。

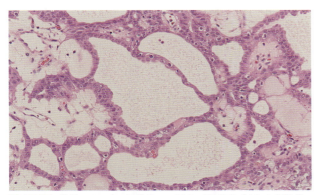
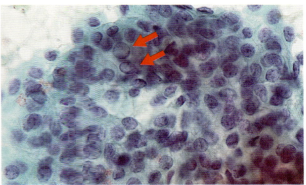

図4.7.17 篩状モルラ癌の組織像 ×100 HE染色（左）と細胞像 ×400 Pap染色（右）
左：腫瘍細胞は篩状に増殖している。右：腫瘍細胞はコロイドをもたない篩状集塊として出現し，PNC（赤矢印）を有する細胞も見られる。

✏️ **用語** ゴマ塩状クロマチン（salt & pepper chromatin），篩状モルラ癌（cribriform morular carcinoma），家族性大腸ポリポーシス（familial adenomatous polyposis；FAP），ビオチン含有淡明核（peculiar nuclear clearing；PNC）

4章 各論

免疫染色では，βカテニンが腫瘍細胞の核と細胞質に，エストロゲン受容体とプロゲステロン受容体が核に陽性を示す。

細胞診では，背景にしばしば泡沫細胞や硝子物が見られる。腫瘍細胞は篩状，乳頭状に出現する。核には核内細胞質封入体やPNCが見られることがあり，クロマチンは顆粒状を呈する。

4.7.4　報告様式

甲状腺ベセスダシステム[4]は甲状腺細胞診報告様式の世界標準であり，「検体不適正」「良性」「意義不明」「濾胞性腫瘍」「悪性の疑い」「悪性」の6区分に分類し，区分ごとの悪性の頻度の指標である「悪性の危険度（ROM）」や推奨される臨床的対応が記載されている（表4.7.3）。

わが国で用いられている甲状腺癌取扱い規約[5]は，基本的に甲状腺ベセスダシステムに準拠しているが，「嚢胞液」という独自の区分が追加されている（表4.7.4）。「嚢胞液」に区分されるのは，"嚢胞液で，コロイドや濾胞細胞を含まない"標本（図4.7.18）である。甲状腺ベセスダシステムでは嚢胞形成性乳頭癌の可能性を否定できないという理由で「検体不適正」に区分されているが，ほとんどは嚢胞化した腺腫様甲状腺腫であり，悪性の危険度は0.2〜2％と非常に低い[3]。

表4.7.3　甲状腺ベセスダシステムの報告様式

判定区分	悪性の危険度 平均％（範囲）	推奨される臨床的対応
検体不適正	13（5〜20）	超音波ガイド下での再検
良性	4（2〜7）	臨床的・超音波学的経過観察
意義不明な異型	22（13〜30）	再検，分子検査，葉切除，経過観察
濾胞性腫瘍	30（23〜34）	分子検査，葉切除
悪性の疑い	74（67〜83）	分子検査，葉切除，準全摘
悪性	97（97〜100）	葉切除，準全摘

〔Ali SZ, VanderLaan PA (eds.）: "The Bethesda system for reporting thyroid cytopathology —definitions, criteria, and explanatory notes third edition", Springer Cham, 2023．より〕

表4.7.4　甲状腺癌取扱い規約第9版の細胞診報告様式

判定区分	所見
検体不適正	標本作製不良，あるいは適正基準（①10個程度の濾胞細胞からなる集塊≧6個，②豊富なコロイド，③異型細胞，④炎症細胞）のいずれも満たさない
嚢胞液	嚢胞液で，コロイドや濾胞細胞を含まない
良性	悪性細胞を認めない
意義不明	良性・悪性の鑑別が困難
濾胞性腫瘍	濾胞性腫瘍や膨大細胞腫瘍が疑われる
悪性の疑い	悪性と思われる細胞が少数または所見が不十分
悪性	悪性細胞を認める

〔日本内分泌外科学会，日本甲状腺病理学会（編）：甲状腺癌取扱い規約 第9版，61，金原出版，2023．より〕

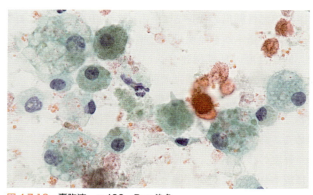

図4.7.18　嚢胞液　×400　Pap染色
泡沫状細胞質を有する組織球と変性赤血球が見られる。濾胞細胞やコロイドは見られない。

［青木裕志・鈴木彩菜］

📝 **用語**　検体不適正（nondiagnostic），良性（benign），意義不明な異型（atypia of undetermined significance），濾胞性腫瘍（follicular neoplasm），悪性の疑い（suspicious for malignancy），悪性（malignant），悪性の危険度（risk of malignancy；ROM）

📖 **参考文献**

1) 廣川満良：「甲状腺」，外科病理学 第5版，深山正久，森永正二郎（編），784–829，文光堂，2020．
2) Hirokawa M, et al.: Thyroid fine-needle aspiration and smearing techniques, VideoEndocrinology, 2018；5：ve.2018.0119.
3) 廣川満良，他：超音波・細胞・組織からみた甲状腺疾患診断アトラス，22-25，医学書院，2022．
4) Ali SZ, VanderLaan PA (eds.): "The Bethesda system for reporting thyroid cytopathology —definitions, criteria, and explanatory notes third edition", Springer Cham, 2023.
5) 日本内分泌外科学会，日本甲状腺病理学会（編）：甲状腺癌取扱い規約 第9版，60-63，金原出版，2023．

4.8 骨軟部

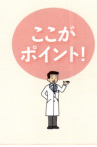

ここがポイント！
- 骨軟部病変は種類が多いが，特徴的な細胞像を示すものも多い。
- 細胞診の特性を生かすことで，病変の早期診断に寄与することもある。

4.8.1 解剖と組織・細胞

● 1. 骨組織の解剖組織と細胞像

　骨には骨基質（緻密質，海綿質）と細胞成分として骨細胞，および血管と神経が分布し，通常は細胞診の対象とはならない。細胞診で見られる細胞には，病変に伴って出現する破骨細胞や骨芽細胞がある。逆に破骨細胞や骨芽細胞が見られる場合には，何らかの病変が存在することを念頭に置いて観察する必要がある。また，骨は造血臓器でもあり，骨髄由来（血液系）細胞を見ることもある（図4.8.1～4.8.3）。

● 2. 軟部組織の解剖組織と細胞像

　軟部組織*1とは骨格以外の支持組織（結合組織）をいい，線維組織，脂肪組織，筋組織，血管，神経などが相当する。細胞もそれぞれの支持組織に対応したものが見られる。

参考情報
* 1　軟部腫瘍は発生した腫瘍がどの組織に分化しているか，類似しているかによって分類されている。必ずしもそれぞれの組織から腫瘍が発生するとは考えられていない。

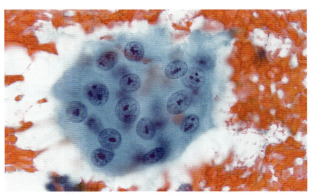

図4.8.1　破骨細胞　×1,000　Pap染色
破骨細胞は，骨を貪食する多核巨細胞である。増骨性病変や骨破壊性病変などで，不要骨を貪食するために出現する。

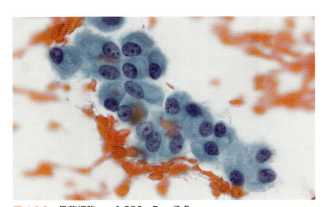

図4.8.2　骨芽細胞　×1,000　Pap染色
骨芽細胞は単核で偏在性の核を有し，骨を形成する細胞である。骨折などで骨欠損部を補修する場合や，反応性に骨を形成する病変に出現する。

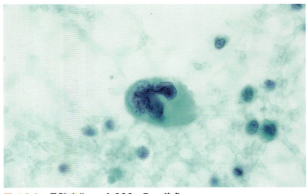

図4.8.3　骨髄成分　×1,000　Pap染色
大型細胞が骨髄巨核球，周囲にある単核細胞が骨髄球である。

4.8.2 標本作製法

1. 骨組織

切開生検材料や摘出材料からの捺印，圧挫標本の作製が主である。穿刺細胞診が適応となることは少ない。

2. 軟部組織

摘出材料から捺印，圧挫標本を作製する。core-needleでの穿刺吸引により採取した小組織片を用いた圧挫法も行われる。いわゆるfine-needleによる穿刺吸引法では，線維化の強い腫瘍や良性腫瘍から腫瘍細胞を採取することは困難である[*2]。

> **参考情報**
> *2 良性腫瘍の多くは細胞の結合性が強いため，やはり十分には採取できない。細胞診を実臨床に生かすためには，良性腫瘍や線維化を伴う腫瘍を含め，あらゆる腫瘍から十分な細胞を採取できる方法を用いる必要がある。

4.8.3 おもな病変と細胞像

1. 骨組織

(1) 軟骨性腫瘍

良性腫瘍である軟骨腫は，若年者の手指や足趾などの細い骨に好発し，軟骨肉腫は成人および高齢者の大腿骨や上腕骨，あるいは骨盤骨など比較的大きな骨に好発する。軟骨腫と軟骨肉腫の鑑別は，核の大きさ，細胞密度，2核細胞の有無，基質の様子などから総合的に判断する（図4.8.4，4.8.5）。

(2) 骨肉腫

20歳以下の長管骨の骨幹端部に好発し，骨原発性で腫瘍細胞が骨や類骨を形成する悪性腫瘍であり，軟骨芽細胞型，線維芽細胞型，骨芽細胞型に分けられる。腫瘍細胞の形態は症例によりさまざまであり，決まった細胞像はない。判定の決め手は腫瘍細胞による骨形成や類骨形成を確認することである（図4.8.6，4.8.7）。

(3) 骨巨細胞腫および軟骨芽細胞腫

骨巨細胞腫は20代に好発のピークがあり，10代では少ない。一方，軟骨芽細胞腫は10代の発生が多く，20歳を超えると発生が少なくなる。両者ともに長管骨の骨端部に好発し，画像，組織像，細胞像が類似する。

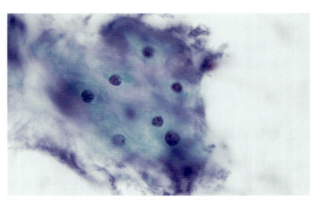

図4.8.4　13歳，男性　右手指骨腫瘍　軟骨腫　×1,000　Pap染色
硝子様の軟骨基質とともに，小型濃縮様の核を有する軟骨細胞を認める。

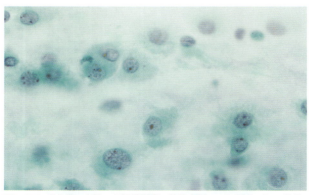

図4.8.5　54歳，女性　上腕骨腫瘍　軟骨肉腫　×1,000　Pap染色
粘液様の基質を伴い，異型軟骨細胞を認める。軟骨細胞には核の大小不同，腫大核小体や2核細胞も見られる。軟骨肉腫は分化度によりgrade 1〜3に分けられ，基質が粘液性の場合にはgrade 2となる。

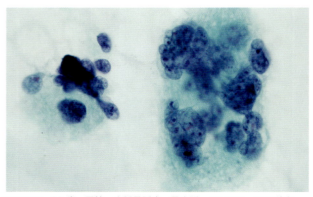

図4.8.6　11歳，男性　大腿骨腫瘍　骨肉腫　×1,000　Pap染色
骨肉腫由来細胞である。この例では大型で核異型が目立つ。細胞診標本上では骨や類骨が確認できなかったため，骨肉腫とは判定できなかった。

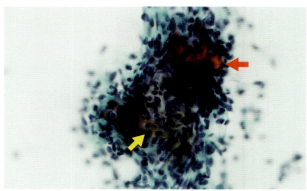

図 4.8.7　12歳，女性　大腿骨腫瘤　骨肉腫　×400　Pap 染色
小型腫瘍細胞が集塊で出現している。細胞集塊内に紫色に染まる骨成分（赤矢印）と，黄緑色に染まる類骨（黄矢印）が確認できたため，骨肉腫と判定可能であった。

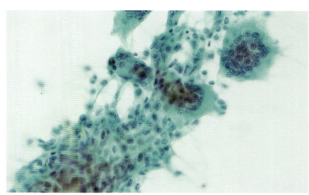

図 4.8.8　25歳，男性　大腿骨腫瘤　骨巨細胞腫　×400　Pap 染色
紡錘形の間質細胞が集塊として，および散在性に出現している。細胞集塊では紡錘形の間質細胞が融解状に見え，個々の細胞の境界がはっきりしない。破骨細胞も混在している。

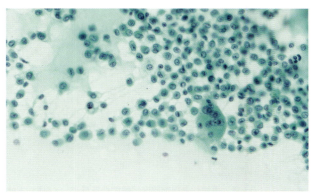

図 4.8.9　13歳，男性　大腿骨腫瘤　軟骨芽細胞腫　×400　Pap 染色
小型類円形の細胞が軟骨芽細胞であり，2核細胞や不整核を有する細胞が見られる。粘液様の軟骨基質と破骨細胞も見られる。

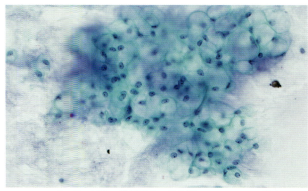

図 4.8.10　5歳，男性　仙骨腫瘤　脊索腫　×400　Pap 染色
空胞状の細胞質を有する特徴的な腫瘍細胞が見られる。この細胞を担空細胞とよぶ。

①骨巨細胞腫
　紡錘形の間質細胞が腫瘍の本体であり，破骨細胞が介在する。間質細胞が融合し巨細胞を形成するかのように見えるのが特徴である（図4.8.8）。

②軟骨芽細胞腫
　小型類円形の軟骨芽細胞と破骨細胞の介在をみる。軟骨芽細胞には2核細胞や核分裂像が見られるため，悪性と間違わないよう注意が必要である。軟骨成分や石灰化物質を見ることもある（図4.8.9）。

(4) 脊索腫*3
　仙骨と頭蓋底骨が好発部である。わが国では30歳以降50～60代の発生が多い。良性の脊索性腫瘍が悪性化したものであり，経過が長いことが多い。担空細胞とよばれる，空胞状の細胞質を有する腫瘍細胞の出現を特徴とする（図4.8.10）。

> **参考情報**
> *3　脊索腫：脊索の遺残より発生すると長らく考えられていたが，近年否定説が出された。WHO骨腫瘍分類（2013）では，『良性の脊索性腫瘍が悪性化したものが脊索腫である』と記載されている。

(5) ランゲルハンス細胞組織球症（LCH）
　15歳以下の若年者に好発する。好酸球を伴う肉芽を特徴とするものが多く，好酸球性肉芽腫とよばれていた時期もあったが，病変の本体はランゲルハンス細胞とよばれる組織球である。核に切れ込み，ねじれなどの異型を有する組織球が見られる（図4.8.11，4.8.12）。

(6) 転移性骨腫瘍
　多くが癌腫の転移であり，あらゆる種類の癌の転移がある。
　腎癌，前立腺癌，肺癌では，原発巣よりも骨の転移巣が先に発見されることがある。

✏️ **用語**　間質細胞（stromal cell），担空細胞（physaliphorous cell），ランゲルハンス細胞組織球症（Langerhans cell histiocytosis；LCH）

4章 各論

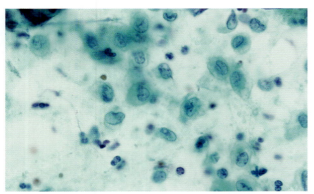

図 4.8.11　7歳，女性　上腕骨腫瘤　LCH　×1,000　Pap染色
淡明な細胞質を有する組織球様細胞が多数見られる。核に切れ込みやねじれなどの異型が見られ，ランゲルハンス細胞であることが確認できる。

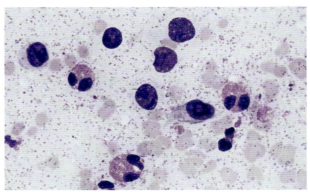

図 4.8.12　7歳，女性　上腕骨腫瘤　LCH　×1,000　Giemsa染色
図 4.8.11と同一症例。好酸球の確認は容易であるが，ランゲルハンス細胞の核異型の確認は困難となる。

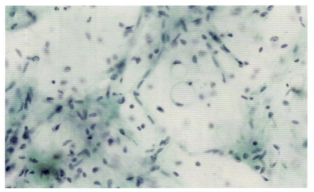

図 4.8.13　53歳，男性　大腿部腫瘤　粘液型脂肪肉腫　×400　Pap染色
粘液様の基質を伴い，毛細血管と未熟な脂肪細胞が見られる。

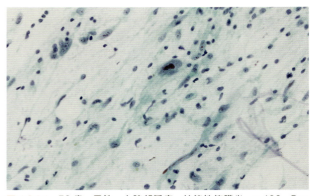

図 4.8.14　53歳，男性　上腕部腫瘤　結節性筋膜炎　×400　Pap染色
粘液様の基質を伴い，線維芽細胞を認める。大型で異型の強い線維芽細胞も混在している。本症は偽肉腫性線維腫症とよばれていたこともある。

● 2. 軟部組織

(1) 脂肪性腫瘍

①脂肪腫
軟部発生の良性腫瘍の中で最も頻度が高い。成熟脂肪に類似した脂肪細胞が見られる。

②脂肪肉腫
軟部発生の肉腫の中で最も頻度が高く，高齢者に多い。高分化型，脱分化型，粘液型，多形型，粘液多形型に分けられ，この中では粘液型脂肪肉腫の頻度が高く，特徴的な細胞像を示す（図4.8.13）。

(2) 線維芽細胞性/筋線維芽細胞性腫瘍

①結節性筋膜炎
中年男性の筋膜に発生する線維芽細胞性腫瘍である。良性腫瘍であり，自然消退もある。大型で異型の強い線維芽細胞が混在する（図4.8.14）ため，組織診および細胞診で悪性腫瘍と誤判定されることがある。

②粘液線維性肉腫
あらゆる年齢層に発生する。線維性細胞からなり，粘液様の基質を伴う肉腫である（図4.8.15）。低悪性度から高悪度があり，強い局所浸潤性を示す。

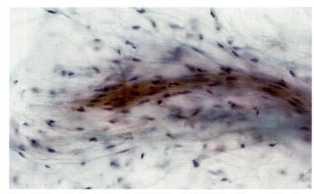

図 4.8.15　48歳，男性　大腿部腫瘤　粘液線維性肉腫　×400　Pap染色
粘液性の基質を伴い，長紡錘形の腫瘍細胞が束状の配列を示す集塊で出現している。腫瘍細胞に著しい異型は見られない。

(3) 平滑筋性腫瘍

◆平滑筋肉腫
静脈や立毛筋を発生母地とすることが多く，体表部発生が多い。「葉巻様」と表現される特徴的な核形態を示す腫瘍細胞が見られる（図4.8.16）。核分裂像の数と悪性度が比例するといわれている。α-SMA，デスミン，h-カルデスモンが陽性。

4.8 | 骨軟部

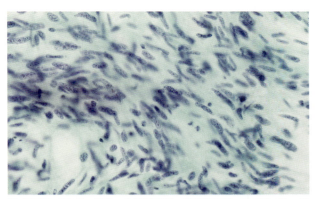

図4.8.16　68歳，男性　大腿部腫瘤　平滑筋肉腫　×400　Pap染色
紡錘形の「葉巻様」核を有する腫瘍細胞が特徴的である。神経鞘腫と同様に平滑筋肉腫でも核の柵状配列が見られる。

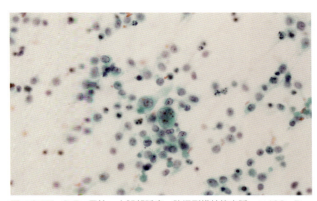

図4.8.17　6歳，男性　大腿部腫瘤　胎児型横紋筋肉腫　×400　Pap染色
円形細胞，紡錘形細胞，多辺形細胞が混在している。細胞質に厚みを有する腫瘍細胞も存在し，筋への分化をうかがわせる。

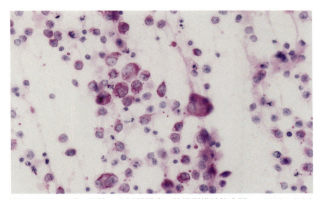

図4.8.18　6歳，男性　大腿部腫瘤　胎児型横紋筋肉腫　×400　PAS反応
図4.8.17と同一症例。横紋筋肉腫は細胞質にグリコーゲンを有するため，PAS反応で陽性を示す。

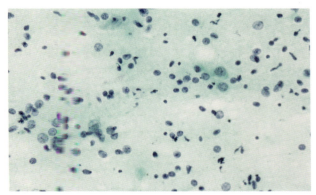

図4.8.19　26歳，男性　大腿部腫瘤　胞巣型横紋筋肉腫　×400　Pap染色
小円形細胞を主体とする。わずかに厚みのある細胞質を有する腫瘍細胞が混在する。

(4) 横紋筋性腫瘍

◆横紋筋肉腫

横紋筋肉腫は以下の3型に大別される。

①胎児型

小児に発生し，小円形細胞，紡錘形細胞など，多彩な細胞像を示す（図4.8.17，4.8.18）。デスミンとmyogenin MyoD1陽性 *FOX01* 融合遺伝子は見られない。

②胞巣型

成人の20代に好発し，小円形細胞を主体とする *PAX3::FOX01* か *PAX7::FOX01* 融合遺伝子が検出されることが多い（図4.8.19）。

③多形型

50歳以上の高齢者に好発し，多彩な細胞像を示す（図4.8.20）。予後は横紋筋肉腫の中で最も悪い。

(5) 神経性腫瘍

①神経鞘腫

あらゆる年齢層に発生する。末梢神経を発生母地とする良性腫瘍であり，悪性化することはない。核に変性異型を

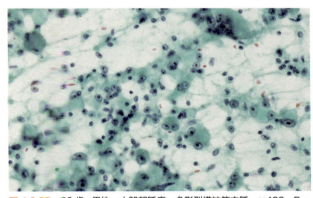

図4.8.20　56歳，男性　大腿部腫瘤　多形型横紋筋肉腫　×400　Pap染色
大型多辺形で厚みのある細胞質を有する腫瘍細胞が見られる。横紋筋肉腫の中で最も細胞異型が目立つ。

伴うこともあるので，悪性と間違わないよう注意が必要である（図4.8.21）。

②悪性末梢神経鞘腫瘍

若年発症が多く，レックリングハウゼン病を発生母地とすることもある。紡錘形の単調な腫瘍細胞のみを認めることが多く，組織像や細胞像だけでは判定が難しい（図

📝 **用語**　レックリングハウゼン病（Recklinghausen's disease）

4章 各論

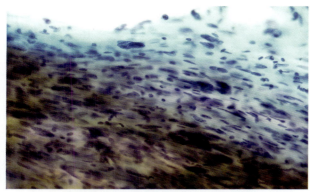

図4.8.21 46歳，男性　大腿部腫瘤　神経鞘腫　×400 Pap染色
紡錘形細胞が束状の集塊で出現している。核の柵状配列と，大型で変性異型を伴う核も見られる。

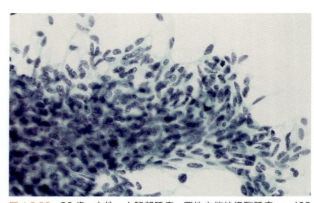

図4.8.22 36歳，女性　大腿部腫瘤　悪性末梢神経鞘腫瘍　×400 Pap染色
単調な紡錘形細胞からなる肉腫であり，特徴に欠けるために，紡錘細胞肉腫という判定にとどまった。

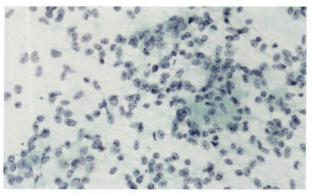

図4.8.23 18歳，女性　下腿部腫瘤　滑膜肉腫　×400 Pap染色
短紡錘形細胞が孤立散在性に出現している。腫瘍細胞が上皮様に集まる部位も見られる。滑膜肉腫としては比較的典型的な像である。

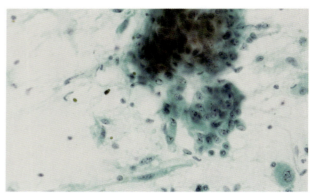

図4.8.24 17歳，男性　足背部腫瘤　類上皮肉腫　×400 Pap染色
多辺形ないし紡錘形の肉腫細胞が上皮様の集塊として，および孤立散在性に出現している。背景には蛋白様物質や，壊死物質を伴うことが多い。

4.8.22)。その一方で異所性成分として軟骨や横紋筋を含む例もあり，その存在から本症が推定可能となる場合もある。

(6) 分化不明腫瘍

分化不明腫瘍は特徴的な細胞像を示すものが多い。

①滑膜肉腫

20代の若年者に多く発生する。紡錘形細胞を主体とする型と，上皮様細胞が混在する型がある（図4.8.23）。滑膜肉腫の名前があるが，滑膜発生や滑膜浸潤はほとんど見られない。*SS18::SSX*融合遺伝子が見られる。

②類上皮肉腫

若年成人の手指，掌，足趾，足に好発する。肉腫様の紡錘形細胞と，扁平上皮癌様の多辺形細胞が混在することが多い（図4.8.24）。SMARCB1（INI1）染色が消失する。

③胞巣状軟部肉腫

あらゆる年齢層に発生する。血管の多い腫瘍で，肺転移が多く，転移巣が原発巣よりも先に発見される場合もある（図4.8.25，4.8.26）。*ASPSCR1::TFE3*融合遺伝子が見られる。

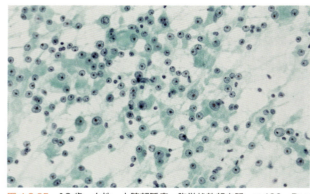

図4.8.25 18歳，女性　上腕部腫瘤　胞巣状軟部肉腫　×400 Pap染色
広い細胞質を有する腫瘍細胞が孤立散在性に出現している。このように細胞質が壊れずに保持されている例は少ない。

④明細胞肉腫

若年女性の足部に好発する。メラニン顆粒を有することがあるため「軟部悪性黒色腫」の別名もある（図4.8.27）。*EWSR1::ATF1*融合遺伝子を有することが多い。

⑤骨外性粘液型軟骨肉腫

若年成人から高齢者までに発生する。比較的経過の長い腫瘍で，腫瘤に気が付いていても放置されていると巨大化する。軟骨肉腫の名前があるが，分化した軟骨を見ることはない（図4.8.28）。*EWSR1::NR4A3*融合遺伝子が特徴

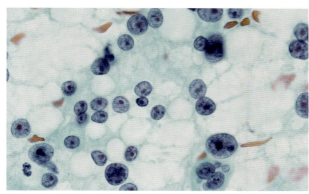

図 4.8.26 18歳，女性　上腕部腫瘍　胞巣状軟部肉腫　×1,000　Pap 染色
細胞質が壊れて裸核様になった腫瘍細胞が，弧を描くように配列している。胞巣状軟部肉腫の典型像ともいえる。

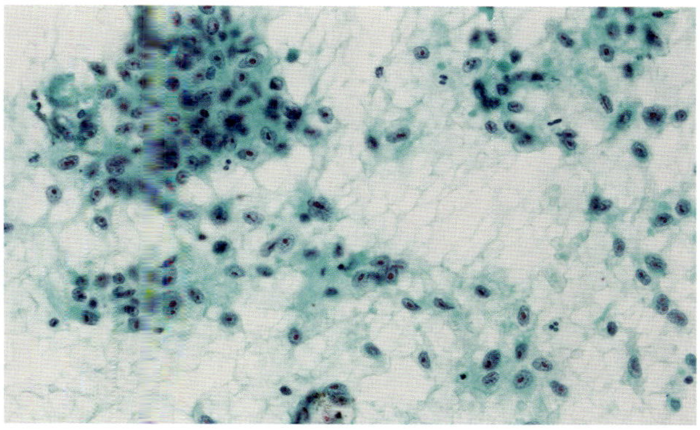

図 4.8.27 14歳，女性　足関節部腫瘍　明細胞肉腫　×400　Pap 染色
明るい細胞質を有する腫瘍細胞が孤立性に，および上皮様細胞集塊で出現している。

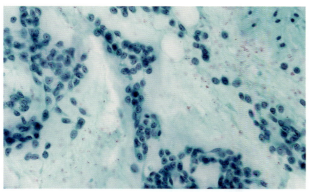

図 4.8.28 36歳，男性　大腿部腫瘍　骨外性粘液型軟骨肉腫　×400　Pap 染色
粘液様の基質を伴い小型類円形核を有する腫瘍細胞が，索状および上皮様細胞集塊で出現している。

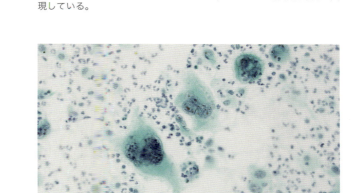

図 4.8.29 76歳，男性　大腿部腫瘍　未分化多形肉腫　×400　Pap 染色
炎症細胞を伴う巨大な腫瘍細胞を認める。核の異型も著しく，多核様に見えるが，脳回転様にねじれている。

(7) 未分化／未分類肉腫

◆ 未分化多形肉腫[*4]

高齢発症が多く，腫瘍細胞は大型で核異型の目立つ例が多い（図4.8.29）。

> **参考情報**
> *4 **未分化多形肉腫**：悪性線維性組織球腫とよばれていた腫瘍の一部が相当する。悪性線維性組織球腫という名前は，組織球と線維への分化を示す腫瘍として考えられたものである。しかし，実際には腫瘍の中に筋線維芽細胞なども含まれていることがわかり，分類から名前が消えた。一時期は軟部発生肉腫で最も発生頻度が高かった。

が75～80％を占める。小円形細胞肉腫であり，腫瘍細胞がロゼット形成を示すことがある（図4.8.30）。また，細胞質にグリコーゲンを有するものもある。末梢性原始神経外胚葉性腫とよばれ，神経分化を示す腫瘍とされていたこともあるが，現在は遺伝子診断が必須である。*EWSR1::FLI1* 融合遺伝子が85％以上の症例で見つかる。

(2) その他

EWSR1-非ETS融合を示す円形細胞肉腫，CIC再構成肉腫，*BCOR*遺伝子異常を有する肉腫などがある（図4.8.31）。

● 3. 骨軟部発生未分化小円形細胞肉腫

(1) ユーイング肉腫

小児・AYA世代に好発する骨軟部肉腫である。骨発生

📝 **用語**　ユーイング肉腫（Ewing sarcoma ; EWS），FLI1（friend leukemia integration 1 transcription factor）

4章 各論

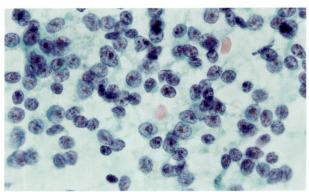

図 4.8.30 16歳，男性　大腿骨腫瘤　ユーイング肉腫　×1,000　Pap染色

骨に発生した小円形細胞肉腫である。腫瘍細胞は孤立散在性に出現するが，上皮様ないしロゼット様に配列する傾向を示す。

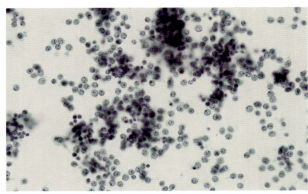

図 4.8.31 16歳，男性　大腿部腫瘤　軟部発生のユーイング肉腫　×400　Pap染色

骨発生のユーイング肉腫と同様である。腫瘍細胞にはデスモゾームがあるため，上皮様に集まる傾向を示す。

［古田則行・池畑浩一・伊藤崇彦］

4.9 脳神経系（中枢神経系）

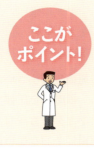

ここがポイント！

- 脳神経系の解剖学と組織学に関して理解する。
- 検体の種類・採取方法・検体処理方法を熟知し、さらには検体の有効活用のための幅広い知識をもつことも大切である。
- 脳腫瘍の分類と組織像を把握し、細胞像から正しい診断を導くことができなければならない。そのために、特徴的な細胞所見と写真を提示した。

4.9.1 解剖と組織・細胞

● 1. 解剖組織

ヒトの脳は、大脳、間脳、中脳、橋、小脳、延髄の各領域に分類される。脳は成人ではおよそ1,300gの重さがあり、頭蓋骨の中にあって髄膜や髄液で保護されている[1]。脳の正中断面を図に示す（図4.9.1）。

(1) 大脳（終脳）

脳の70％を占め、大脳縦裂によって左右の大脳半球に分かれ、それぞれが大脳皮質（表層の灰白質）・髄質（神経線維束の白質）・大脳基底核の3つの構造に分けられる。大脳皮質は外から順に、分子層・外顆粒層・外錐体細胞層・内顆粒層・内錐体細胞層・多形細胞層の6層に分類される。

(2) 間脳

中脳と大脳の間にあって第3脳室を左右から囲み、視床と視床下部からなる。

(3) 中脳

橋の上方にあり、腹方の大脳脚・中央部の被蓋・背方の中脳蓋からなる。被蓋と中脳蓋の間には中脳水道（シルビウス孔）とよばれる孔が開いている。中脳水道は神経管の内腔に由来し、上の第3脳室と下の第4脳室をつなぎ、脳脊髄液の通り道になっている。大脳脚は左右の大脳半球から出て橋底部に向けて走る太い白質の束で、錐体路が中央を占め、大脳脚の付け根にあたる部分は黒質とよばれるメラニンの多い層になっている。後面には四丘体とよばれる2対の隆起があり、上の1対を上丘、下の1対を下丘という。上丘の中には数層の浅灰白層、下丘の中には下丘核とよばれる灰白質が入っている。中脳の前部（腹側）にある四丘体のある部分を中脳蓋とよぶ。中脳蓋と黒質の間にある部分を被蓋とよぶ。なお、上に述べた意味での大脳脚と被蓋を併せて大脳脚とよぶことがある。被蓋上部には赤核とよばれる鉄の多い核がある。

(4) 橋

前後を中脳と延髄とにはさまれ、第4脳室の腹側壁をなす。第4脳室をはさんだ背側には小脳がある。橋は橋底部と橋背部とからなり、橋底部には橋核という巨大な灰白質がある。

(5) 延髄

脊髄の上部に続き、円錐形を呈する。前面では正中線

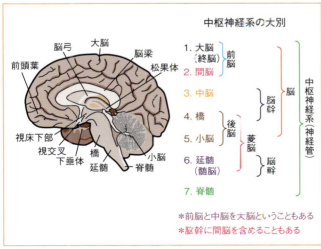

図4.9.1 脳の正中断面図

の両側に錐体という縦の方向の高まりがあり，これは大脳皮質から脊髄に向けて下行する錐体路（伝導路）のために生じたものである．錐体の外側にはオリーブ核，延髄の背側部には後索核が存在する．

(6) 小脳

大脳（終脳）の下方にあり，後頭蓋骨におさまる．重さはおよそ130gで，全脳重量の約1/10である．小脳は皮質が灰白質，髄質が白質である．皮質は分子層・介在層（プルキンエ細胞層）・顆粒層の3層からなり（図4.9.2），髄質は深部にあって内部に小脳核がある．

● 2. 細胞像

神経系は，中枢神経（および脊髄）と末梢神経（脳脊髄神経と自律神経）に区分される．中枢神経の細胞は神経細胞と神経膠細胞（グリア細胞）からなる．グリア細胞には，脳の支持細胞として組織構築を維持するとともに神経上皮細胞の栄養と代謝に関係する機能をもつ星状膠細胞（星細胞），髄鞘を形成し維持している乏突起膠細胞，脳室壁の上皮様の細胞である脳室上衣細胞，血管周囲や実質内に存在する小型のグリア細胞で，抗原提示能をもつとともに貪食能を発揮する小膠細胞がある．

● 3. 検体採取

脳腫瘍の術中迅速診断は，採取される組織片が小さいため，1断面を観察する組織診標本に対し，組織面を圧挫する細胞診標本の方が，凍結によるアーチファクトも少なく情報量が多く得られる点で優れる．脳腫瘍は多彩な組織像を示すことが多く，肉眼的に性状が異なる部位があれば，その部位ごとに採取する必要がある．

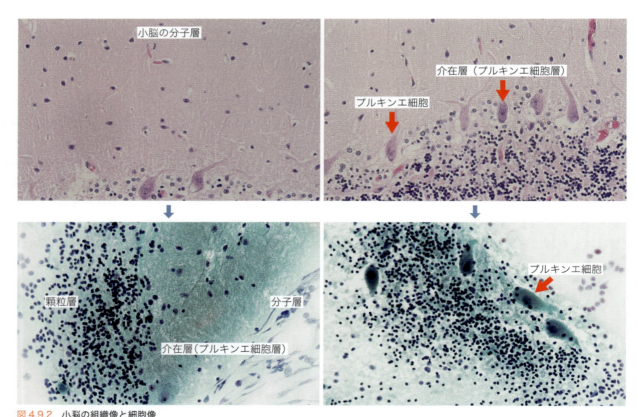

図4.9.2　小脳の組織像と細胞像
左上：組織像　×100　HE染色，左下：細胞像　×100　Pap染色，右上：組織像　×100　HE染色，右下：細胞像　×100　Pap染色．

用語　星細胞（astrocyte），乏突起膠細胞（oligodendroglia），上衣細胞（ependymal cell），小膠細胞（microglia）

4.9.2 標本作製法

　脳腫瘍の標本作製は，脳神経系腫瘍においては神経線維や血管の走行が観察しやすい圧挫法，転移性癌やリンパ腫においては細胞が採取されやすく，立体構築を残す捺印法が有用である。臨床所見や材料に応じて塗抹方法を選択し，必要に応じて乾燥塗抹標本（Giemsa染色）や特殊染色，免疫細胞化学用の標本を併せて作製することが望ましい。なお，標本作製法の詳細については，p.6, 2.1を参照されたい。

(1) 圧挫標本
　2枚のスライドガラスの間に小豆大くらいの組織片をはさみ，軽く圧迫しながら均等になるように広げ，スライドガラスをそれぞれ反対方向に引く（すり合わせ法）。

(2) 捺印標本
　組織片の新しい割面を，スライドガラスに軽く触れるように捺印する。1枚のスライドガラスに場所を変えて何回か捺印すると，細胞が重ならない。湿固定と乾燥固定の両方の処理をしておくとよい。複数枚の捺印標本を作製し，湿固定あるいは乾燥固定を行う。

4.9.3 おもな病変と細胞像

● 1. 脳腫瘍の分類

　脳腫瘍の悪性度はgradeで分類され，数字が大きくなるに従い悪性度が高くなる。脳腫瘍WHO分類第5版[2]では，これまでのローマ数字からアラビア数字に変更され，CNS WHO grade 1〜4で表記される。組織診断においては，核分裂像の有無や壊死などは，gradeを判定するうえで重要な所見である。また，遺伝子異常にもとづく分子診断の傾向がさらに強まり，診断名に遺伝子変異が併記されている。

● 2. 細胞像

　脳腫瘍は組織型によって好発部位（図4.9.3）と好発年齢層があり，診断の有力な情報となる。細胞診断は，まずは腫瘍性か非腫瘍性かを推定し，腫瘍性の場合にはさらにその組織型を推定する。

(1) 非腫瘍性病変
　炎症性疾患・脱髄性疾患・虚血性疾患などは，悪性腫瘍との鑑別が必要となる場合がある。細胞密度や細胞形態など，正常な組織と細胞の像を理解して比較することとなるが，反応性の星細胞との鑑別は難しいことがある。

(2) 腫瘍性病変
　脳腫瘍取扱い規約第5版[3]では，膠腫の組分けが大きく見直され，従来の星細胞系腫瘍，乏突起膠細胞系腫瘍，上衣腫，神経細胞系腫瘍が1つの大分類にまとめられている。表4.9.1では，脳腫瘍取扱い規約第5版から抜粋して記載する。

①脳実質内細胞由来の腫瘍（神経上皮性腫瘍）
　中枢神経組織は神経管から発生する。神経管の内腔には神経上皮細胞が存在することから中枢神経組織の実質から発生する腫瘍を神経上皮性腫瘍と総称する。神経膠腫（グリオーマ）と同義語として用いられる。以下に代表的な腫瘍の細胞像を示す。

1) 膠腫，グリア神経細胞系腫瘍，神経細胞系腫瘍
ⅰ）成人型びまん性膠腫
a）星細胞腫，IDH変異（図4.9.4）
　IDH遺伝子変異のあるびまん性発育を示す膠腫で，し

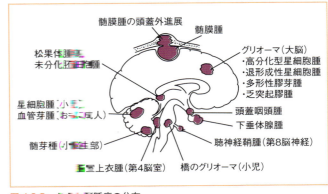

図4.9.3　おもな脳腫瘍の分布

📝 **用語**　上衣腫（ependymoma），星細胞腫（astrocytoma），イソクエン酸デヒドロゲナーゼ（isocitrate dehydrogenase；IDH），乏突起膠腫（oligodendroglioma）

表4.9.1 「脳腫瘍取扱い規約」における中枢神経系腫瘍分類の抜粋

1. 膠腫，グリア神経細胞系腫瘍，神経細胞系腫瘍 　(1) 成人型びまん性膠腫 　　　星細胞腫，IDH変異 　　　乏突起膠腫，IDH変異および1p/19q共欠失 　　　膠芽腫，IDH野生型　　など 　(2) 限局性星細胞系膠腫 　　　毛様細胞性星細胞腫，多形黄色星細胞腫　など 　(3) グリア神経細胞系および神経細胞系腫瘍 　　　中枢性神経細胞腫　など 　(4) 上衣系腫瘍 　　　テント上上衣腫　など 2. 脈絡叢腫瘍 　(1) 脈絡叢乳頭腫　など 3. 胎児性腫瘍 　(1) 髄芽腫　など 4. 松果体腫瘍 　(1) 松果体細胞腫　など	5. 脳神経および脊髄神経腫瘍 　(1) シュワン細胞腫　など 6. 髄膜腫 7. 中枢神経系の間葉系，非髄膜系腫瘍 8. メラニン細胞系腫瘍 9. 中枢神経系の血液リンパ系腫瘍 　(1) リンパ腫　など 10. 胚細胞腫瘍 11. トルコ鞍部腫瘍 　(1) 下垂体腺腫/下垂体神経内分泌腫瘍　など 12. 中枢神経系への転移

〔日本脳神経外科学会，日本病理学会（編）：臨床・病理 脳腫瘍取扱い規約 第5版，36-42，金原出版，2023より〕

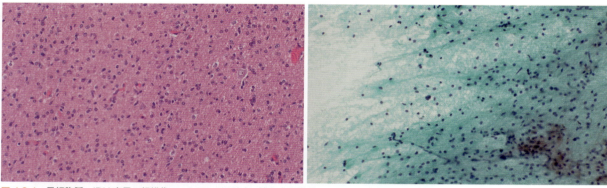

図4.9.4　星細胞腫，IDH変異の組織像　×100　HE染色（左）と細胞像　×100　Pap染色
微細な突起を星芒状に伸ばす腫瘍細胞がびまん性に増殖している。核の大小不同性と核クロマチンの増量が軽度に現れ，血管内皮細胞の増生は乏しい。

ばしばATRX変異やTP53変異を有する一方，染色体1p/19q共欠失は認められない。中枢神経のあらゆる部位に発生するが，大脳，とくに前頭葉の発生が多い。表4.9.2に示すようにCNS WHO grade 2～4に分類される。

b）乏突起膠腫，*IDH*変異および1p/19q共欠失（図4.9.5）

IDH変異と染色体1p/19q共欠失のあるびまん性発育を示す膠腫である。IDH1 p.R132HがIDH変異の90%以上を占める。CNS WHO grade 2もしくは3に分類される。

c）膠芽腫，IDH野生型（図4.9.6）

*IDH*遺伝子および*H3*遺伝子野生型のびまん性発育を示す星細胞膠腫で，微小血管増殖，壊死，*TERT*プロモーター変異，*EGFR*増幅，7番染色体トリソミーかつ10番染色体モノソミー，の少なくとも1つが見られる腫瘍である。CNS WHO grade 4。壊死・出血・嚢胞形成などを伴い，ときに脳梁を介して反対側の大脳半球に浸潤し，磁気共鳴画像（MRI）で腫瘍周囲の白い高信号域が蝶の羽形に見えるバタフライパターンを示すことがある。細胞は多彩で多核巨細胞も見られ，核分裂像や核の偽柵状配列を伴う壊死巣・微小血管増殖・腎糸球体係蹄類似構造などが特徴である。

ⅱ）限局性星細胞系膠腫

a）毛様細胞性星細胞腫（図4.9.7）

若年者に嚢胞性腫瘤をつくる。毛様の細長い突起をもつ細胞が束になって増生する充実性部分と，短い突起をもつ細胞が水腫様の背景中にまばらに増生する微小嚢胞性部分とが交互に出現する。ローゼンタール線維や好酸性顆粒小体，硝子滴がしばしば認められる。CNS WHO grade 1。

b）多形黄色星細胞腫（図4.9.8）

若年性の大脳表層に限局性の腫瘤をつくる。多形性を示

表4.9.2　星細胞腫，IDH変異の悪性度分類

	退形成所見/ 核分裂像	微小血管増殖もしくは壊死もしくは CDKN2A/2B ホモ接合性欠失
grade 2	なし	なし
grade 3	あり	なし
grade 4	あり	あり

〔日本脳神経外科学会，日本病理学会（編）：臨床・病理 脳腫瘍取扱い規約 第5版，85，金原出版，2023より〕

用語　バタフライパターン（butterfly pattern）

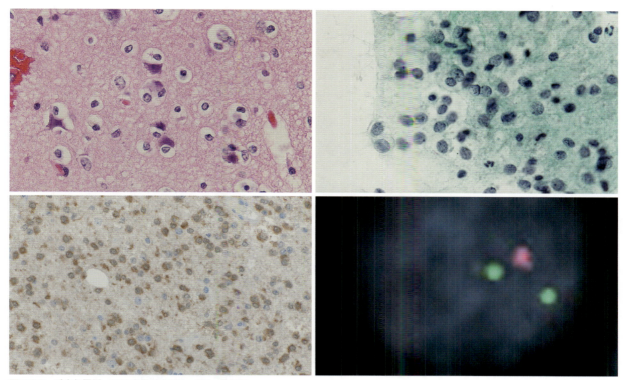

図 4.9.5　乏突起膠腫, IDH 変異および 1p/19q 共欠失
左上：組織像　×400　HE 染色, 右上：細胞像　×1,000　Pap 染色, 左下：IDH1 p.R132H 免疫組織化学　×400, 右下：FISH 像　×1,000。
密度のやや高い細胞が不規則に配列する。核異型は軽度, 核クロマチンは微細顆粒状で, 核膜は薄い。細胞質はライト緑淡染で細胞境界は不明瞭。核周囲に明庭（明るく抜けた部分）を認める（左上, 右上）。IDH1 変異はグリオーマでほとんどコドン 132 番目のアルギニンに起こり, その中でもヒスチジンへの変異（p.R132H）が IDH1 変異全体の 90〜95% を占める（左下）。また FISH で 1p および 19q の共欠失を確認する（右下）。

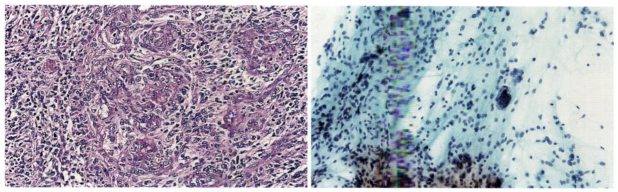

図 4.9.6　膠芽腫, IDH 野生型の組織像　腎糸球体係蹄類似構造　×200　HE 染色（左）と細胞像　×100　Pap 染色（右）
個々の細胞異型は強く, 血管の増生が見られる。

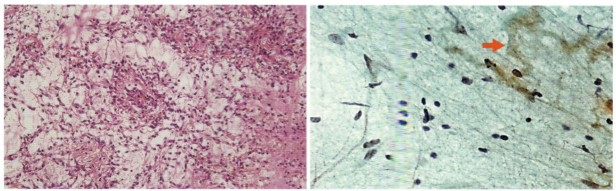

図 4.9.7　毛様細胞性星細胞腫の組織像　×100　HE 染色（左）と細胞像　×200　Pap 染色（右）
左：微小囊性部分（左側）と充実性部分, 右：ローゼンタール線維が見られる（赤矢印）。

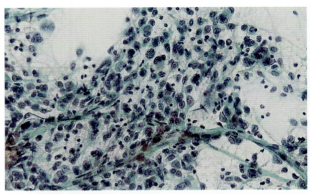
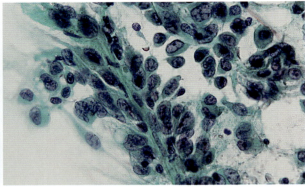

図 4.9.8　多形黄色星細胞腫　×400（左），×1,000（右）　Pap 染色
幅の広い細胞突起を伸ばす紡錘形細胞の増生を認める。単核あるいは多核の巨細胞が出現するが，壊死や核分裂像は見られない。

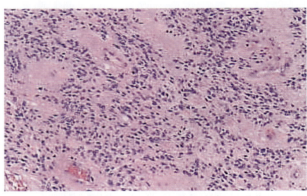
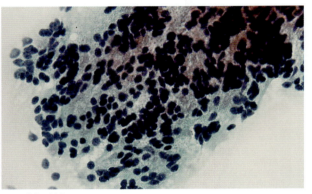

図 4.9.9　上衣腫の組織像　×200　HE 染色（左）と細胞像　×200　Pap 染色（右）
核は均一な楕円形で，腫瘍細胞の突起は血管に向かって伸び，血管周囲性偽ロゼットを形成する。細胞突起が長いため，血管の近傍には細胞突起のみからなる無核帯が形成される。

すが，壊死などは見られない。CNS WHO grade 2 もしくは 3。

iii) グリア神経細胞系および神経細胞系腫瘍

a) 中枢性神経細胞腫

神経への分化を示す均一な小円形細胞からなり，ニューロピル（神経網）様線維性基質が形成される。CNS WHO grade 2。

iv) 上衣系腫瘍

・上衣腫（図 4.9.9）

上衣系腫瘍は，組織所見，分子遺伝学的特徴，部位（テント上，後頭蓋窩，脊髄）の 3 つの指標にもとづいて分類される。上衣細胞への分化を示す細胞からなる。おもに若年者の脳室近傍や脊髄に発生するが，中高年にも見られる。血管周囲性偽ロゼットや管腔を囲む真性ロゼットが認められる。ロゼットの種類を図 4.9.10 に示す。CNS WHO grade 1～3 に分類される。

2) 脈絡叢腫瘍

i) 脈絡叢乳頭腫

脈絡叢上皮に類似の細胞が乳頭状構造を示す脳室内腫瘍

真性ロゼット	偽ロゼット（ホーマーライト型）	血管周囲性偽ロゼット
管腔を囲む（真性）上衣ロゼット　真性ロゼットを認める症例：上衣腫	花冠状に並んだ腫瘍細胞が，中心に向かって突起を伸ばす構造　偽ロゼットを認める症例：髄芽腫，ユーイング肉腫	花冠状に並んだ腫瘍細胞が，血管に向かって繊細な単極性突起を伸ばす構造　血管周囲性偽ロゼットを認める症例：上衣腫，膠芽腫

図 4.9.10　ロゼットの種類

である。CNS WHO grade 1。

3) 胎児性腫瘍

i) 髄芽腫（図 4.9.11）

小児の小脳に発生する未分化な小型細胞からなる腫瘍で，神経上皮細胞への分化傾向を示す。遺伝子異常にもとづく分類と，これまで通りの病理組織学的特徴にもとづく分類とがあり，ときにホーマーライト型ロゼット（図

用語　中枢性神経細胞腫（central neurocytoma），脈絡叢乳頭腫（choroid plexus papilloma），胎児性腫瘍（embryonal tumors），髄芽腫（medulloblastoma），ホーマーライト（Homer Wright）

4.9.10)を認める。CNS WHO grade 4。

4）松果体腫瘍

ⅰ）松果体細胞腫

楕円形核と淡好酸性細胞質をもつ腫瘍細胞が，線維性基質を伴って増殖する。核が好酸性の領域を囲んで配列する大きなロゼット（松果体細胞腫性ロゼット）が見られることもある。CNS WHO grade 1。

5）脳神経および脊髄神経腫瘍

ⅰ）シュワン細胞腫（神経鞘腫）（図4.9.12）

紡錘形のシュワン細胞の増殖からなり，核の柵状配列・観兵式様配列/ベロケイ小体細胞密度の高い部分（アントニーA型）と，細胞密度が低く，浮腫状の基質を背景に不規則な突起を有する細胞が見られる部分（アントニーB型）とが混在していることが多い。CNS WHO grade 1。

6）髄膜腫

ⅰ）髄膜腫（図4.9.13）

髄膜皮細胞から発生し，女性に多く（男性の2倍），多くは良性（CNS WHO grade 1）であるが，異型性を示すgrade 2～3では再発率が高い。石灰化や腫瘍細胞の渦巻き状の配列が特徴とされているが，組織像によって多くの亜型に分類される。

7）中枢神経系の間葉系，非髄膜系腫瘍
8）メラニン細胞系腫瘍
9）中枢神経系の血液リンパ系腫瘍

ⅰ）リンパ腫（図4.9.14）

90％以上は，びまん性大細胞型B細胞リンパ腫である。細胞像の特徴は一般的なリンパ腫の細胞像に準じる。

10）胚細胞腫瘍

ⅰ）胚腫（図4.9.15）

胚細胞腫瘍の中で最も頻度が高く，10～25歳が好発年齢で，男性優位である。円形核と核小体を有し，グリコーゲンを含む透明な細胞質を有する腫瘍細胞と小型リンパ球の二相性構成を示す。

11）トルコ鞍部腫瘍

ⅰ）下垂体腺腫/下垂体神経内分泌腫瘍（図4.9.16）

下垂体前葉の実質細胞から構成される良性腫瘍で，成人に多く，小児には稀である。産生ホルモンの種類によって細分類され，約40％がホルモン非産生腫瘍で，30％がプロ

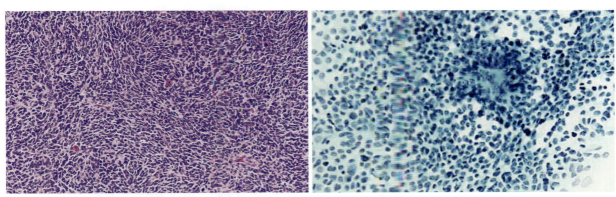

図4.9.11　髄芽腫，組織型の組織像　×200　HE染色（左）と細胞像　×200　Pap染色（右）
クロマチンに富む類円形の核を有し，細胞質に乏しい腫瘍細胞である。腫瘍細胞が花冠状に並んで突起を伸ばす，ホーマーライト型ロゼットが見られる。

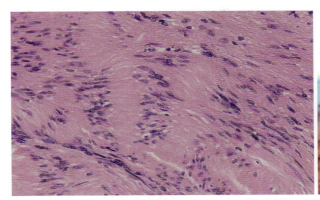 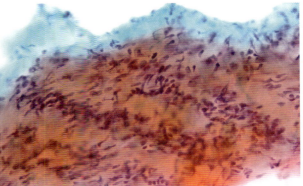

図4.9.12　シュワン細胞腫（神経鞘腫）アントニーA型の組織像　×100　HE染色（左）と細胞像　×200　Pap染色（右）
細長い核を有し，細胞突起が細胞両端から伸びて細胞束を形成する。核の柵状配列・観兵式様配列/ベロケイ小体を認める。

用語　松果体細胞腫（pineocytoma），松果体細胞腫性ロゼット（pineocytomatous rosettes），核の柵状配列・観兵式様配列（nuclear palisading），ベロケイ小体（Verocay body），アントニー（Antoni），髄膜腫（meningioma），胚腫（germinoma）下垂体腺腫（pituitary adenoma），下垂体神経内分泌腫瘍（pituitary neuroendocrine tumor）

■4章 各論

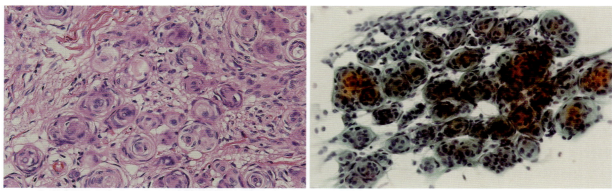

図 4.9.13 髄膜腫の組織像 ×100 HE染色（左）と細胞像 ×100 Pap染色
髄膜皮細胞から発生する境界明瞭な腫瘍で，多くは良性（CNS WHO grade 1）であるが，異型性を示す grade 2～3 では再発率が高い．組織・細胞像では核内偽封入体，渦巻き状構造，砂粒体などが特徴とされているが，組織像によって多くの亜型に分類され，WHO grade も異なる．左の写真は渦巻き状構造が多数認められる移行性髄膜腫である．

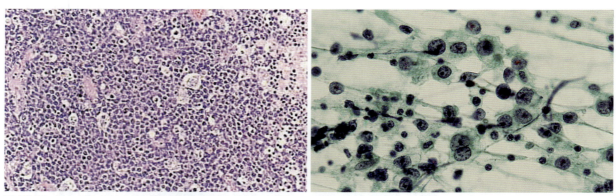

図 4.9.14 リンパ腫（びまん性大細胞型 B 細胞リンパ腫）の組織像 ×100 HE染色（左）と細胞像 ×1,000 Pap染色
核線を背景に，大小不同で核形不整な異型リンパ球を多数認める．核膜は薄く，大型の核小体を有している．

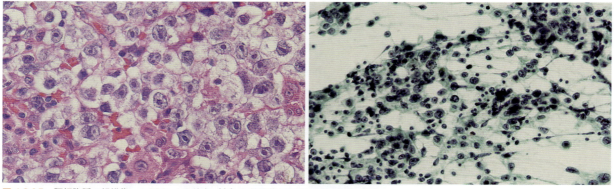

図 4.9.15 胚細胞腫の組織像 ×200 HE染色（左）と細胞像×100 Pap染色（右）
リンパ球と核小体を有する異型細胞が出現している．細胞質は明るく豊富で，グリコーゲンを含む．核クロマチンは微細顆粒状で，均一に分布する．

ラクチン，20％が成長ホルモン，5％が副腎皮質刺激ホルモン（ACTH）産生腫瘍である．

12）中枢神経系への転移

成人担癌患者の 25～30％に脳転移が認められる．最も頻度が高く，成人では肺癌，乳癌，黒色腫，腎癌，大腸癌などが多く，小児では白血病，リンパ腫などの頻度が高い．約80％が大脳半球に認められる．10％前後に髄膜転移が認められる．

用語 副腎皮質刺激ホルモン（adrenocorticotropic hormone；ACTH）

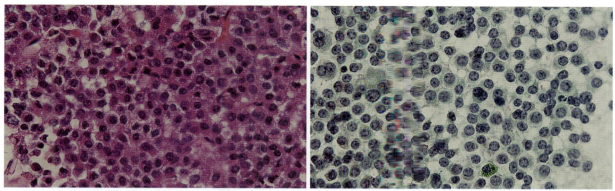

図4.9.16　下垂体腺腫の組織像　×200　HE染色（左）と細胞像　×200　Pap染色（右）
腫瘍化すると，単一の細胞が増殖する。

4.9.4　脳脊髄液

● 1. 脊髄の解剖と組織

　脳および脊髄は，硬膜・くも膜・軟膜の3つの膜（＝髄膜）に囲まれている。

　脳脊髄液（CSF）はくも膜と軟膜の間のくも膜下腔を循環し，脳と脊髄の周囲で中枢神経系の緩衝装置としてはたらいている（図4.9.17）。側脳室内の脈絡叢で産生されたCSFは，側脳室→室間孔（モンロー孔）→第3脳室→中脳水道→第4脳室→第4脳室正中口（マジャンディ孔）または外側口（ルシュカ孔）を経てくも膜腔に入り，全脳表面や脊髄をおおい，脳の頂上部に存在するくも膜顆粒によって吸収される。CSFは硬膜静脈洞で静脈に再吸収されるが，吸収は主として上矢状静脈洞のくも膜絨毛を介して行われる。くも膜絨毛は年齢とともに多くなる[4]。

　CSFは1時間あたり約20mLの流速で，産生と循環および血液への再吸収が絶えず行われている。これが阻害されると，CSFは貯留して水頭症を引き起こす。

　成人の総CSF量は85〜150mL，新生児では10〜60mLであり[4]，1日の産生量は1,000〜1,500mLである。CSFの80〜90％は脈絡叢で産生され，とくに側脳室脈絡叢で多く産生される。残りの10〜20％が産生されるのは，脳実質内・くも膜下腔・脳室上衣などである。

　CSFを生成する脈絡叢の上皮細胞はタイトジャンクションが発達し，細胞間の隙間がなく，物質の移動が制限される。これを血液脳関門とよび，血液成分が変動しても脳脊髄液へ及びにくく神経上皮細胞は保護される。また，CSFは1方向性に流れるため，老廃物の運搬や排除にもはたらく。

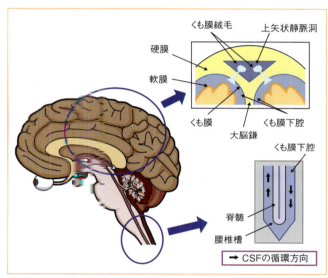

図4.9.17　脳脊髄液（CSF）の流れ

● 2. CSFの採取および目的

　CSFは疾患の診断，ときに治療を目的として採取される。腰椎穿刺が一般的であるが，脳室ドレナージ・脳室シャント術時などに脳室穿刺液が提出されることもある。腰椎穿刺の場合，成人では第3腰椎あるいは第4腰椎間腔，小児では第4腰椎または第5腰椎間腔から採取する[5]。感染がある場合には部位を変更することができる。

　成人の横臥位でのCSF圧は50〜180mmHgである。圧が正常なら最大22mL（総CSF量の約15％）を採取できるが，通常提出されるのは2〜4mLであることが多い。圧が正常範囲より高いか低い場合には，採取量は1〜2mLにとどめるべきであるとされている。幼児や小児では総CSF

用語　脳脊髄液（cerebrospinal fluid；CSF），モンロー（Monro）孔，マジャンディ（Magendie）孔，ルシュカ（Luschka）孔

量が少ないので，採取できる量も少なくなる。

CSFの細胞診は，感染症の原因検索や悪性細胞の髄液播種の判定に重要な役割を果たすが，診断には苦慮することが多い。その理由としては，①リンパ腫や白血病においては化学療法の効果判定のために提出されることも多く，治療の影響による細胞変化や細胞変性に由来する核腫大や核異型などが出現すること，②CSF検体は通常少量であり，診断のための特殊染色や免疫細胞化学の併用は困難な場合が多いこと，などがあげられる。

● 3. 脳脊髄液の取扱いと処理法

CSFは蛋白濃度が低く，浸透圧も低いことから細胞の変性が極めて速く，強い遠心条件においても細胞は崩壊しやすい。また，室温で放置するとCSF中に存在する白血球の40％が2時間以内に溶解し，細胞数が減少する[6]ともいわれており，単球やリンパ球が変性すると核形不整を伴う異型細胞に見えることもある。CSFの採取は患者の負担が大きく，組織採取は困難な部位であるため，採取後は直ちに処理し，正確な診断を行うことが要求される。

なお，遠心後のCSFの上清や凍結保存したCSFで行える検査もある。CSFの検体は少量であることもあり，患者のために有効に活用する必要がある。

(1) 遠心沈殿法

CSFは細胞変性が起こりやすいため，遠心は低速で行う必要がある（120gで5分程度）。

(2) 自動遠心塗抹法（サイトスピンあるいはオートスメア法）

集細胞効果が高い。セルへの検体投入量が一定であるため，細胞量が多いと予測される場合や，検体量が少ない場合には，リンゲル液やリン酸緩衝生理食塩水（PBS）などで希釈する必要がある。検体量は多くても細胞量は少ないと思われる場合には，二重遠心法で集細胞率を上げるなどの対応が必要である。

(3) ポアフィルターなどのフィルターを使用する方法

フィルターで濾過し，フィルターごと固定・染色を行う。集細胞効果が高く，湿固定に有用な方法である。細胞数が多いときにはCSF量を調節する必要がある。

濾過器を使ってポアサイズ5±1.2μmのフィルター上に細胞を集める。細胞数の少ない検体や粘稠度の低い検体に用いられる方法であるため，CSFの処理には有用であるが，併用したいMG染色には不向きであることが多い。固定液には95％エタノールまたはブタノールが用いられ，メタノール，アセトン，エーテルはフィルターの膜を溶かすので用いられない。通常のポアフィルターはニトロセルロース製で，屈折率は1.5である。

● 4. おもな病変と細胞像

(1) 正常な状態

成人のCSF 1μL中には，0～5個のリンパ球と単球が見られる。リンパ球はほとんどがT細胞である。赤血球が穿刺時に混入することもある。小児では0～10個，新生児では30個までの単球とほかの白血球が存在し，単球が優勢である。

(2) 良性疾患で認められるもの

①好中球：急性炎症，細菌性髄膜炎，大脳内の出血，穿刺の繰り返し，薬剤投与，X線造影剤使用などで増加する。
②リンパ球：好中球より小さいものを小リンパ球，大きいものを大リンパ球という。慢性炎症，ウイルス性・結核性・真菌性・梅毒性髄膜炎，ギラン・バレー症候群，多発性硬化症などで増加する。慢性炎症ではCSF中のリンパ球が活性化され，免疫芽球様細胞なども出現することがある。
③好酸球：寄生虫，真菌，アレルギー，特発性好酸球性髄膜炎により増加する。変性すると顆粒が減少する。
④単球：13～20μmとやや大きく，細胞質は淡染し核は楕円～腎形あるいはくびれ状を呈し，核クロマチンは微細網状である。新生児のCSF以外で単球が優勢になることは稀である。ウイルス感染などにより増加する（図4.9.18）。
⑤形質細胞：通常は存在しない。急性ウイルス性疾患や慢性炎症性疾患，また，リンパ球増加をきたす病態・化学

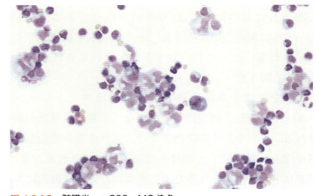

図 4.9.18 髄膜炎 ×200 MG染色
細胞は多彩で，リンパ球，単球様細胞，免疫芽球様細胞などが出現することがある。

用語 リン酸緩衝生理食塩水（phosphate-buffered saline；PBS），メイ・グリュンワルド-ギムザ（May-Grünwald-Giemsa；MG）染色

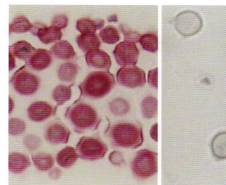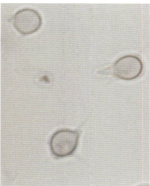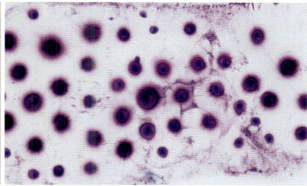

図 4.9.19　*Cryptococcus* 感染例　×1,000　mucicarmine 染色（左），Pap 染色（中），MG 染色（右）
Cryptococcus は，Pap 染色にて難染性を示し，ときにライト緑に淡く染色される。mucicarmine 染色や PAS 反応でも染色される。

療法などにより出現する。
⑥マクロファージ：CSF 中のマクロファージは，単球，場合によってはくも膜と軟膜の内皮に局在する幹細胞に由来する。正常な状態では存在せず，造影や出血などにより出現する。
⑦細菌・真菌：細菌性の髄膜炎では，CSF の集細胞時の遠心回転数では，細菌の集細には適しておらず（CSF は細胞が壊れないように 700～1,000rpm であるのに対し，細菌検査における回転数は 3,000rpm が適切である），細菌が認められないこともある。細菌の数が少ない場合には，単球や好中球の細胞質に見られることが多い。自然発症の髄膜炎は一般に，脳神経外科手術による髄膜炎よりも劇症である。真菌性髄膜炎は *Cryptococcus* によるものが多く（図 4.9.19），*Candida* や *Aspergillus* による炎症も見られる。真菌類は PAS 反応により陽性に染色される。無菌性髄膜炎の多くはウイルスによるものであり，Echovirus，Coxsackievirus，Mumps virus などのウイルスによりしばしば発症する。
⑧寄生虫：中枢神経に感染する寄生虫には，原虫類（アメーバ，トキソプラズマ，熱帯熱マラリア），吸虫類（肺吸虫，日本住血吸虫），条虫類（有鉤嚢虫），線虫類などがある。
⑨その他：軟膜，くも膜被覆細胞，脳室上衣細胞，脈絡叢細胞などが見られることもある。臨床的意義はないが，悪性細胞と誤診しないよう注意が必要である。

(3) 悪性細胞

CSF 中に出現する悪性細胞は，原発性腫瘍由来と転移性腫瘍由来に分類され，圧倒的に後者が多い。黒色腫，肺癌〔腺癌，小細胞癌（図 4.9.20）〕，胃癌（図 4.9.21），乳癌などの転移性の悪性細胞が最も多く，リンパ腫や白血病（図 4.9.22）などの細胞も多い。

原発性の脳腫瘍の細胞が CSF 中に出現することは極めて稀である。髄液播種をきたしやすい脳腫瘍としては胚細

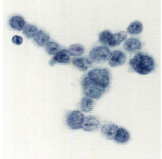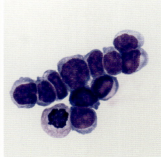

図 4.9.20　肺小細胞癌　×1,000　Pap 染色（左），MG 染色（右）
木目込み状の配列や核クロマチンの不均等分布など，小細胞癌の特徴的所見が認められる。

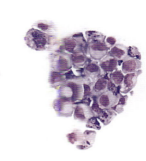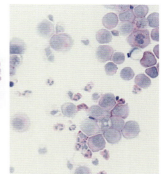

図 4.9.21　胃印環細胞癌　×1,000　MG 染色（左），PAS 反応（右）
上皮性結合を示す腺癌細胞が見られる。核は偏在しており，PAS 反応陽性を示す。

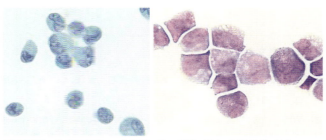

図 4.9.22　急性白血病　×1,000　Pap 染色（左），MG 染色（右）
幼若細胞が認められ，細胞質は青紫色で，アズール顆粒が見られる。

4章 各論

胞腫瘍，髄芽腫，脳室上衣腫，退形成性上衣腫，膠芽腫などがあげられる。低浸透圧の液体の中で浮遊している癌細胞は，細胞質周囲が融解ぎみとなる場合があるが，判定は十分可能である。サイズの小さい乳癌細胞などは，上皮由来か非上皮由来かの鑑別が難しいこともある。

臨床情報は重要である。良悪性の鑑別がとくに難しいのは，リンパ腫（あるいは白血病）の治療後に数が少なくなった異型細胞が腫瘍細胞なのか，反応性のリンパ球なのかの判定であろう。遺伝子解析などによる客観的な判定と，形態学へのフィードバックも必須である。

［小松京子・村田佳彦］

（本項の写真提供：順天堂練馬病院病理部 青木裕志，日本大学医学部附属板橋病院病理部 関 利美）

参考文献

1) Greenstein B, Greenstein A（著），大石 実（訳）：「カラー図解 神経の解剖と生理」，46-53，メディカル・サイエンス・インターナショナル，2001．
2) WHO classification of tumours editorial board：World Health Organization Classification of Tumours, 5th edition Central Nervous System tumors, International Agency for Research on Cancer, 2021．
3) 日本脳神経外科学会・日本病理学会（編）：臨床・病理 脳腫瘍取扱い規約 第5版 金原出版，2023．
4) Greenberg MS（著），黒岩敏彦（監訳）：脳神経外科ハンドブック 原著第6版，229-331，金芳堂，2007．
5) Brunzel NA（著），池本正生，他（監訳）：ブルンツェル 尿・体液検査―基礎と臨床―，57-76，西村書店，2007．
6) 小松京子，他：「脳脊髄液の細胞診」，検査と技術，2011；39：1073-1081．

4.10 リンパ・血液疾患

ここがポイント！
- リンパ節の病変を診断するうえで，リンパ節の構造を意識しながら診断することが重要である。
- 細胞像では，多数の小型リンパ球を背景に，大型リンパ芽球や核破砕物を貪食した tingible body macrophage の出現が良性病変を考える指標となる。
- 非 Hodgkin リンパ腫では異型細胞の均一な出現や細胞所見の詳細な観察を行い，Hodgkin リンパ腫では特徴的な Reed-Sternberg 細胞や Hodgkin 細胞の確認が重要である。

4.10.1 リンパ節の解剖と組織・細胞

1. 解剖組織の構造

リンパ節は被膜におおわれたリンパ性器官であり，リンパ管を中継するように点在し，リンパ液中の異物や抗原物質に対して生体防御的にはたらく。形状はそら豆形で，門には血管や輸出リンパ管が通り，複数の輸入リンパ管が被膜を貫く構造となっている。リンパ節をおおう被膜は，部分的に実質内に入り込んで小柱となる。被膜直下から小柱に沿うようにリンパ液の流路であるリンパ洞が走行し，そこから連続した細網細胞と細網線維が実質内の網構造を形成している（図4.10.1）。

実質内には多数のリンパ球からなるリンパ性組織がみられ，被膜に近い皮質にはリンパ小節が並ぶ。リンパ小節には，おもに小型リンパ球からなる一次濾胞と，胚中心を伴う二次濾胞がある（図4.10.2）。二次濾胞は，幼若な細胞からなる胚中心を成熟リンパ球の暗殻が取り囲む構造になっている。胚中心はさらに，中心芽細胞やTBMが分布する暗調帯（髄質側の領域）と，胚中心細胞が分布する明調帯（皮質側の領域）に分けられる（図4.10.3）。

2. リンパ球の分化と成熟

リンパ球は，骨髄や胸腺での産生および分化を経て，血流によってリンパ節へ運ばれる。傍皮質領域に走行する高内皮細静脈（HEV）を被覆する血管内皮細胞の接着因子にとらえられたリンパ球は実質内に入り込み，T細胞は傍

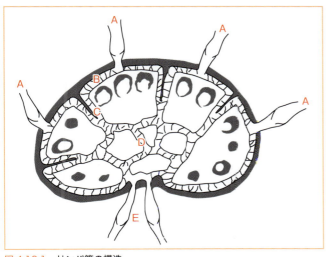

図4.10.1　リンパ節の構造
リンパ節には複数の輸入リンパ管（A）が入り，リンパ液が流入する。リンパ液はリンパ洞〔辺縁洞（B），中間洞（C），髄洞（D）〕を流れ，輸出リンパ管（E）を通って門から出る。

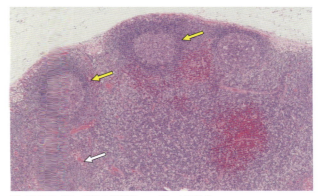

図4.10.2　リンパ節の組織像　×40　HE染色
被膜に近い部分には，リンパ小節〔小型リンパ球からなる一次濾胞（白矢印）と胚中心を伴う二次濾胞（黄矢印）〕が並ぶ。

用語　中心芽細胞（centroblast），可染体マクロファージ（tingible body macrophage；TBM），胚中心細胞（centrocyte），高内皮細静脈（high endothelial venule；HEV）

4章 各論

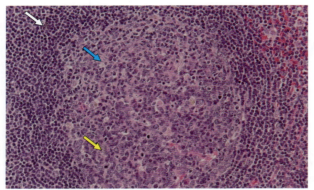

図4.10.3 胚中心の組織像 ×100 HE染色
胚中心を暗殻（白矢印）が取り囲む構造になっている。胚中心は、胚中心細胞が集まる暗い色調の暗調帯（黄矢印）と中心細胞が集まる明るい色調の明調帯（青矢印）に分けられる。

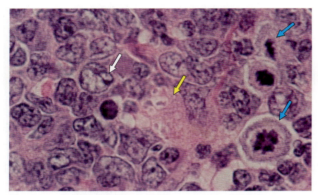

図4.10.5 胚中心（暗調帯）の組織像 ×1,000 HE染色
核小体が目立ち、核が明るい大型の中心芽細胞（白矢印）、細胞質内に核破砕物などを貪食したTBM（黄矢印）、および核分裂像（青矢印）を認める。

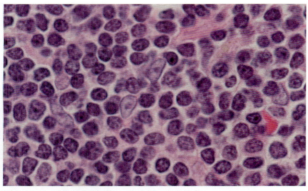

図4.10.7 暗殻の組織像 ×1,000 HE染色
核クロマチンが疎に凝集し、小型で円形核を有するリンパ球を認める。

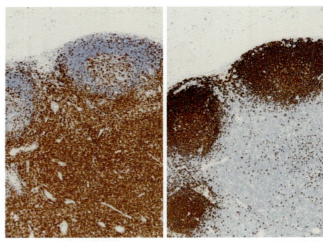

図4.10.4 リンパ球の局在 図4.10.2と同一症例 ×40 免疫組織化学
左：CD3。T細胞は傍皮質領域に広く分布する。右：CD20。B細胞は皮質領域に分布し、リンパ小節を形成する。

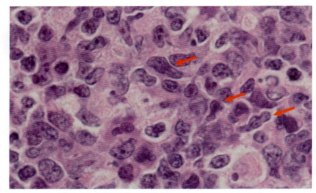

図4.10.6 胚中心（明調帯）の組織像 ×1,000 HE染色
核のしわやねじれの目立つ胚中心細胞（矢印）を認める。

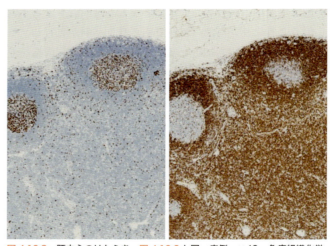

図4.10.8 胚中心のはたらき 図4.10.2と同一症例 ×40 免疫組織化学
左：Ki-67。分裂期にある細胞が胚中心に一致して陽性像を呈している。右：Bcl-2。Bcl-2が消失した細胞にはアポトーシスが誘導される。胚中心に一致して陰性となっている。

皮質領域に広く分布し、B細胞は皮質領域でリンパ小節を形成する（図4.10.4）。

B細胞は抗原刺激により中心芽細胞へと変化し（図4.10.5）、細胞分裂を起こす。中心芽細胞は胚中心細胞へ分化する（図4.10.6）が、その過程で正常の免疫応答を獲得できなかった細胞はアポトーシスが誘導され、TBMに貪食処理される。胚中心は、リンパ球の増殖とともに細胞死をつかさどっている。胚中心細胞は成熟リンパ球へ分化し、暗殻を形成する（図4.10.7、4.10.8）。

B細胞の寿命は短く形質細胞になってから数日で死滅するが、T細胞は数百日〜数年以上の寿命をもち、抗原との接触を求め血液やリンパ組織を何度も循環し続ける。リンパ球の再循環において、あるリンパ組織から出たリンパ球が再び同じリンパ組織に戻る現象をホーミングとよぶ。こ

用語 ホーミング（homing）

れにはリンパ球表面のホーミングレセプターと，HEV表面のリガンドとの接着が関与する。

ホーミングを示す末梢リンパ組織には末梢リンパ節や粘膜系リンパ組織，皮膚がある。

● 3. リンパ液の流れ

輸入リンパ管から流入したリンパ液は被膜直下の辺縁洞に入り，小柱に沿った中間洞を経て髄質の髄洞へと流れ，さらに門から輸出リンパ管を通り次のリンパ節へと流れる（図4.10.1，4.10.9）。これらのリンパ洞はリンパ節の生体防御機構に大きく関わっており，異物に対する貪食作用を示すマクロファージが存在する（図4.10.9）。

● 4. リンパ節の細胞像

リンパ節の細胞診標本には，その組織構築やはたらきを担うさまざまな細胞が出現する（図4.10.10）。各々の細胞の形態的な特徴を以下に示す。

(1) 成熟リンパ球

核クロマチンが粗顆粒状の円形核を有し，細胞質は狭小で，N/C比が高い小型円形の細胞である。

(2) 中心芽細胞

核小体が目立ち，核クロマチンが細顆粒状の大型核を有し，細胞質が好塩基性を示す大型細胞である。胚由来の細胞であり，正常では少ないが，反応性で胚中心の拡張を呈する場合は出現数が増す。

(3) 胚中心細胞

核小体が目立ち，卵円〜長楕円形で，切れ込みやねじれなどを呈する不整形の核を有する細胞である。中心芽細胞と同様に胚中心に由来する。

(4) TBM

核小体は小型で，核クロマチンが細顆粒状で腎形の核を有し，細胞質には空胞や核破砕物などの貪食物を認める大型細胞である。胚中心に分布し，リンパ濾胞本来の機能が保持されていることを示す，良性の指標となり得る細胞である。ただし，アポトーシスを起こしやすい一部のリンパ腫においても出現するため，評価には注意を要する。

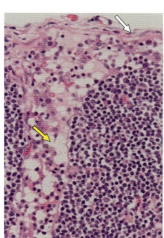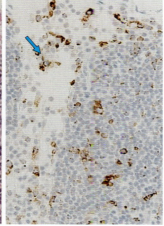

図4.10.9 リンパ洞 ×200
左：HE染色。リンパ液は辺縁洞（白矢印）から中間洞（黄矢印），そして髄洞へと流れる。右：免疫組織化学，CD68。リンパ洞内ではマクロファージ（青矢印）が異物を貪食する。

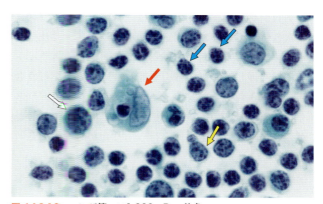

図4.10.10 リンパ節 ×1,000 Pap染色
核小体を有し大型で円形の中心芽細胞（白矢印），中型で不整形核を有する胚中心細胞（黄矢印），小型の円形核を有する成熟リンパ球（青矢印），細胞質内に貪食物を有するTBM（赤矢印）を認める。

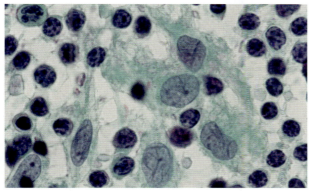

図4.10.11 樹状細胞 ×1,000 Pap染色
核クロマチン構造が微細顆粒状で，核に切れ込みがあり，多辺形の細胞質をもつ。

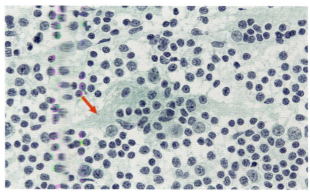

図4.10.12 指状嵌入樹状細胞 ×200 Pap染色
多辺形の大型細胞（矢印）で，リンパ球が多数付着する。

(5) 樹状細胞

核クロマチン構造が微細顆粒状で、核に切れ込みをもち、多辺形の細胞質をもつ（図4.10.11）。樹状細胞はリンパ節外で抗原と接触すると、リンパ管を経由してリンパ節（傍皮質）へ入り、ヘルパーT細胞への抗原提示を行う。S-100蛋白が陽性で、細胞質内にバーベック顆粒をもつ。

(6) 濾胞樹状細胞

細胞質が豊富な大型細胞でCD21やCD23を発現する。胚中心にみられ、細胞周囲に多数のリンパ球が付着する（図4.10.12）。抗原提示により、高親和性抗体を発現した細胞は、形質細胞やメモリーB細胞へと分化する。低親和性抗体を発現したB細胞はアポトーシスが誘導され、TBMによって貪食される。

正常のリンパ節では、既存のリンパ構造が保たれているため濾胞構造を模倣する細胞構成となる。すなわち、小型の成熟リンパ球が大部分を占め、中心芽細胞、胚中心細胞、TBM、および細網細胞などが少数混在する（図4.10.13）。これらの細胞構成が失われている場合や、特定の細胞の増加が見られる場合には、何らかの病変を疑う。

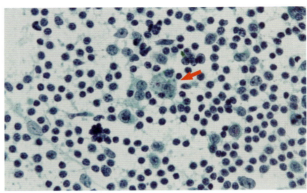

図4.10.13　リンパ節の正常像　×200　Pap染色
小型の成熟リンパ球が主体で、リンパ芽球やTBM（赤矢印）、および細網細胞が少数混在する。

4.10.2　標本作製法

細胞診材料は、21〜23G針を用いた超音波ガイド下の穿刺吸引や手術による摘出で採取する。

穿刺吸引材料の標本作製法には、①スライドガラスに材料を吹き付けてそのまま固定操作を行う吹き付け法、②スライドガラスに吹き付けた塗抹物をもう1枚のスライドガラスで軽く押し潰してから引き離し、固定操作を行う合わせ法、③吹き付けた塗抹物をもう1枚のスライドガラスで軽く押し潰し、2枚のスライドガラスを互いにすり合わせてから引き離して固定操作を行うすり合わせ法がある（図4.10.14）。

摘出材料の標本作製は、メスで割入れを行って割面をスライドガラスに軽く押し付けてから固定操作を行う捺印法を用いる（図4.10.15）。捺印に際しては強い力を加えてはならない。また、捺印を繰り返すと細胞の挫滅や乾燥を招くため、1つの割面で捺印するスライドガラスは10枚程度にとどめる。

塗抹・捺印後には湿固定標本と乾燥固定標本の両方を作製し、Pap染色とGiemsa染色を行う。リンパ腫などの症例において組織型推定のために免疫細胞化学を行う際には、必要に応じてエタノールやアセトンによる湿固定標本を作製する。

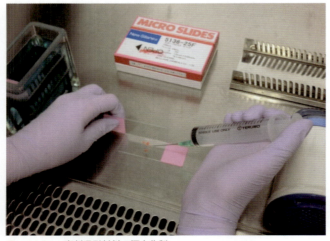

図4.10.14　穿刺吸引材料の標本作製
注射針内に採取された材料をスライドガラスに直接吹き付け、合わせ法やすり合わせ法などで塗抹標本を作製する。

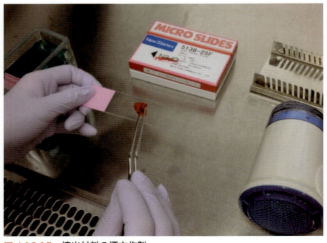

図4.10.15　摘出材料の標本作製
摘出されたリンパ節にメスで割入れを行い、割面をスライドガラスに捺印する。標本を10枚以上作製する場合には、新たな割入れを行う。

4.10.3　リンパ節系疾患のおもな病変と細胞像

　リンパ節の病変には，反応性あるいは炎症性によるものや腫瘍によるものがある。反応性あるいは炎症性の病変としては結核性リンパ節炎やサルコイドーシス，および壊死性リンパ節炎（菊池病）など，腫瘍性病変としては種々のリンパ腫や転移性腫瘍などがあげられる。ここでは，おもな良性病変と悪性病変についてのみ概説する。

● 1. 良性病変

(1) 濾胞過形成

　B細胞が抗原刺激を受けて胚中心の拡張と二次濾胞の増生が起こり，リンパ節が腫大する反応性病変である。関節リウマチや木村病，およびキャッスルマン病をはじめとするさまざまな疾患に随伴して発症する。リンパ節は腫大した二次濾胞で占められ，小型リンパ球からなる暗殻に囲まれた胚中心には中心芽細胞，胚中心細胞，TBM，樹状細胞が認められる。

　細胞像は，小型リンパ球を背景に，核小体が目立つやや大型のリンパ芽球と，核破砕物を貪食したTBMを認める。細胞異型は見られない（図4.10.16）。

(2) 結核性リンパ節炎

　*Mycobacterium tuberculosis*感染によって発症する。*M.tuberculosis*のマクロファージ活性化により肉芽が形成され，病巣は乾酪壊死を中心として，ラングハンス型巨細胞や類上皮細胞が周囲に層をなす。Ziehl-Neelsen染色をはじめとする抗酸菌染色で菌体の確認を行う。

　細胞像は，粒子が細かく均一な壊死物質（乾酪壊死），細胞質が紡錘形で上皮様に結合した細胞（類上皮細胞），核が細胞質辺縁に配列した多核巨細胞（ラングハンス型巨細胞）が出現する（図4.10.17）。

(3) サルコイドーシス

　原因不明の系統的疾患であり，リンパ節以外の器官も侵される。リンパ節では肺門部での発生頻度が高く，Tリンパ球や類上皮細胞，マクロファージの活性化が見られ，類上皮細胞からなる結節がリンパ節内に多発する。

　細胞像は，リンパ球を背景に類上皮細胞とラングハンス型巨細胞を認める。背景に乾酪壊死は見られない（図4.10.18）。

(4) 壊死性リンパ節炎（菊池病）

　20～30代の女性に好発する原因不明の疾患である。傍皮質領域を中心に病巣が広がり，その中心には壊死が見られ，組織球および核破砕物を貪食した組織球が目立って多く認められる。細胞像は，壊死および核破砕物を背景に，組織球および核破砕物を貪食した組織球が多数出現する（図4.10.19）。

(5) 皮膚病性リンパ節症

　さまざまな皮膚疾患に随伴してリンパ節が腫脹する，反応性病変である。不整形核と豊富で淡明な細胞質を有する

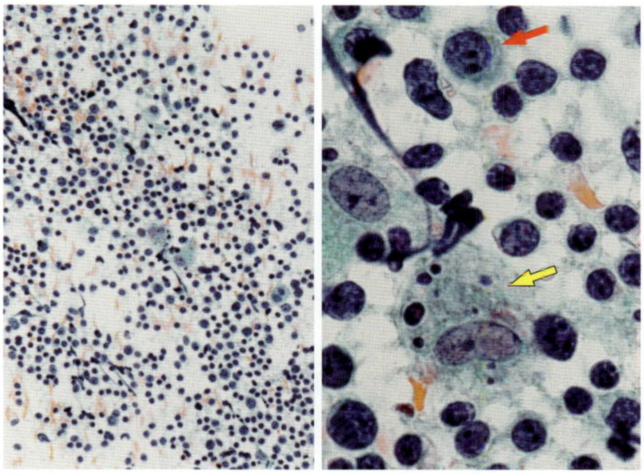

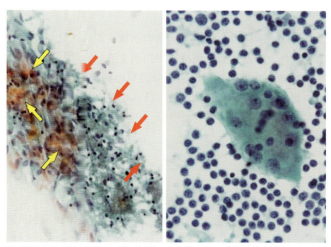

図4.10.16　濾胞過形成　左：×100，右：×1,000　Pap染色
左：小型リンパ球を背景に，大型のリンパ芽球を散在性に認める。リンパ芽球の出現数は正常像よりやや多い。右：リンパ芽球（赤矢印）は核小体が目立つ。核破砕物を貪食したTBM（黄矢印）も見られる。

図4.10.17　結核性リンパ節炎　左：×100，右：×400　Pap染色
左：粒子の細かい乾酪壊死（赤矢印）と，紡錘形で上皮様結合を示す類上皮細胞（黄矢印）を認める。右：核が細胞質辺縁に並ぶラングハンス型巨細胞を認める。

📝 **用語**　結核性リンパ節炎（tuberculous lymphoadenitis），サルコイドーシス（sarcoidosis），壊死性リンパ節炎（necrotizing lymphoadenitis），菊池病（Kikuchi's disease），濾胞過形成（follicular hyperplasia），キャッスルマン病（Castleman disease），チール・ネールゼン（Ziehl-Neelsen）染色，皮膚病性リンパ節症（dermatopathic lymphadenopathy）

4章 各論

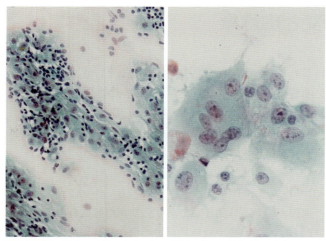

図 4.10.18 サルコイドーシス 左：×100，右：×400 Pap 染色
左：紡錘形で上皮様結合を示す類上皮細胞を認める。右：核が細胞質辺像に並ぶラングハンス型巨細胞を認める。

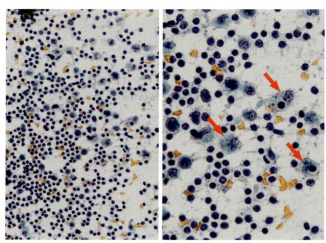

図 4.10.19 壊死性リンパ節炎（菊池病） 左：×100，右：×400 Pap 染色
左：壊死および核破砕物を背景に，多数の組織球を認める。右：核破砕物を貪食した組織球（矢印）を認める。

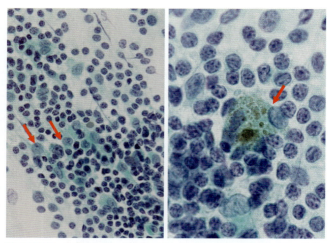

図 4.10.20 皮膚病性リンパ節症 左：×200，右：×1,000 Pap 染色
左：小型リンパ球を背景に，樹状細胞（矢印）の増生を認める。右：細胞質内にメラニン顆粒を有する組織球を認める。

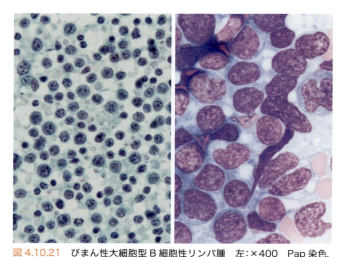

図 4.10.21 びまん性大細胞型 B 細胞性リンパ腫 左：×400 Pap 染色，右：×1,000 Giemsa 染色
左：核小体が目立つ大型核を有する大型異型細胞を認める。右：異型細胞の核クロマチンは粗網状で，核に切れ込みを伴う。

ランゲルハンス細胞（樹状細胞の一種）と，メラニンやヘモジデリンを貪食した組織球が出現する。

細胞像は，細胞質が淡明な多辺形の樹状細胞の増生と，細胞質内にメラニン顆粒あるいはヘモジデリン顆粒を有する組織球を認める（図 4.10.20）。

● 2. 悪性病変

(1) びまん性大細胞型B細胞性リンパ腫

Bcl-2 ファミリーやサイクリン D2 の高発現により NF-κB が活性化することで，細胞増殖が亢進し，アポトーシスが抑制される。B 細胞の分化段階における免疫芽球と胚細胞を起源とした 2 亜型があり，免疫芽球型では核の中心に核小体が目立ち，中心芽球型では核小体が核膜に接することで形態的に区別される。

細胞像は，核小体が目立ち，核クロマチンが粗網状の大型核を有し，核に切れ込みを伴う円形の異型細胞が孤立散在性に多数出現する。背景には壊死をみる場合があり，細胞の挫滅も目立つ（図 4.10.21）。

(2) 濾胞性リンパ腫

Bcl-2 遺伝子の恒常的な発現によりアポトーシスが抑制されて細胞周期の回転が遅くなることから，腫瘍の増殖は緩徐で経過が長い。また，アポトーシスの回避には濾胞樹状細胞の CD40 を介したシグナルを要するため，濾胞様の構造が保たれる。

用語 びまん性大細胞型 B 細胞性リンパ腫（diffuse large B cell lymphoma），サイクリン（cyclin），免疫芽球（immunoblast），濾胞性リンパ腫（follicular lymphoma；FL）

4.10 リンパ・血液疾患

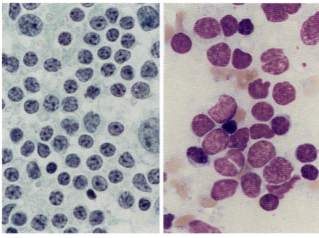

図4.10.22　濾胞性リンパ腫　左：×400　Pap染色，右：×1,000 Giemsa染色
左：核小体が目立ち核形不整の中〜小型異型細胞を認める。右：異型細胞の核には切れ込みが見られ，一部は分葉状を呈する。

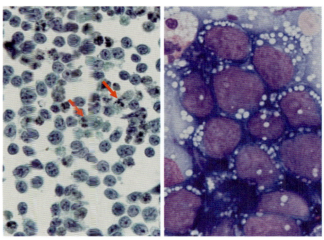

図4.10.23　バーキットリンパ腫　左：×200　Pap染色，右：×1,000 MG染色
左：腫瘍細胞はアポトーシスを起こし，アポトーシス体を貪食する組織球（矢印）も認められる。右：腫瘍細胞の核小体は大型で細胞質は好塩基性が強く，多数の空胞を認める。空胞は脂肪染色で陽性となる。

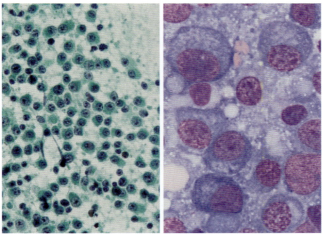

図4.10.24　形質細胞腫　左：×200　Pap染色，右：×1,000　MG染色
左：核偏在性の異型細胞を認める。右：異型細胞の核クロマチンは粗顆粒状，好塩基性の細胞質には核周明庭が見られる。背景は好塩基性である。

細胞像は，核小体を有し，核クロマチンが粗網状で，切れ込みや分葉，および2核などが見られる不整形の核を有する中〜小型異型細胞が出現する。背景にTBMは見られない（図4.10.22）。

(3) バーキットリンパ腫

*MYC*遺伝子の恒常的な発現により引き起こされ，細胞周期の回転が速まり，アポトーシスも誘導される。核クロマチンに富み好塩基性の細胞質を有する腫瘍細胞が，多数の核分裂像を伴ってシート状に増生する。アポトーシス体を貪食する組織球が点在し，いわゆる星空像を呈する。

細胞像は，核小体が目立ち，核クロマチンが顆粒状で円形核を有し，細胞質は好塩基性で空胞（脂肪滴）をもつ異型細胞が出現する。アポトーシス体を貪食した組織球も腫瘍細胞に混じって散見される（図4.10.23）。

(4) 形質細胞性腫瘍

形質細胞の単クローン性増殖と，単クローン性免疫グロブリン（M蛋白）の産生を示す疾患である。おもに骨髄が侵される形質細胞骨髄腫（多発性骨髄腫）と，単発の骨もしくは骨髄以外で増殖する形質細胞腫などに分類され，いずれも形質細胞が結節性あるいはびまん性に増生する。

細胞像は，核クロマチンが粗顆粒状あるいは車軸状で，好塩基性で豊富な細胞質を有する核偏在性の形質細胞が出現し，核周明庭も見られる。M蛋白産生を示す症例では，しばしばMG染色で背景が好塩基性となる（図4.10.24）。

(5) 成人T細胞性白血病（ATL）

レトロウイルスであるヒトT細胞白血病ウイルス1型（HTLV-1）感染により発生する腫瘍であり，*HTLV-1*遺伝子産物のTax蛋白が腫瘍化に関与している。分葉状や脳回状などの核形不整が著しい腫瘍細胞がびまん性に増生する。

細胞像は，核が淡明で分葉核を示す異型細胞が出現する（図4.10.25）。

(6) Hodgkinリンパ腫

インターロイキン-1（IL-1）や腫瘍壊死因子-α（TNF-α），およびCD30やCD40などの刺激でNF-κBが活性化されることにより，細胞増殖が亢進してアポトーシスが抑制される。いくつかの組織亜型が存在し，反応性の背景に，大型

用語　バーキットリンパ腫（Burkitt lymphoma；BL），星空（starry-sky）像，形質細胞性腫瘍 plasma cell neoplasms，成人T細胞性白血病（adult T-cell leukemia；ATL），ヒトT細胞白血病ウイルス1型（human T-cell leukemia virus type 1；HTLV-1），インターロイキン（interleukin；IL），腫瘍壊死因子（tumor necrosis factor；TNF）

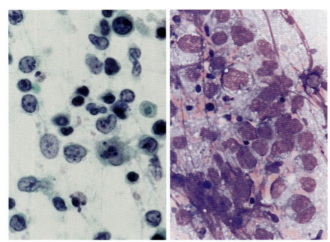

図 4.10.25　成人 T 細胞性白血病　×1,000　左：Pap 染色，右：MG 染色
左：核が淡明で脳回状などの核形不整が著しい異型細胞を認める。右：異型細胞の核は分葉状で不整形を示す。

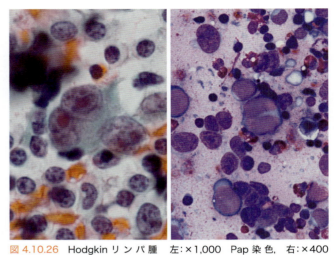

図 4.10.26　Hodgkin リンパ腫　左：×1,000　Pap 染色，右：×400 MG 染色
左：大型の核小体を有する 2 核の R-S 細胞を認める。右：反応性のリンパ球や好酸球を背景に，2 核の R-S 細胞や単核の Hodgkin 細胞を認める。

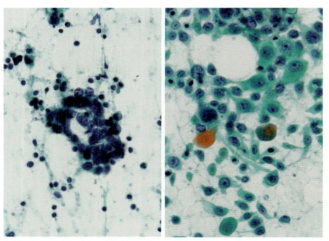

図 4.10.27　癌のリンパ節転移　左：×200，右：×400　Pap 染色
左：腺癌のリンパ節転移。異型細胞が腺管形成を伴う重積集塊を形成する。右：扁平上皮癌のリンパ節転移。ライト緑好性で多辺形の細胞質を有する異型細胞と角化物質を認める。

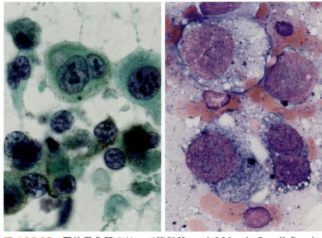

図 4.10.28　悪性黒色腫のリンパ節転移　×1,000　左：Pap 染色，右：MG 染色
左：核小体が目立ち，細胞質に黒緑色のメラニン顆粒を有する大型異型細胞を認める。右：異型細胞は核小体が目立ち，メラニン顆粒は青黒色を呈する。

の核小体を有し，核クロマチンが粗網状で単核の Hodgkin 細胞や 2 核のリード・ステンベルグ（R-S）細胞が出現する。

細胞像は，反応性のリンパ球や好酸球を背景に，大型の核小体を有する Hodgkin 細胞や R-S 細胞が散見される（図 4.10.26）。

(7) 転移性腫瘍

腫瘍のリンパ管侵襲によりリンパ管内に入り込んだ腫瘍細胞が，リンパ節で転移巣を形成するものである。癌をはじめとするさまざまな腫瘍によるものが見られるが，肉腫によるものは稀である。転移巣は，輸入リンパ管からリンパ節に入った最初の流路である辺縁洞に形成されることが多い。

細胞像は，元となる腫瘍細胞の特徴を模倣するため，腫瘍細胞が特徴的な形態を示す腫瘍に関してはある程度の組織型の推定が可能である（図 4.10.27，4.10.28）。推定が困難な症例や癌の原発巣推定には，免疫細胞化学による検索が必要である。

［青木裕志・加戸伸明］

5章 検査室の管理

章目次

5.1：検査室の管理 ……………………… 180
- 5.1.1 品質管理
- 5.1.2 経営管理
- 5.1.3 医療安全管理
- 5.1.4 労働衛生管理

5.2：細胞診の精度管理 ………………… 193

5.3：細胞診の教育と学習 ……………… 194

SUMMARY

検査室の管理は，施設の理念と基本方針にもとづき，目標を設定し実現することである。実現したものは維持・改善されなければならない。管理は施設をあげて取り組む必要がある。継続的改善を取り入れたシステムを品質管理システム（QMS）と称する。管理を経営管理・医療安全管理・労働衛生管理・精度管理に分け，それぞれに必要な知識を，法令とISO 15189における要求事項を組み込んで解説した。地域や職場の規則も加味する必要がある。

5.1 検査室の管理

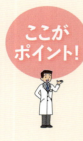

ここがポイント!

—管理とは—
- 「管理」とは,ある基準などから外れないよう,全体を統制すること・規格やルールに沿って業務を進めることである。「マネジメント」は,成果を最大限にひきだすためのリソースの活用やリスク管理を行うことであり,成果が最大になるよう具体的な行為を示すことを意味する。
- マネジメントシステムは,組織がその目標を達成するため必要な課題を確実にする制度や仕組みを示し,PDCAサイクルを回して継続的改善をはかることである。ISO 15189は臨床検査室の品質と能力に関する国際標準マネジメントシステム規格であり,認定施設は,その品質管理プロセスが国際基準に準拠していることを示すことができる。

—医療安全とは—
- 科学的手法により医療システムの信頼性を確立し,その目的は患者有害事象の発生を抑え,発生した有害事象の影響を最小限にし,その回復を最大限にすることである。
- 「医療安全」は,医療事故の防止のみならず,医療従事者の身を守ることも含む幅広い用語である。

—労働衛生管理とは—
- 労働衛生管理には,労働衛生管理体制の確立・作業環境管理・作業管理・健康管理・労働衛生教育が含まれる。

5.1.1 品質管理

検査室の管理は,施設の理念と基本方針にもとづき,目標を設定し実現することである。実現したものは維持・改善されなければならない。品質管理を効果的に行うためには,市場調査・研究・企画・設計・生産準備や購買・外注・販売,アフターサービスならびに財務・人事・教育など全活動の各段階に,経営者・管理者・作業者など,施設をあげて取り組む必要がある。すなわち,部分的な管理ではなく総合的品質マネジメント(TQM)と表現され,継続的改善を取り入れたシステムを品質管理システム(QMS)と称する。品質管理を経営管理・医療安全管理・労働衛生管理・精度管理に分けて解説する。

5.1.2 経営管理

企業活動を円滑に行うとともに,目標を達成するために「ヒト・モノ・カネ・情報」の4つの経営資源を調達して適切に組み合わせ,効率的に配分する諸活動の総称が「経営管理」である。医療施設においては,高い利益の追求を絶対条件とするのではなく,医業収益内で医業費用を賄いつつ組織を発展・存続させていくための経営戦略[*1]が必要となる[1)]。

> **参考情報**
>
> [*1] **戦略と戦術**:企業経営においては,活動計画と実際の活動を総称して「戦略(ストラテジー)」とよんでいる。戦略は長期的・包括的な概念であり,戦術とは,戦略によって方向付けられた競争活動を特定時点の環境において競争相手に合わせてどのように展開していくかを検討し,最善の実施策を選ぶことである。

用語 総合的品質マネジメント(total quality management;TQM),品質管理システム(quality management system;QMS),ストラテジー(strategy)

経営戦略策定に関するフレームワークは種々の文献に存在し，①業界特性，②政治・経済要因（診療報酬など），③競争要因などの分析が必要とされている。その1つであるSWOT分析は，内部環境要因と外部環境要因の分析から経営戦略を策定するための手法であり，米国ハーバード大学での会議で提唱された[2]（**表5.1.1**）。

SWOTとは，
- 内部条件としての強み（strength）
- 内部条件としての弱み（weakness）
- 外部条件としての機会（opportunity）
- 外部条件としての脅威（threat）

の4項目である。たとえば，経営活動において自施設ではコントロールできない外部環境要因の中で，事業への悪影響，すなわち収益の低下や市場の縮小を招くものを脅威要因という。SWOT分析は，そういった視点から自施設のセオリーを評価・分析することにより，最適な戦略を選択・実行できるという手法であり，安定的な経営環境では機能するとされている。

表5.1.1 SWOT分析

	強み（strength）	弱み（weakness）
機会（opportunity）	強みを活かして事業機会を着実につかむ戦略	弱みを補強して事業機会を逃さない戦略
脅威（threat）	強みを活かして脅威を事業機会に変える戦略	弱みを根本的に補強して脅威をかわす戦略，または撤退戦略

〔清澤 王：図解ビジネス実務事典 マネジメント，48，日本能率協会マネジメントセンター，2006より〕

5.1.3 医療安全管理

医療安全における基本事項としては，
- 安全衛生方針の表明
- 安全衛生関連法令，ならびに検査室において定めた安全衛生規程を周知・遵守させるシステムの構築
- 文書化および記録の保管
- インシデント・アクシデントレポートの収集，整理，分析と提案
- 医療事故に対する危機管理の教育・啓発

などがあげられる。

ここでは，医療安全すなわち患者安全に関わる医療事故防止と感染対策について記載する。

● 1. 医療事故の防止

(1) ヒューマンエラー

ヒューマンエラーとは，「効率や安全性およびシステムパフォーマンスを阻害する，あるいは阻害する可能性がある，不適切または好ましからざる人間の決定や行動」（Sanders and McCormic, 1987）であり，広義には規則違反も含まれる。

1）ヒューマンエラーの種類と対策
①ミステイク：計画時から失敗した。
　→錯覚・勘違い，聞き違い
②スリップ：計画は正しかったが実行時に失敗した。
　→動作の失敗，不注意（うっかりミス）
③ラプス：実行の途中で計画を忘れてしまった。
　→やり忘れ，覚え間違い

対策としては，各作業手順の中に，たとえば検体取り違えの防止対策を組み込む。具体的にはダブルチェックシステム，コールアウト（声出し確認），復唱，ハンドオフ（申し送り情報伝達），チェックリストなど[3]。

2）不安全行動

事故の要因には，ヒューマンエラーだけではなく意図的なもの（意図的な危険行動や安全規則違反など）も存在する。

対策としては，規則を理解させるとともに，規則が合理的かどうかを確認する。

3）エラー分析の方法

組織でエラー分析を行う際には，分析チームを編成し，多様な視点から客観的に検討することが有用となる。
①発生事実の確定
②分析チームの編成：現場をよく知る経験者を入れる。多職種のチームを編成する。
③発生原因の追究：ブレインストーミング法（自由な討論）により原因を列挙する。根本原因分析（RCA）などを行う。
④対策の立案と実行
⑤その後の行動を検証：再発の有無を監査し，再発がなければ終了する。再発や新たな問題が生じた場合には，再度，処法を立案する。

📝 **用語** SWOT (strengths-weaknesses-opportunities-threats) 分析，医療安全 (health-care safety)，患者安全 (patient safety)，根本原因分析 (root cause analysis; RCA)

(2) インシデント・アクシデントレポート

かつては，事故や災害（アクシデント）が発生する一歩手前の状況がインシデントとよばれていた。しかし，発生したアクシデントを放置していると被害は拡大していくため，現在では，アクシデントが発生する一歩手前の状況からすでに目に見えるアクシデントが発生してしまった状況までをも含めて，インシデントとよぶようになっている。突発的な事態で，迅速に対応しなければ被害が広がっていくものはすべて，インシデントという呼称に包括される。また，インシデントにはさまざまな種類があり，決して大事故や大災害だけを指すものではない。

世界保健機関（WHO）から発信されているこのレポートは，海外では上記の定義のもとで取り扱われているが，わが国ではインシデントとアクシデントの違いを過去の解釈のままとしている施設も多い。なお，海外では，有害であったことを強調したいインシデントの場合には，ハームフル・インシデントとよんでいる[3]。

インシデント対策としては，以下の方法があげられる。

1) RCAとFMEA

重要と考えられるインシデントが発生した際には，RCAや失敗モード影響分析（FMEA）などを用いた解析が有用となる。RCAはなぜなぜ分析法ともよばれ，発生したアクシデントから根本原因と対策を導く方法であり，FMEAはアクシデントを未然に防ぐ考え方である。

2) 問題点の「見える化」ツールの使用[1]

「質改善の7つ道具」などの名前で知られている。医療の質が改善され，エラーが最小限に抑えられるというエビデンスが存在する。

①特性要因図：管理用と解析用が存在する。
②チェックシート：チェックするだけの簡単な作業で，必要なデータを集められるとともに重大なミスを防止できる。
③ヒストグラム：棒グラフを使用して，データ集団のばらつきの分布状態を図示する方法である。
④散布図：2つの要素の間に関係が存在するかどうかがわかる。
⑤パレート図：対象となった問題に優先順位を付けて明示する方法である。棒グラフで問題の大きさを示し，折れ線グラフで累積比率を示す。
⑥グラフ・管理図：グラフ化によりデータを視覚表現することで，比較や変化を容易に把握できる。管理図では，作業工程における異常発生を未然に防ぐことができる。
⑦層別：層別化により，漠然としているデータ群が特徴を現してくる。

(3) リスクマネジメント[4]

リスクマネジメントとは，リスクを組織的に管理し，ハザード（危害の発生源・発生原因）や損失などの回避もしくは低減をはかるプロセスをいう（図5.1.1）。リスク分析によりリスク因子を評価し，下記のリスクアセスメントによりリスク管理パフォーマンスを測定して改善する。これらのプロセスは，PDCA（あるいはPDSA）サイクルで進められる（図5.1.2）。

1) リスクアセスメントとは

職場の潜在的な危険性または有害性を見つけ出して提言・除去するための手法である。

2) リスクアセスメントの進めかた（図5.1.3）

①危険性または有害性（ハザード）を特定する。
②すべてのハザードについてリスクの見積もりを行う。リスクの見積もりとは，特定した危険源に対してリスク要素として採用できる内容を定めて，そのリスクの度合いを見積もることである。

・マトリックスを用いた方法：危害の重大度と発生の可能性を組み合わせて見積もる方法（表5.1.2）と，数値化による方法がある（表5.1.3）。ハザードごとに，それぞれ見積もられたリスクにもとづいて，リスク除

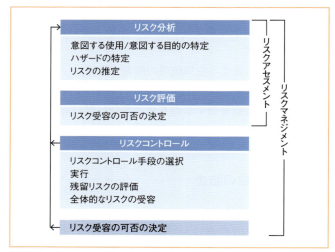

図5.1.1　リスクマネジメントのプロセス

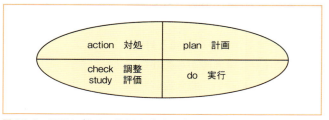

図5.1.2　PDCA（あるいはPDSA）サイクル
リスクマネジメントはPDCAサイクルで進められる。WHO患者安全カリキュラムガイド[3]では，PDSAサイクルとしている。

用語　世界保健機関（World Health Organization；WHO），ハームフル・インシデント（harmful incident），失敗モード影響分析（failure mode effect analysis；FMEA），特性要因図（fishbone diagram），PDCAサイクル（plan-do-check-act cycle），PDSAサイクル（plan-do-study-act cycle），リスクアセスメント（risk assessment；RA）

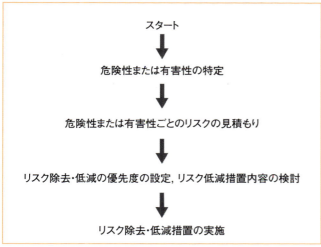

図5.1.3 リスクアセスメントの基本的な手順

表5.1.2 リスクの見積もり法1

		負傷または疾病の重篤度			
		致命的	重大	中程度	軽度
負傷または疾病の発生可能性	極めて高い	5	5	4	3
	比較的高い	5	4	3	2
	あり	4	3	2	1
	ほとんどない	4	3	1	1

リスク		優先度
5～4	高	・直ちにリスク低減措置を講ずる必要あり ・措置を講ずるまで作業停止 ・十分な経営資源を投入する必要あり
3～2	中	・速やかにリスク低減措置を講ずる必要あり ・措置を講ずるまで作業停止が望ましい ・優先的に経営資源を投入する
1	低	・必要に応じてリスク低減措置を実施

表5.1.3 リスクの見積もり法2

負傷または疾病の重篤度				負傷または疾病の発生可能性			
致命的	重大	中程度	軽度	極めて高い	比較的高い	あり	ほとんどない
30点	20点	7点	2点	20点	15点	7点	2点

「リスク」=「重篤度」の数値+「発生可能性」の数値

リスク		優先度
30点以上	高	・直ちにリスク低減措置を講ずる必要あり ・措置を講ずるまで作業停止 ・十分な経営資源を投入する必要あり
10～29点	中	・速やかにリスク低減措置を講ずる必要あり ・措置を講ずるまで作業停止が望ましい ・優先的に経営資源を投入する
10点未満	低	・必要に応じてリスク低減措置を実施

去・低減の優先度を設定する。
③優先度の設定に従い、リスクの除去・低減措置を実施する。
④危機予知訓練（KYT）
　労働災害の防止を目的に、職場の危険性について話し合い、対策を立てるトレーニングである。KYTは、危険のK，予知のY，訓練（トレーニング）のTをとったものである。

● 2. その他の医療事故防止策

(1) 検査室情報システムの安全確保[5]
1) 安全管理対策
　・機密性：安全を許可された者だけがアクセスできることを確実にする。
　・完全性：情報および処理が正確であること。
　・可用性：許可された使用者が必要なときにアクセスできること。

2) 個人情報管理
　・学会発表や院内の臨床―病理検討会（CPC）のためにUSBなどで患者氏名入りの情報を外部に持ち出すことは厳禁とする。
　・患者情報が外部に漏出しないようなシステムを構成する必要がある。
　・盗難防止対策としての施錠管理も重要である。
3) 水害・緊急の電力停止などの災害に備え、データのバックアップ体制を整える。

5.1.4　労働衛生管理

　労働衛生管理に関しては、各種法令[*2]が定められている。

● 1. 作業環境管理

　作業環境管理の目的は、作業環境に起因する労働者の健康障害を防止することである。保有している化学物質の管理とリスクアセスメント、作業環境測定、局所排気装置などの工学的対策といった管理を、適切に行うことが必要となる。

(1) 作業環境測定
　作業環境測定を行う場所は、
　・粉じんを発散させる場所

用語　臨床―病理検討会（clinico-pathological conference；CPC），ユニバーサル・シリアル・バス（universal serial bus；USB）

5章 検査室の管理

- 特定化学物質の第1類・第2類を取り扱う場所
- 鉛を取り扱う場所
- 有機溶剤の第1種・第2種を取り扱う場所
- 石綿を取り扱う場所
- 放射性物質取扱い作業室，事故由来廃棄物等取扱い施設（電離則55条）

であり，それぞれ，粉じん障害防止規則（粉じん則），特定化学物質障害予防規則（特化則），石綿障害予防規則（石綿則），鉛中毒予防規則（鉛則），四アルキル鉛中毒予防規則（四アルキル則），有機溶剤中毒予防規則（有機則）により規定されている。

特定化学物質と有機溶剤を表5.1.4, 5.1.5に示す。細胞診業務で使用される試薬の中では，染色におけるキシレンやメタノールなどが対象となる。セルブロックを作製する際に使用される場合がある，ホルマリン（ホルムアルデヒド）やクロロホルムも該当する。これらの物質については作業環境測定のほか，ばく露を低減させるための措置（局所排気装置の設置など），作業主任者の選任，使用に伴う危険有害性の確認と周知，呼吸用保護具の準備，危険性を示す掲示と保管，作業者の健康診断などが義務付けられている。

なお，厚生労働大臣が定めるがん原性指針の対象物質（表5.1.6）や女性労働基準規則による管理物質（表5.1.7）についても，労働衛生教育や作業者の把握などが必要である。

作業環境測定を行わなければならない物質を取り扱う作業場は，

- 6カ月以内ごとに1回，作業環境測定士（国家資格）により実施されなければならない[*3]。
- 測定の記録は3年間保存であるが，ホルマリンなど一定の特別管理物質は30年間保存する。
- 管理濃度[*4]は，キシレン50ppm，メタノール200ppm，ホルムアルデヒド0.1ppm，クロロホルム3ppm，アセトン500ppm，エチルエーテル400ppm，イソプロピルアルコール200ppmなどである。管理濃度や管理すべき物質は改正が行われることを鑑み，厚生労働省などのホームページを利用して定期的に確認することが必須である。

(2) ばく露防止

局所排気装置かプッシュ・プル型換気装置を設置する。機器の性能が定められており，設置や移転・変更については，事前に所轄労働基準監督署への届出を要する[*5]。1年以内ごとに1回の定期自主検査と，1カ月以内ごとに1回の点検が必要である。

(3) 作業主任者と掲示

事業者は有機溶剤作業主任者・特定化学物質作業主任者の技能講習を修了した者の中から作業主任者を選任し，氏名・職務の掲示を行う（労働安全衛生規則第十八条：事業者は，作業主任者を選任したときは，当該作業主任者の氏名及びその者に行なわせる事項を作業場の見やすい箇所に掲示する等により関係労働者に周知させなければならない）。

1) 作業主任者の職務
- 作業の方法を決定し，労働者を指揮する。
- 局所排気装置やプッシュ・プル型換気装置を1カ月以内ごとに点検する。
- 保護具の使用状況を監視する。
- スタッフへの教育を行う。

2) 掲示すべき項目
- 作業主任者の氏名と職務
- 対象有害物質により生じるおそれのある疾病の種類およびその症状など
- 立ち入り禁止の表示
- その他必要な表示
  （有機溶剤：第1種 赤，第2種 黄，第3種 青）
  （特定化学物質：喫煙・飲食の禁止）

(4) 危険有害性の確認と周知

安全データシート（SDS）により，種類・含有率・危険

参考情報

[*2] 「法令」とは一般に，法律（国会が制定する法規範）と命令（行政機関が制定する法規範）をあわせてよぶ法用語である。
　わが国の現行法令には，日本国憲法，条約（憲章，協定，議定書などを含む）のほか，法律，命令（政令，府省令など），最高裁判所規則，議院規則（衆議院規則，参議院規則），ならびに条例，各地方公共団体の首長や行政委員会が定める規則がある。優先順位は通常，憲法＞条約＞法律(国会)＞命令となる。

[*3] 作業環境測定は，国家資格を有する作業環境測定士が行わなければならない。測定にはA測定とB測定があり，算術平均値のみで管理区分を決定するのではないことを理解しておく必要がある（図5.1.4, 表5.1.8）。管理者は作業場の作業環境が第1管理区分（表5.1.9）となるように管理を行う必要がある。

[*4] **管理濃度**：有害物質に関する作業環境の状態を評価するために，作業環境測定基準に従って単位作業場所について実施した測定結果から，作業環境管理の良否を判断する際の，管理区分を決定するための指標である。日本産業衛生学会が勧告している許容濃度などを参考にして定められている。

[*5] 有機溶剤は，消費する量が少量で許容消費量を超えないときは，所轄労働基準監督署長の適用除外認定を受けることができる（表5.1.10）。

用語 安全データシート（safety data sheets；SDS）

表 5.1.4　特定化学物質とその管理濃度

	名　称	管理濃度[a]	種別	女性則対象物質[b]
1	ジクロルベンジジンおよびその塩	—	第1類物質	
2	アルファ-ナフチルアミンおよびその塩	—		
3	塩素化ビフェニル（別名PCB）	$0.01\ mg/m^3$		
4	オルト-トリジンおよびその塩	—		
5	ジアニシジンおよびその塩	—		
6	ベリリウムおよびその化合物	Beとして $0.001\ mg/m^3$		
7	ベンゾトリクロリド	$0.05\ ppm$		
8	1～6までに掲げるものをその重量の1%を超えて含有し、または7に掲げるものをその重量の0.5%を超えて含有する製剤その他のもの（合金にあっては、ベリリウムをその重量の3%を超えて含有するものに限る）			
1	アクリルアミド	$0.1\ mg/m^3$	第2類物質	○
2	アクリロニトリル	$2\ ppm$		
3	アルキル水銀化合物（アルキル基がメチル基またはエチル基であるものに限る）	Hgとして $0.01\ mg/m^3$		
3の2	インジウム化合物			
3の3	エチルベンゼン	$20\ ppm$		○
4	エチレンイミン	$0.05\ ppm$		○
5	エチレンオキシド	$1\ ppm$		○
6	塩化ビニル	$2\ ppm$		
7	塩素	$0.5\ ppm$		
8	オーラミン	—		
9	オルト-フタロジニトリル	$0.01\ mg/m^3$		
10	カドミウムおよびその化合物	Cdとして $0.05\ mg/m^3$		カドミウム化合物
11	クロム酸およびその塩	Crとして $0.05\ mg/m^3$		クロム酸塩
11の2	クロロホルム	$3\ ppm$		
12	クロロメチルメチルエーテル	—		
13	五酸化バナジウム	Vとして $0.03\ mg/m^3$		○
13の2	コバルトおよびその無機化合物	$0.02\ mg/m^3$		
14	コールタール	ベンゼン可溶性成分として $0.2\ mg/m^3$		
15	酸化プロピレン	$2\ ppm$		
15の2	三酸化二アンチモン	アンチモンとして $0.1\ mg/m^3$		
16	シアン化カリウム	CNとして $3\ mg/m^3$		
17	シアン化水素	$3\ ppm$		
18	シアン化ナトリウム	CNとして $3\ mg/m^3$		
18の2	四塩化炭素	$5\ ppm$		
18の3	1,4-ジオキサン	$10\ ppm$		
18の4	1,2-ジクロロエタン（別名二塩化エチレン）	$10\ ppm$		
19	3,3'-ジクロロ-4,4'-ジアミノジフェニルメタン	$0.005\ mg/m^3$		
19の2	1,2-ジクロロプロパン	$1\ ppm$		
19の3	ジクロロメタン（別名二塩化メチレン）	$50\ ppm$		
19の4	ジメチル-2,2-ジクロロビニルホスフェイト（DDVP）	$0.1\ mg/m^3$		
19の5	1,1-ジメチルヒドラジン	$0.01\ ppm$		
20	臭化メチル	$1\ ppm$		
21	重クロム酸およびその塩	Crとして $0.05\ mg/m^3$		
22	水銀およびその無機化合物（硫化水銀を除く）	Hgとして $0.025\ mg/m^3$		○
22の2	スチレン	$20\ ppm$		○
22の3	1,1,2,2-テトラクロロエタン（別名四塩化アセチレン）	$1\ ppm$		
22の4	テトラクロロエチレン（別名パークロルエチレン）	$50\ ppm$		○
22の5	トリクロロエチレン	$10\ ppm$		○
23	トリレンジイソシアネート	$0.005\ ppm$		
23の2	ナフタレン	Niとして $0.1\ mg/m^3$		
23の3	ニッケル化合物（24に掲げるものを除き、粉状のものに限る）	$10\ ppm$		塩化ニッケル（Ⅱ）
24	ニッケルカルボニル	$0.001\ ppm$		
25	ニトログリコール	$0.05\ ppm$		
26	パラ-ジメチルアミノアゾベンゼン	—		
27	パラ-ニトロクロルベンゼン	$0.6\ mg/m^3$		
27の2	砒素およびその化合物（アルシンおよび砒化ガリウムを除く）	Asとして $0.003\ mg/m^3$		砒素化合物
28	弗化水素	$0.5\ ppm$		
29	ベータ-プロピオラクトン	$0.5\ ppm$		
30	ベンゼン	$1\ ppm$		
31	ペンタクロルフェノール（別名PCP）およびそのナトリウム塩	PCPとして $0.5\ mg/m^3$		○
31の2	ホルムアルデヒド	$0.1\ ppm$		
32	マゼンタ	—		
33	マンガンおよびその化合物	Mnとして $0.05\ mg/m^3$（レスピラブル粒子）		マンガン
33の2	メチルイソブチルケトン	$20\ ppm$		
34	沃化メチル	$2\ ppm$		
34の2	溶接ヒューム	Mnとして $0.05\ mg/m^3$（レスピラブル粒子）		
34の3	リフラクトリーセラミックファイバー	$5\ \mu m$以上の繊維として $0.3\ 本/cm^3$		
35	硫化水素	$1\ ppm$		
36	硫酸ジメチル	$0.1\ ppm$		
37[c]	1から36までに掲げるものを含有する製剤その他のもので、厚生労働省令で定めるもの（14, 16, 18, 27, 28号については5%, それ以外については1%を超えるものが該当）			
1	アンモニア	—	第3類物質[d]	
2	一酸化炭素	—		
3	塩化水素	—		
4	硝酸	—		
5	二酸化硫黄	—		
6	フェノール	—		
7	ホスゲン	—		
8	硫酸	—		
9	1から8までに掲げるものを含有する製剤その他のもので、厚生労働省令で定めるもの（6号については5%, それ以外については1%を超えるものが該当）			
鉛則	（鉛中毒予防規則）鉛およびその化合物			○

a) インジウムの管理濃度は決められていない。b) 女性則：女性労働基準規則。c) エチルベンゼンおよび1,2-ジクロロプロパンは、1%を超えて含有する製剤および1%以下を含有しかつ有機溶剤とあわせてその重量の5%を超えて含有する製剤が該当。この2物質は対象となる業務に限定されている。d) 特定化学物質第3類および第3種有機溶剤は、作業環境測定対象外。〔厚生労働省：「労働安全衛生施行令および職場のあんぜんサイト（労働安全衛生法に基づくラベル表示・SDS交付義務対象物質の一覧（4月1日現在））」より〕

用語　塩素化ビフェニル（polychlorinated biphenyl；PCB），ジメチル-2,2-ジクロロビニルホスフェイト（dimethyl 2,2-dichlorovinyl phosphate；DDVP），ペンタクロルフェノール（pentachlorophenol；PCP）

■5章 検査室の管理

表 5.1.5 有機溶剤とその管理濃度

	名　称	管理濃度(ppm)	種別	女性則対象物質[d]
28	1,2-ジクロルエチレン（別名二塩化アセチレン）	150	第1種有機溶剤[a]	
38	二硫化炭素	1		○
1	アセトン	500	第2種有機溶剤[b]	
2	イソブチルアルコール	50		
3	イソプロピルアルコール	200		
4	イソペンチルアルコール（別名イソアミルアルコール）	100		
5	エチルエーテル	400		
6	エチレングリコールモノエチルエーテル（別名セロソルブ）	5		○
7	エチレングリコールモノエチルエーテルアセテート（別名セロソルブアセテート）	5		○
8	エチレングリコールモノ-ノルマル-ブチルエーテル（別名ブチルセロソルブ）	25		
9	エチレングリコールモノメチルエーテル（別名メチルセロソルブ）	0.1		○
10	オルト-ジクロルベンゼン	25		
11	キシレン	50		○
12	クレゾール	5		
13	クロルベンゼン	10		
15	酢酸イソブチル	150		
16	酢酸イソプロピル	100		
17	酢酸イソペンチル（別名酢酸イソアミル）	50		
18	酢酸エチル	200		
19	酢酸ノルマル-ブチル	150		
20	酢酸ノルマル-プロピル	200		
21	酢酸ノルマル-ペンチル（別名酢酸ノルマル-アミル）	50		
22	酢酸メチル	200		
24	シクロヘキサノール	25		
25	シクロヘキサノン	20		
30	N,N-ジメチルホルムアミド	10		○
34	テトラヒドロフラン	50		
35	1,1,1-トリクロルエタン	200		
37	トルエン	20		○
39	ノルマルヘキサン	40		
40	1-ブタノール	25		
41	2-ブタノール	100		
42	メタノール	200		○
44	メチルエチルケトン	200		
45	メチルシクロヘキサノール	50		
46	メチルシクロヘキサノン	50		
47	メチル-ノルマル-ブチルケトン	5		
48	ガソリン	―	第3種有機溶剤[c]	
49	コールタールナフサ（ソルベントナフサを含む）	―		
50	石油エーテル	―		
51	石油ナフサ	―		
52	石油ベンジン	―		
53	テレビン油	―		
54	ミネラルスピリット（ミネラルシンナー，ペトロリウムスピリット，ホワイトスピリットおよびミネラルターペンを含む）	―		
55	前各号に掲げるもののみからなる混合物			

a) 第1種有機溶剤のみからなる混合物や第1種有機溶剤を5重量％を超えて含有するものも該当．
b) 第2種有機溶剤のみからなる混合物や第1種および第2種有機溶剤を5重量％を超えて含有するものも該当．
c) 特定化学物質第3類および第3種有機溶剤は，作業環境測定対象外．
d) 女性則：女性労働基準規則．

〔大阪大学環境安全研究管理センター「有機溶剤とその管理濃度」，2020．www.epc.osaka-u.ac.jp/pdf/sagyoukannkyou.pdf より〕

表 5.1.6 がん原性指針の対象物質（R4.6.7）

	物質名	CAS No.		物質名	CAS No.
1	アクリル酸メチル	96-33-3	24	4-ターシャリーブチルカテコール	98-29-3
2	アクロレイン	107-02-8	25	多層カーボンナノチューブ（がんその他の重度の健康障害を労働者に生ずるおそれのあるものとして厚生労働省労働基準局長が定めるものに限る）	―
3	2-アミノ-4-クロロフェノール	95-85-2			
4	アントラセン	120-12-7			
5	2,3-エポキシ-1-プロパノール	556-52-5			
6	エチルベンゼン	100-41-4	26	1,1,2,2-テトラクロロエタン	79-34-5
7	塩化アリル	107-05-1	27	テトラクロロエチレン	127-18-4
8	オルト-フェニレンジアミンおよびその塩	95-54-5 ほか	28	1,1,1-トリクロルエタン	71-55-6
9	キノリンおよびその塩	91-22-5 ほか	29	トリクロロエチレン	65386
10	1-クロロ-2-ニトロベンゼン	88-73-3	30	ノルマル-ブチル-2,3-エポキシプロピルエーテル	192337
11	クロロホルム	67-66-3	31	パラ-ジクロルベンゼン	106-46-7
12	酢酸ビニル	108-05-4	32	パラ-ニトロアニソール	100-17-4
13	四塩化炭素	56-23-5	33	パラ-ニトロクロルベンゼン	100-00-5
14	1,4-ジオキサン	123-91-1	34	ヒドラジンおよびその塩，ヒドラジン-水和物	302-01-2, 7803-57-8 ほか
15	1,2-ジクロロエタン	107-06-2			
16	1,4-ジクロロ-2-ニトロベンゼン	89-61-2	35	ビフェニル	92-52-4
17	2,4-ジクロロ-1-ニトロベンゼン	611-06-3	36	2-ブテナール	123-73-9, 4170-30-3 および 15798-64-8
18	1,2-ジクロロプロパン	78-87-5			
19	ジクロロメタン	64164			
20	N,N-ジメチルアセトアミド	127-19-5	37	1-ブロモ-3-クロロプロパン	109-70-6
21	ジメチル-2,2-ジクロロビニルホスフェイト	62-73-7	38	1-ブロモブタン	109-65-9
22	N,N-ジメチルホルムアミド	61699	39	メタクリル酸2,3-エポキシプロピル	106-91-2
23	スチレン	100-42-5	40	メチルイソブチルケトン	108-10-1

表の40物質およびこれらを重量の1％を超えて含有する物（以下「対象物質等」という）（令和2年2月7日改正）
指針に追加した物質　　適応範囲の改正（測定分析手法を確立したため，作業環境測定を事業者が講ずべき措置に追加）

〔厚生労働省：「化学物質による健康障害防止指針（がん原性指針）について」，2020．https://www.mhlw.go.jp/content/11300000/000640322.pdf より〕

表5.1.7　女性労働基準規則*による管理物質

特定化学物質	①塩素化ビフェニル（PCB）　②アクリルアミド　③エチルベンゼン　④エチレンイミン　⑤エチレンオキシド　⑥カドミウム化合物　⑦クロム酸塩　⑧五酸化バナジウム　⑨水銀およびその無機化合物（硫化水銀を除く）　⑩スチレン　⑪テトラクロロエチレン（パークロルエチレン）　⑫トリクロロエチレン　⑬塩化ニッケル（II）　⑭砒素化合物（アルシンと砒化ガリウムを除く）　⑮ベータ－プロピオラクトン　⑯ペンタクロルフェノール（PCP）およびそのナトリウム塩　⑰マンガン
鉛	⑱鉛およびその化合物
有機溶剤	⑲エチレングリコールモノエチルエーテル（セロソルブ）　⑳エチレングリコールモノエチルエーテルアセテート（セロソルブアセテート）　㉑エチレングリコールモノメチルエーテル（メチルセロソルブ）　㉒キシレン　㉓N,N-ジメチルホルムアミド　㉔トルエン　㉕二硫化炭素　㉖メタノール

*屋内作業場において生殖機能などに有害な化学物質の作業環境測定の結果が第3管理区分（後述）であるときには，第3管理区分でなくなるまでの間，母性保護の観点からすべての女性労働者の就業を禁止する規則

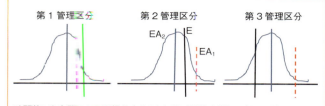

時間的にも空間的にも正規分布よりも左側（低濃度側）へ偏った形となる。
したがって，

1. 広い範囲に分布し，最低値と最高値の比がしばしば100～1,000倍にも達する。
2. 濃度は負の値にはなり得ない。
3. 測定値の変量の大きさは，測定された濃度の程度の幅をもっている。
4. 飛び離れた非常に大きな値が得られる確率は，あまり大きくない。
5. 濃度の分布は正規型ではなく，対数正規型に近いと思われる。

図5.1.4　作業場内の有害濃度分布
略号（E, EA_1, EA_2）については，表5.1.8を参照。

表5.1.8　管理区分と評価値

A測定の評価	B測定の評価
第1管理区分：$EA_1<E$	第1管理区分：$CB<E$
第2管理区分：$EA_1≧E≧EA_2$	第2管理区分：$CB≧E≧CB/1.5$
第3管理区分：$EA_2>E$	第3管理区分：$CB/1.5>E$
$logEA_1=logM_1+1.645\sqrt{log^2σ_1+0.084}$	
$logEA_2=logM_1+1.151(log^2σ_1+0.084)$	

E：管理濃度，EA_1：第一評価値（Eを超える確率が5%未満），M_1：A測定の測定値の幾何平均値，$σ_1$：A測定の測定値の幾何標準偏差，EA_2：第二評価値（平均濃度），CB：B測定の値

性・有害性をチェックして周知させる。なお，SDSのファイルは必ず常備する。

(5) 作業記録

作業内容の記録を30年間保存する。

● 2. 作業管理

ばく露防止を盛り込んだ作業マニュアルを作成し，遵守することが大切である。

● 3. 健康管理

(1) 健康診断

1) 雇い入れの際，または当該業務への配置替えの際，およびその後6カ月以内ごとに1回定期的に行う。
2) 有機溶剤作業者の診断結果は5年間，特別管理物質作業者の診断の結果は30年間保存する。なお，クロロホルムほか9物質はこれまで有機則第2種の中に位置付けられていたが，発がん性を踏まえた改正により，特化則第2類物質の「特別有機溶剤等」の中に位置付けられるとともに，特別管理物質にも分類されることとなった（2014年11月1日より施行）（図5.1.5）。
3) 有機溶剤作業者には特殊健康診断（有機溶剤）を6カ

表5.1.9　作業環境測定の必要知識

対象：特化則・有機則
作業環境測定期間：6カ月以内ごとに1回（定期的に2作業日）
記録の保存：有機溶剤3年間，特定化学物質3年間（ホルマリン30年間，石綿40年間）
測定者：作業環境測定士
測定方法：床上50～150cm，継続した10分以上を測定
1. 単位作業場所＝A測定　6m以下の等間隔で5点以上 　　　　　　　　B測定　濃度の最も高くなる時間
2. 評価：第1管理区分　管理良好 　　　　　第2管理区分　改善の余地あり 　　　　　第3管理区分　改善の措置が必要
管理濃度：ホルムアルデヒド0.1ppm，キシレン50ppm，メタノール200ppm，クロロホルム3ppm

表5.1.10　有機則第2条関連

作業時間1時間に消費する有機溶剤等の量（屋内），あるいは1日の消費量（タンク内など）が許容消費量を超えない場合には，所轄労働基準監督署長の適用除外認定を受けることができる。

	許容消費量
第一種有機溶剤等	$W=(1÷15)×A$
第二種有機溶剤等	$W=(2÷15)×A$
第三種有機溶剤等	$W=(3÷2)×A$

W：有機溶剤等の許容消費量（単位g）
A：作業場の気積（床面から4mを超える高さにある空間を除く。単位はm^3，ただし，気積が$150m^3$を超える場合は$150m^3$とする）

月以内に1回行う。有機溶剤の種類によって，特定の尿中代謝産物を測定する必要がある。たとえばキシレン作業者では，尿中メチル馬尿酸の測定が必要となる。
4) 健康診断の結果は受診者に通知する。
5) 特殊健康診断結果報告書を労働基準監督署に提出する。

(2) 個人別のばく露管理

個人ばく露値・ばく露許容濃度とは，労働者が有害物質にばく露される場合に，当該物質の空気中濃度がその数値以下であれば，ほとんどすべての労働者に悪影響は見られないと判断される濃度のことである。それを適用した管理を行うには，個人の作業記録が必要となる（表5.1.11）。

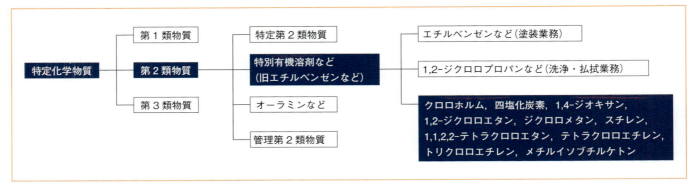

図5.1.5　特定化学物質障害予防規則・作業環境測定基準等の改正

表5.1.11　作業環境測定と個人ばく露測定

	作業環境測定	個人ばく露測定
目的	作業環境の状況の把握	作業者の曝露状況の把握
基準値	管理濃度	ばく露限界（許容濃度など）
基準値の設定方法	許容濃度などのばく露限界を参考に，技術的実現性を考慮して設定	毒性試験などの量－反応関係をもとに設定
測定値	作業環境のある時間の平均濃度	作業者呼吸域の作業時間(8時間)の平均濃度
長所	環境改善を行ううえで必要な情報が得られる	作業者個人のばく露の情報が得られる

表5.1.12　管理区分と評価値

	化学物質管理者	保護具着用管理責任者
選任要件	化学物質管理者の業務を担当するために必要な能力を有する者 ・製造事業場は専門的講習の修了者 ・上記以外の事業場は資格要件なし（専門的講習の受講を推奨）	保護具に関する知識および経験を有すると認められる者（たとえば下記の者） ・化学物質管理専門家 ・安全衛生推進者，衛生管理者 ・作業主任者 ・保護具着用管理責任者教育カリキュラムの修了者
職務	・ラベル・SDSなどの確認 ・リスクアセスメントの実施管理 ・ばく露防止措置の選択，実施の管理 ・化学物質の自律的な管理に関わる記録の作成 ・化学物質の自律的な管理に関する労働者への周知・教育 ・労働災害が発生した場合の対応	・保護具の適正な選択に関すること ・労働者の保護具の適正な使用に関すること ・保護具の保守管理に関すること

(3) リスクアセスメント対象物健康診断[6]

労働安全衛生規則（安衛則）577条の2第3項にもとづく健康診断は，有機溶剤中毒予防規則にもとづく特殊健康診断などのように，特定の業務に常時従事する労働者に対して一律に健康診断の実施を求めるものではなく，「リスクアセスメント」の結果にもとづき，当該化学物質のばく露による健康障害発生リスクが高いと判断された労働者に対し，医師などが必要と認める項目について，健康障害発生リスクの程度および有害性の種類に応じた頻度で実施される。

● 4. 化学物質管理

化学物質による労働災害を防止するため，安衛法関係政省令が改正（令和4年5月）され，化学物質管理者・保護具着用管理責任者の選任義務化，ラベル表示・通知義務の化学物質の大幅な追加，別容器保管時の措置の強化，皮膚等障害化学物質等の直接接触の防止等が定められた。

(1) 化学物質管理者・保護具着用管理責任者（表5.1.12）

化学物質を扱う職場では，職種・規模にかかわらず「化学物質管理者」を選任しなければならない。また化学物質管理者を選任した職場において労働者に保護具を使用させるときは，保護具着用管理責任者を選任しなければならない。選任したときは，管理者の氏名を見やすい箇所に掲示することなどにより周知させなければならない。

(2) ラベル表示・通知義務の大幅な追加

約7万種に及ぶ化学物質の取扱いは，その毒性や危険性によって異なり，物質ごとに定められている（図5.1.6）。ラベル表示，SDSなどによる通知とリスクアセスメント実施の義務の対象となる物質（リスクアセスメント対象物）に，国による化学品の分類および表示に関する世界調和システム（GHS）（国連勧告：化学物質・混合物の危険・有害性を世界的に統一されたシステムで判別して，使用者にその情報を伝える方式）分類で危険性・有害性が確認されたすべての物質が順次追加されるため，厚生労働省などのホームページ[*6]を定期的に確認する必要がある。

> **参考情報**
> *6　厚生労働省のホームページ内のサイト「職場のあんぜんサイト」に，CREATE-SIMPLE（図5.1.7）などの支援ツールがある。画面に表示される条件を選択し，必要な情報を入力すると，リスクレベルと対策，参考となる対策管理シートを見ることができる。

用語　化学品の分類および表示に関する世界調和システム（globally harmonized system of classification and labelling of chemicals；GHS）

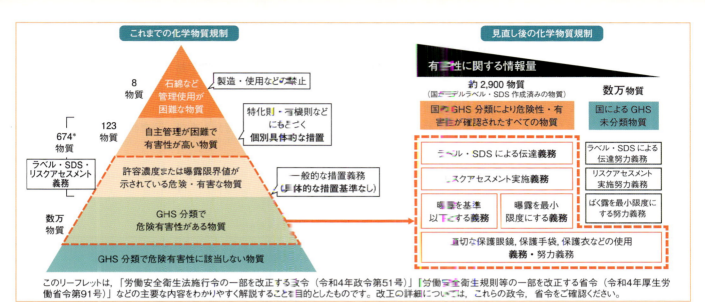

図 5.1.6 労働安全衛生法における化学物質規制
＊令和6年4月1日現在、896物質まで増加した。
〔厚生労働省労働基準局安全衛生部化学物質対策課提供資料，https://www.city.okayama.jp/jigyosha/cmsfiles/contents/0000045/45132/01Aratanakagakubussitukiseigadounyuusaremasu.pdf より〕

- 本マニュアルは，厚生労働省が開発したリスクアセスメントの1つである CREATE – SIMPLE（クリエイト・シンプル）を用いて，労働者のリスクアセスメントを実施するための方法を説明したものです。

ツールの名称	CREATE-SIMPLE（ver.3.0）
開発者	○厚生労働省 ○検討：（平成29年度）第3次産業に向けた簡易リスクアセスメント手法検討委員会 　　　　（平成30年度）簡易リスクアセスメント手法開発検討委員会 　　　　（令和3〜5年度）簡易リスクアセスメント手法開発検討委員会 ○開発：みずほリサーチ＆テクノロジーズ株式会社
入手方法	職場のあんぜんサイト（http://anzeninfo.mhlw.go.jp/user/anzen/kag/anzgc07.htm）より無償で入手可能
ツールの概要	・サービス業など幅広い業種に向けた簡単な化学物質リスクアセスメントツール（Chemical Risk Easy Assessment Tool, Edited for Service Industry and Multi PLE workplaces）。 ・化学物質の吸入ばく露，経皮ばく露による健康リスクと爆発物や引火性などの危険性リスクを対象としたリスクアセスメント支援ツール。 ・簡単な質問に答えていくだけで，リスクを見積もることが可能。
	吸入ばく露	・英国 HSE COSHH essentials にもとづく，リスクアセスメント手法における考え方を踏まえた，推定ばく露濃度と曝露限界値の比較によりリスクレベルを推定。 ・ばく露限界値（または GHS 区分情報にもとづく管理目標濃度）と化学物質の取扱い条件などから推定したばく露濃度（吸入経路，8時間加重平均値，短時間（15分）の最大濃度）を比較する方法を採用。
	経皮ばく露	・米国 NIOSH「A Strategy for Assigning New NIOSH Skin Notations」にもとづく，経皮吸収のモデルを踏まえた，経皮吸収量と経皮ばく露限界値の比較によりリスクレベルを推定。 ・ばく露限界値，肺内保持係数，呼吸量から推定した「経皮ばく露限界値」と，皮膚透過係数（オクタノール・水分配係数，分子量から算出），水溶解度，接触面積・時間から推定した「経皮吸収量」を比較する方法を採用。 ・これまでハザード管理がなされていた経皮吸収について，十分な情報が得られた場合にリスクにもとづいた判断（スクリーニング）が可能。
	危険性	・化学物質の GHS 区分情報と取扱い状況（取扱い量など）を踏まえたリスクレベルを推定し，取扱い物質そのものが潜在的に有している危険性をユーザーが「知ること」，「気付くこと」を目的とする。 ・危険性項目ごとに決定したハザードレベルと取扱い量から設定した「暫定リスクレベル」と，取扱い状況（換気状況，着火源の有無など）を踏まえリスクレベルを決定する方法を採用。
ばく露経路	吸入，接触（定性・定量）

- CREATE-SIMPLE の基本的なリスクレベルの見積もり方法は下記のとおりです（詳細は設計基準を参照）。
- 危険有害性情報と作業条件からリスクの程度（リスクレベル）を見積もります。なお，見積もられたリスクレベルを踏まえ，別途リスクレベルに応じたリスク低減措置の内容を検討してください。

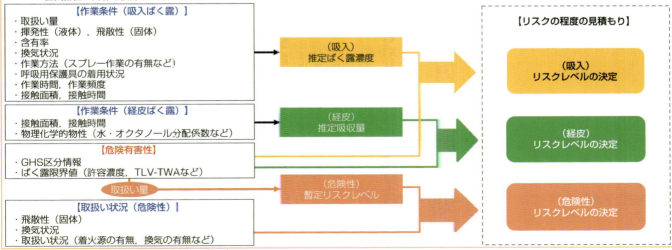

図 5.1.7 CREATE-SIMPLE の概要と基本的な考え方

〔厚生労働省：職場のあんぜんサイト クリエイト・シンプルを用いた化学物質のリスクアセスメントマニュアルより〕

(3) リスクアセスメント

近年改正・施行された政省令・告示の中で細胞診業務に関わる事項としては，2016年度より，一定の危険性・有害性が確認されている化学物質による危険性または有害性の調査〔リスクアセスメント（RA）〕の実施が事業者の義務となっている。SDS[*7]やGHSのデータを基本情報として，リスクの見積もりを行う必要がある。

(4) 保管措置の強化

表示・通知対象物を別容器で保管する場合は，ラベル表示項目のうち化学品の「名称」と「人体に及ぼす作用」を明示しなければならない。

また，地震などで容器が倒れて割れるのを避けられるような配置とする，スパークなどによる火災の予防措置を取る，外部から見えない鍵のかかる棚などに保管し，使用量を管理する，といった対処も必要となっている。火災や地震対策としては，現場の対応のみならず，事業の継続性を鑑みた事業継続計画（BCP）[*8]も必要である。

> **参考情報**
>
> [*7] **わが国のSDS**：従来は化学物質等安全データシート（MSDS）とよばれていたが，2012年に国連GHS「化学品の分類および表示に関する世界調和システム」で規定されているSDSに統一された。JIS Z 7250が改訂され，JIS Z 7253：2012で標準化されている。
>
> わが国では，毒物及び劇物取締法で指定されている毒物や劇物，労働安全衛生法で指定された通知対象物，特定化学物質の環境への排出量の把握等及び管理の改善の促進に関する法律〔化学物質排出把握管理促進法（化管法ともよばれる）〕の指定化学物質を指定の割合以上含有する製品を事業者間で譲渡・提供するときに，SDSの提供が義務化されている。
>
> 上記のほか，2006年12月からは，**GHS**に従って危険有害性が一目でわかる絵表示などを付けることが求められるようになった。
>
> [*8] **事業継続計画（BCP）**：事業者が災害による影響度を認識し，発生時の事業継続を確実にするために必要な対策を策定したものである。なお，その策定・運用・訓練・継続的改善の手法は事業継続マネジメント（BCM）とよばれ，リスクマネジメントの一種である。
>
> 災害や事故の直後において最低限維持すべき操業レベルの許容限界を策定するためには，被害想定が必要である。

さらに，以下の措置も行わなければならない。
- 毒物及び劇物取締法による管理：毒物99種，劇物313種，特定毒物10種（表5.1.13）
- 消防法による危険物（表5.1.14）の管理
- 特定化学物質については，特定化学物質の環境への排出量の把握等及び管理の改善の促進に関する法律〔化管法（PRTR）〕により排出量の管理が定められている[*9]。第1種指定化学物質515種，第2種指定化学物質134種について，排出量の届出が義務付けられている。
- 医療廃棄物に関わる事項：廃棄物の種類を表示する必要がある（図5.1.8）。

表5.1.13 おもな劇物・毒物

おもな劇物	
無機亜鉛塩類	四塩化炭素
亜塩素酸ナトリウム	重クロム酸塩類
アクリルアミド	シュウ酸・同塩類
アクリル酸	硝酸（10％以下を除く）
アクリルニトリル	硝酸タリウム
亜硝酸塩類	水酸化カリウム（5％以下を除く）
アセトニトリル（40％以下を除く）	水酸化ナトリウム（5％以下を除く）
アニリン・同塩類	無機スズ塩類
2-アミノエタノール	無機銅塩類
アンチモン化合物	トリクロロシラン
アンモニア（10％以下を除く）	トルイジン・同塩類
可溶性ウラン化合物	トルエン
エチレンオキシド	鉛化合物
塩化水素（10％以下を除く）	二硫化炭素
塩化第一水銀	バリウム化合物
塩化チオニル	（硫酸バリウムを除く）
塩素	ピクリン酸・同塩類
塩素酸塩類	ヒドラジン-水和物
過酸化水素（6％以下を除く）	ヒドロキシルアミン・同塩類
過酸化ナトリウム	フェニレンジアミン・同塩類
カドミウム化合物	フェノール
ギ酸	ペンタクロルフェノール・同塩類
キシレン	ホウフッ化水素酸・同塩類
キノリン	ホルムアルデヒド
無機金塩類	無水クロム酸
無機銀塩類	メタクリル酸
（塩化銀を除く）	メタノール
クレゾール	メチルアミン
クロム酸塩類	メチルイソチオシアネート
クロルメチル	メチルエチルケトン
クロロ酢酸ナトリウム	ヨウ化水素
クロロホルム	ヨウ化メチル
ケイフッ化水素酸・同塩類	ヨウ素
五酸化バナジウム	硫化リン
酢酸エチル	硫酸（10％以下を除く）
酢酸タリウム	硫酸タリウム
おもな毒物	
アジ化ナトリウム	水銀および水銀化合物
アリルアルコール	（塩化第一水銀などを除く）
塩化ベンゼンスルホニル	ストリキニーネ
塩化ホスホリル	セレンおよびセレン化合物
黄リン	ニコチン・同塩類
五塩化リン	ニッケルカルボニル
三塩化ホウ素	ヒ素およびヒ素化合物
三塩化リン	（ヒ化ガリウムなどを除く）
三フッ化ホウ素	ヒドラジン
三フッ化リン	フッ化水素
無機シアン化合物	ベンゼンチオール
ジニトロクレゾール・同塩類	ホスゲン
ジニトロフェノール	メチルメルカプタン
四フッ化硫黄	2-メルカプトエタノール
ジボラン	リン化水素

用語 事業継続計画（business continuity plan；BCP），化学物質等安全データシート（material safety data sheet；MSDS），日本工業規格（Japanese Industrial Standards；JIS），事業継続マネジメント（business continuity management；BCM），化学物質排出移動量届出制度（pollutant release and transfer register；PRTR）

表 5.1.14 危険物の分類

性　質		品　名	性　状	代表的な物質	指定数量
酸化性固体	1	塩素酸塩類	第一種酸化性固体	塩素酸ナトリウム，過マンガン酸カリウム	50 kg
	2	過塩素酸塩類			
	3	無機過酸化物			
	4	亜塩素酸塩類			
	5	臭素酸塩類	第二種酸化性固体	硝酸アンモニウム（粒状），さらし粉	300 kg
	6	硝酸塩類			
	7	よう素酸塩類			
	8	過マンガン酸塩類			
	9	重クロム酸塩類	第三種酸化性固体	ペルオキソ二硫酸カリウム，硝酸鉄（9水塩）	1,000 kg
	10	その他，政令で定めるもの			
	11	1-10のいずれかを含有するもの			
可燃性固体	1	硫化りん			100 kg
	2	赤りん			100 kg
	3	硫黄			100 kg
	4	鉄粉			500 kg
	5	金属粉	第一種可燃性固体	アルミニウム（200メッシュ以下），チタニウム（150メッシュ以下），亜鉛（200メッシュ以下），マグネシウム（80〜120メッシュ）	100 kg
	6	マグネシウム			
	7	その他のもので政令で定めるもの			
	8	1-7のいずれかを含有するもの	第二種可燃性固体		500 kg
	9	引火性固体		固形アルコール	1,000 kg
自然発火性物質および禁水性物質	1	カリウム			10 kg
	2	ナトリウム			10 kg
	3	アルキルアルミニウム			10 kg
	4	アルキルリチウム			10 kg
	5	黄りん			20 kg
	6	アルカリ金属（カリウムおよびナトリウムを除く）およびアルカリ土類金属	第一種自然発火性物質および禁水性物質	リチウム（粉末），水素化ナトリウム	10 kg
	7	有機金属化合物（アルキルアルミニウムおよびアルキルリチウムを除く）			
	8	金属の水素化物	第二種自然発火性物質および禁水性物質	バリウム，カルシウム（粉末），水素化リチウム，トリクロロシラン	50 kg
	9	金属のりん化物			
	10	カルシウムまたはアルミニウムの炭化物			
	11	その他のもので政令で定めるもの	第三種自然発火性物質および禁水性物質	ホウ化ナトリウム	300 kg
	12	1-11のいずれかを含有するもの			
引火性液体	1	特殊引火物		ジエチルエーテル，ペンタン，二硫化炭素	50 L
	2	第一石油類	非水溶性液体	ガソリン，ヘキサン，ベンゼン，トルエン	200 L
			水溶性液体	アセトン，アセトニトリル	400 L
	3	アルコール類		メタノール，エタノール，2-プロパノール	400 L
	4	第二石油類	非水溶性液体	灯油，軽油，キシレン	1,000 L
			水溶性液体	ギ酸，酢酸	2,000 L
	5	第三石油類	非水溶性液体	重油，重縁油	2,000 L
			水溶性液体	エチレングリコール，グリセリン	4,000 L
	6	第四石油類		ギヤー油，シリンダー油	6,000 L
	7	動植物油類		菜種油，ゴム油	10,000 L
自己反応性物質	1	有機過酸化物	第一種自己反応性物質		10 kg
	2	硝酸エステル類			
	3	ニトロ化合物			
	4	ニトロソ化合物			
	5	アゾ化合物	第二種自己反応性物質		100 kg
	6	ジアゾ化合物			
	7	ヒドラジンの誘導体			
	8	ヒドロキシルアミン			
	9	ヒドロキシルアミン塩類			
	10	その他のもので政令で定めるもの			
	11	1-10のいずれかを含有するもの			
酸化性液体	1	過塩素酸		過塩素酸，過酸化水素，硝酸（9%以上）	300 kg
	2	過酸化水素			
	3	硝酸			
	4	その他のもので政令で定めるもの			
	5	1-4のいずれかを含有するもの			

参考情報

*9 **PRTR**: pollutant release and transfer register の略であり，化学物質排出移動量届出制度，環境汚染物質排出移動登録制度などと訳されている。この制度は，有害性が疑われる化学物質が，どこから，どのくらい，環境（大気・水域・土壌など）中へ排出されているか（排出量），排気物などとして移動しているか（移動量）を把握し，集計・公表する仕組みである。事業者の化学物質管理を促進し，化学物質リスクコミュニケーションの基礎資料として提示することによって，環境中の化学物質のリスクを低減させることを目的としている

わが国のPRTRにおいては，政令で指定された物質（515物質）を年間1トン，発がん性のある23物質（特定第1種指定化学物質）については0.5トン以上取り扱う事業所で，業種や従業員数などの要件に合致するものについて，その事業所をもつ事業者は，指定の物質の排出量・移動量を届け出ることが義務付けられている。

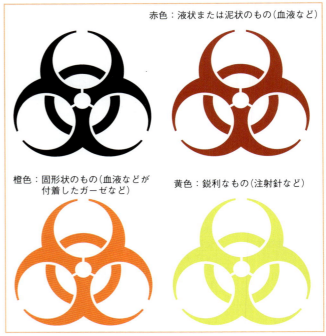

図 5.1.8　バイオハザード標識
特定病原体など取扱い施設の実験室と保管室の出入口，特定病原体などの輸送容器に表示が義務付けられる法定標識感染性廃棄物処理マニュアル。

5. 感染対策

1) 細胞診の検体にはスタンダードプリコーションを適用し，検体の処理は安全キャビネット内で行うことが推奨される。
2) 検査室内の管理区域（清潔区域）と非管理区域（汚染区域）の区別を明確にし，業務体制を整える。
3) MG染色のための風乾は，感染症がある場合には危険であるため，安全キャビネット内で行う。
4) B型肝炎表面（HBs）抗原やクロイツフェルト・ヤコブ病（CJD）などの特殊感染症の検体を扱う場合には別の固定ドーゼ・染色ラインを使い，使用した器具はそれぞれの病原体に対応する消毒液で消毒する。

6. その他

うつ病などの精神疾患の一次予防として，ストレスチェック制度が創設された（2015年12月1日施行）。快適な職場環境の形成維持，および心身ともに健康な状態での勤務のために積極的に利用されるべきである。

臨床検査管理業務に携わる者は，以上の関連法令をすべて理解したうえでの管理体制を築くことが必要である。

〔小松京子・阿部　仁・塚本龍子〕

用語　B型肝炎表面（hepatitis B surface antigen；HBs）抗原，クロイツフェルト・ヤコブ病（Creutzfeldt-Jakob disease；CJD）

参考文献

1) 日本臨床衛生検査技師会：臨床検査部門品質マネジメントシステム構築教本，日本臨床衛生検査技師会，2008．
2) 清澤　正：「図解ビジネス実務事典 マネジメント」，日本能率協会マネジメントセンター，2006．
3) 相馬孝博：「Topic 2 人間工学を応用しよう，Topic 6 リスクを知ってコントロールしよう」，医療安全 BOOKS 2 WHO 患者安全カリキュラムガイド，日本医療マネジメント学会（監修），メディカ出版，2013．
4) 厚生労働省：「事例でわかる職場のリスクアセスメント」，厚生労働省リスクアセスメント等関連資料・教材一覧，2011．　http://www.mhlw.go.jp/bunya/roudoukijun/anzeneisei14/index.html
5) 日本臨床衛生検査技師会：「個人情報保護方針」，2017．https://www.jamt.or.jp/information/privacy/p_guideline1.pdf?=20170815
6) 厚生労働省：「リスクアセスメント対象物健康診断に関するガイドライン」https://www.mhlw.go.jp/content/11302000/001156454.pdf
7) 厚木労働基準監督署：「有害物の有害性に関する掲示内容の見直し・掲示義務の対象物質の拡大について【抜粋版】」https://jsite.mhlw.go.jp/kanagawa-roudoukyoku/content/contents/001632694.pdf

5.2 細胞診の精度管理

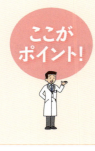

ここがポイント！
- 精度管理には内部精度管理と外部精度管理とがある。
- 内部精度管理は，細胞診断の精度だけでなく，検体採取から標本作製に至るまでの手技や試薬・機器の管理などが要求される。
- 外部精度管理は，結果の検討・是正が大切である。

1. 内部精度管理

　ダブルチェック・無作為抽出による陰性症例のチェック（日本臨床細胞学会では陰性症例の10％以上を推奨している），自動スクリーニング装置による陰性症例の再チェック，院内カンファレンス参加などがあげられる。1日の業務量の管理も必要である（日本臨床細胞学会では，1日の限度量を90枚としている）。診断のばらつきを防ぐには，各自の診断能力を養い，目合わせやダブルチェックを行うことだけでなく，標準作業手順書（SOP）による，検体の採取から標本作製に至るまでの手技の統一をはかり，要員の力量と力量の差による業務の権限を明確にし，内外からの苦情や提案を分析・改善し，検証するシステムを構築する。さらには，要員の教育・環境管理（検査室の温度・湿度や冷蔵庫などの管理も含む）・機器の管理（複数ある場合には機器間差の確認）など，検査結果に影響を与えるあらゆる因子を抽出し総合的に管理する必要がある。

2. 外部精度管理

　外部精度管理には積極的に参加することが推奨される。日本臨床衛生検査技師学会・日本臨床細胞学会のサーベイ・ISO 15189・米国病理学会（CAP）などの認定取得，施設間での相互精度管理などがあげられる。地域単位でのサーベイも存在する。評価を受け，間違いがあればスタッフで検討・是正する。

3. 客観的な指標による精度の向上

　組織診断との対比，遺伝子解析結果，免疫細胞化学的手法，フローサイトメトリーなど，多くの客観的な情報を有効活用する。

［小松京子・阿部　仁・塚本龍子］

用語　標準作業手順書（standard operating procedure；SOP），国際標準化機構（International Organization for Standardization；ISO），米国病理学会（College of American Pathologists；CAP）

5.3 細胞診の教育と学習

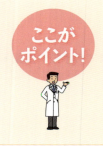

ここがポイント!
- 規約や分類の改訂や医療の進歩に伴い，また日常業務の精度向上のため生涯学習は必要である。
- 教育プログラムは計画・実施・評価を行い，PDCAサイクルをまわす。
- 教育する側のスタッフのスキルマップを構築する。

1. 細胞診検査を担う者の社会的責任

採取が容易であり患者に侵襲を与えない利点を活用し，健康診断における早期発見，腫瘍再発や境界病変の経過観察などに有効とされている細胞診は，"細胞検査士の見逃し＝早期発見の機会を逃す"こととなる。また，穿刺吸引細胞診は診断・治療に直結することを自覚する必要がある。正確な診断には検体の性状に応じた適格な標本作製能力が必要である[1]。細胞診材料からいかによい標本を作製するかを常に意識し，コンタミネーションや検体の取り違えが発生しないようなシステムは必須である。細胞診残余検体が遺伝子検査に有効活用されることもあり，細胞診検体の取扱いにも熟知が必要となっている。

なお2023年より，子宮頸がん検診は，ヒトパピローマウイルス（HPV）検査単独法が順次取り入れられる方向へと進んでおり，HPV検査で陽性である症例の細胞診検体が増加することが予測される。個々の細胞検査士の自己検査だけでなく，各職場ならびに学会主導での継続的教育システムの整備が期待される。

2. 生涯学習

日々進歩していく医療に関わるスタッフとしては，学会や研修会参加・部内カンファレンスなどへの参加・希少例や診断困難例のディスカッション・精度管理のための日常細胞診断のフィードバックシステムなどによる精度向上は必須である。

3. スタッフの教育

スタッフへの教育は，計画を立て実施し効果判定を行うことによりPDCAサイクルをまわす。また，全体研修だけでなく，個別に力量にあった適切な教育を行うことも大切である。管理者は教育する側の力量の評価方法や権限を，スキルマップなどで明確にする必要がある。

［小松京子・阿部　仁・塚本龍子］

用語　ヒトパピローマウイルス（human papillomavirus；HPV）

参考文献

1) 坂本穆彦（編）：細胞診を学ぶ人のために　第6版，医学書院，2019．

略 語 一 覧

ABC法　avidin-biotin peroxidase complex 法
ACTH　adrenocorticotropic hormone
　副腎皮質刺激ホルモン
ADH　atypical ductal hyperplasia
　異型乳管過形成
AFP　α-fetoprotein
　α-フェトプロテイン
AGC　atypical glandular cells
　異型腺細胞
AI　artificial intelligence
　人工知能
AIS　adenocarcinoma in situ
　上皮内腺癌
ALP　alkaline phosphatase
　アルカリホスファターゼ
ASC　atypical squamous cells
　異型扁平上皮細胞
ASC　American Society of Cytopathology
　米国細胞学会
ASC-H　ASC cannot exclude HSIL
　HSIL を除外できない異型扁平上皮細胞
ASC-US　atypical squamous cells of undetermined significance
　意義不明な異型扁平上皮細胞
ATL　adult T-cell leukemia
　成人 T 細胞性白血病
AUS　atypia of undetermined significance
　意義不明な異型
BAP1　BRCA1-associated protein 1
BCM　business continuity management
　事業継続マネジメント
BCP　business continuity plan
　事業継続計画
BL　Burkitt lymphoma
　バーキットリンパ腫
CAP　College of American Pathologists
　米国病理学会
CAPD　continuous ambulatory peritoneal dialysis
　連続携行式腹膜透析
CD　cluster of differentiation
CEA　carcinoembryonic antigen
　癌胎児性抗原
CGP　comprehensive genome profile
　包括的がんゲノムプロファイリング
CIN　cervical intraepithelial neoplasia
　子宮頸部上皮内腫瘍
CIS　carcinoma in situ
　上皮内癌
CJD　Creutzfeldt-Jakob disease
　クロイツフェルト・ヤコブ病
COPD　chronic obstructive pulmonary disease
　慢性閉塞性肺疾患
CPC　clinico-pathological conference
　臨床—病理検討会
CSF　cerebrospinal fluid
　脳脊髄液
CT　computed tomography
　コンピュータ断層撮影
CT・IAC　cytotechnologist・International Academy of Cytology
　国際細胞検査士
DAB　3,3'-diaminobenzidine
DAPI　4',6-diamidino-2-phenylindole
　4',6-ジアミジノ-2-フェニルインドール
DCIS　noninvasive ductal carcinoma, ductal carcinoma in situ
　非浸潤性乳管癌
DDVP　dimethyl 2,2-dichlorovinyl phosphate
　ジメチル-2,2-ジクロロビニルホスフェイト
DNA　deoxyribonucleic acid
　デオキシリボ核酸
DPP　disordered proliferative phase
　不調増殖期内膜
EAU　European Association of Urology
　欧州泌尿器科学会
ECAC　ectopic chromosome around centrosome
　傍中心体異所性染色体
EDTA　ethylenediaminetetraacetic acid
　エチレンジアミン四酢酸
EGBD　endometrial glandular and stromal breakdown
　子宮内膜腺間質崩壊
EMA　epithelial membrane antigen
　上皮膜抗原
EMR　endoscopic mucosal resection
　内視鏡的粘膜切除術
ENBD　endoscopic nasobiliary drainage
　内視鏡的経鼻胆道ドレナージ
ENPD　endoscopic nasal pancreatic drainage
　内視鏡的経鼻膵管ドレナージ
ERCP法　endoscopic retrograde cholangiopancreatography 法
　内視鏡的逆行性胆管膵管造影法
ERP　endoscopic retrograde pancreatography
　内視鏡的逆行性膵管造影

略語一覧

ESD endoscopic submucosal dissection
内視鏡的粘膜下層剝離術

EST 染色 esterase 染色
エステラーゼ染色

ETD extralobular terminal duct
小葉外終末乳管

EUS-FNA endoscopic ultrasound-guided fine needle aspiration
超音波内視鏡下穿刺吸引法

EUS-FNAC endoscopic ultrasonography-guided fine needle aspiration cytology
超音波内視鏡下穿刺吸引細胞診

EWS Ewing sarcoma
ユーイング肉腫

FAP familial adenomatous polyposis
家族性大腸ポリポーシス

FDA Food and Drug Administration of the United States
米国食品医薬品局

FFPE formalin-fixed, paraffin-embedded
ホルマリン固定パラフィン包埋

FISH 法 fluorescence *in situ* hybridization 法
蛍光 *in situ* ハイブリダイゼーション法

FITC fluorescein isothiocyanate
イソチオシアン酸フルオレセイン

FL follicular lymphoma
濾胞性リンパ腫

FLI1 friend leukemia integration 1 transcription factor

FMEA failure mode effect analysis
失敗モード影響分析

FNAC fine needle aspiration cytology
穿刺吸引細胞診

GHS globally harmonized system of classification and labelling of chemicals
化学品の分類および表示に関する世界調和システム

GIST gastro gastrointestinal stromal tumor
消化管間質腫瘍

GLUT glucose transporter

H.pylori *Helicobacter pylori*
ヘリコバクター・ピロリ

HBs 抗原 hepatitis B surface antigen
B型肝炎表面抗原

hCG human chorionic gonadotropin
ヒト絨毛性ゴナドトロピン

HER2 human epidermal growth factor receptor type 2
ヒト上皮成長因子受容体2

HEV high endothelial venule
高内皮細静脈

HE 染色 hematoxylin-eosin 染色
ヘマトキシリン・エオジン染色

HHV human herpes virus
ヒトヘルペスウイルス

HIER heat induced epitope retrieval

HIV human immunodeficiency virus
ヒト免疫不全ウイルス

HL Hodgkin lymphoma
ホジキンリンパ腫

HMB human melanin black
メラノーマ関連抗体

HPV human papillomavirus
ヒトパピローマウイルス

HRP horseradish peroxidase
西洋わさびペルオキシダーゼ

HSIL high-grade squamous intraepithelial lesion
高度扁平上皮内病変

HTLV-1 human T-cell leukemia virus type 1
ヒト T細胞白血病ウイルス1型

IAC International Academy of Cytology
国際細胞学会

ICC immunocytochemistry
免疫細胞化学

ICL intracytoplasmic lumina
細胞質内小腺腔

IDH isocitrate dehydrogenase
イソクエン酸デヒドロゲナーゼ

Ig immunoglobulin
免疫グロブリン

IHC immunohistochemistry
免疫組織化学

IL interleukin
インターロイキン

IOPN intraductal oncocytic papillary neoplasm
膵管内オンコサイト型乳頭状腫瘍

IPMA intraductal papillary-mucinous adenoma
膵管内乳頭粘液性腺腫

IPMC intraductal papillary-mucinous carcinoma
膵管内乳頭粘液性腺癌

IPMN intraductal papillary-mucinous neoplasm
膵管内乳頭粘液性腫瘍

IPNB intraductal papillary neoplasm of the bile duct
胆管内乳頭状腫瘍

ISH 法 *in situ* hybridization 法
in situ ハイブリダイゼーション法

ISO International Organization for Standardization
国際標準化機構

ITD intralobular terminal duct
小葉内終末乳管

JIS Japanese Industrial Standards
日本工業規格

LAM lymphangioleiomyomatosis
リンパ脈管平滑筋症

LBC liquid-based cytology
液状化検体細胞診

LCH Langerhans cell histiocytosis
ランゲルハンス細胞組織球症

LSAB 法 labeled streptavidin-biotin 法

LSIL low-grade squamous intraepithelial lesion
軽度扁平上皮内病変

M mucosa
粘膜

MALT mucosa associated lymphoid tissue

粘膜関連リンパ組織
MC　mesothelial cell
中皮細胞
MCN　mucinous cystic neoplasm
粘液性囊胞性腫瘍
MEN　multiple endocrine neoplasia
多発性内分泌腫瘍症
MG染色　May-Grünwald-Giemsa染色
メイ・グリュンワルド-ギムザ染色
MLT　mucocele like tumor
粘液瘤様腫瘍
MM　muscularis mucosae
粘膜筋板
MMG　mammography
マンモグラフィー
MP　muscularis propria
固有筋層
MRI　magnetic resonance imaging
磁気共鳴画像
MSDS　material safety data sheet
化学物質等安全データシート
MTAP　methylthioadenosine phosphorylase
MUC　mucin
ムチン
MW　molecular weight
分子量
NCAM　neural cell adhesion molecule
N/C比　nuclear-cytoplasmic ratio
核/細胞質比
NET　neuroendocrine tumor
神経内分泌腫瘍
NILM　negative for intraepithelial lesion or malignancy
上皮内病変ではない/悪性ではない
NOS　not otherwise specified
OHSIL　oral high-grade squamous intraepithelial lesion
高異型度上皮内病変
OLSIL　oral low-grade squamous intraepithelial lesion
上皮低異型度上皮内病変
PALP　placental alkaline phosphatase
胎盤性アルカリホスファターゼ
Pap染色　Papanicolaou染色
パパニコロウ染色
PAS反応　periodic acid-Schiff反応
過ヨウ素酸シッフ反応
PBS　phosphate-buffered saline
リン酸緩衝生理食塩水
PCB　polychlorinated biphenyl
塩素化ビフェニル
PCP　pentachlorophenol
ペンタクロロフェノール
PDCAサイクル　plan-do-check-act cycle
PDGFRα　platelet-derived growth factor receptor α
血小板由来増殖因子受容体α
PDSAサイクル　plan-do-study-act cycle
PEL　primary effusion lymphoma

原発性体腔液性リンパ腫
pH　potential of hydrogen
水素イオン指数
PIVKA-Ⅱ　protein induced by vitamin K absence or antagonist-Ⅱ
PMP　pseudomyxoma peritonei
腹膜偽粘液腫
PNC　peculiar nuclear clearing
ビオチン含有淡明核
PNET　peripheral-primitive neuroectodermal tumor
末梢性原始神経外胚葉性腫瘍
PRTR　pollutant release and transfer register
化学物質排出移動量届出制度
PSA　prostate specific antigen
前立腺特異抗原
PTCD法　percutaneous transhepatic choledochal drainage法
経皮経肝胆管ドレナージ法
PUNLMP　papillary urothelial neoplasm of low malignant potential
低悪性度乳頭状尿路上皮腫瘍
QMS　quality management system
品質管理システム
RA　risk assessment
リスクアセスメント
RCA　root cause analysis
根本原因分析
RET遺伝子　rearranged during transfection遺伝子
RFA　radio frequency ablation
ラジオ波熱凝固療法
RMC　reactive mesothelial cell
反応性中皮細胞
RNA　ribonucleic acid
リボ核酸
ROM　risk of malignancy
悪性のリスク，悪性の危険度
ROSE　rapid on-site evaluation
迅速細胞診
R-S細胞　Reed-Sternberg型細胞
リード・ステンベルグ型細胞
SCC　squamous cell carcinoma
扁平上皮癌
SCJ　squamo-columnar junction
扁平上皮—円柱上皮境界部
SCN　serous cystic neoplasm
漿液性囊胞腫瘍
SDS　safety data sheets
安全データシート
SE　tumor penetration of serosa
癌の浸潤が漿膜表面に接している，またはこれを破って腹腔に露出
SI　tumor invasion of adjacent structures
癌の浸潤が直接他臓器までおよぶ
SIL　squamous intraepithelial lesion
扁平上皮内病変

略語一覧

SLE systemic lupus erythematosus
全身性エリテマトーデス
SM submucosa
粘膜下組織
SMA smooth muscle actin
平滑筋アクチン
SOP standard operating procedure
標準作業手順書
SPN solid pseudopapillary neoplasm
充実性偽乳頭状腫瘍
SS
漿膜下層
SSC saline-sodium citrate
生理食塩水―クエン酸ナトリウム
STAS spread through air spaces
腫瘍本体と連続性をもたずに腫瘍周辺の気腔に進展した腫瘍細胞
STIC serous tubal intraepithelial carcinoma
漿液性卵管上皮内癌
SUMP salivary gland neoplasm of uncertain malignant potential
良悪性不明な唾液腺腫瘍
SWOT分析 strengths-weaknesses-opportunities-threats 分析
T depth of tumor invasion
壁深達度
TACE transcatheter arterial chemoembolization
肝動脈化学塞栓療法
TAM tamoxifen
タモキシフェン
TBM tingible body macrophage
可染体マクロファージ
TBS The Bethesda System
ベセスダシステム
TD terminal ductule
終末細乳管
TDLU terminal duct lobular units
終末乳管小葉単位
Tg thyroglobulin
サイログロブリン
TNF tumor necrosis factor
腫瘍壊死因子
TNM分類 tumor node metastasis classification
TQM total quality management
総合的品質マネジメント
TSH thyroid stimulating hormone
甲状腺刺激ホルモン
TTF-1 thyroid transcription factor-1
甲状腺転写因子-1
TUR transurethral resection
経尿道的切除
TURBT transurethral resection of the bladder tumor
経尿道的膀胱腫瘍切除術
UICC Union for International Cancer Control
国際対がん連合
USB universal serial bus
ユニバーサル・シリアル・バス
WG染色 Wright-Giemsa染色
ライト-ギムザ染色
WHO World Health Organization
世界保健機関
WLI white-light imaging
白色光下
WT1 Wilms tumor 1

査読者一覧

●査 読 者

阿部　　　仁	がん研究会有明病院　臨床病理センター　細胞診断部
伊藤　　　仁	東海大学医学部付属病院　病理検査技術科
小松　京子	つくば臨床検査教育・研究センター
澁木　康雄	国立がん研究センター中央病院　臨床検査科/病理診断科
白波瀨浩幸	京都大学医学部付属病院　消化器内科

[五十音順，所属は2024年11月現在]

初版 査読者一覧

● 初版（2018年）────────────────────────────

青木　裕志　　伊藤　　仁　　小郷　正則　　小松　京子

竹中　明美　　古田　則行

[五十音順]

索　引

●英数字

1p/19q 共欠失……162
3 段階判定……52

Ⅱ型肺胞上皮細胞……71, 75

AGC……47
AIS……47
alcian blue 染色（pH2.5）……18
ASC……44
ASC-H……47
ASC-US……47

BCG 膀胱内注入療法……100
BRAF^V600E 変異……147

Candida……40
CIS……44, 99, 100, 101, 103, 105, 106
CSF……167
C 細胞（傍濾胞細胞）……143

DCIS……133
DNA……14
DPP……52

EA50……12
EAU ガイドライン……101
EGBD……52
ENBD……114
ERCP……114
END……130
ETD……130
EUS-FNA……6
EUS-FNAC……115

FISH 法……27, 30, 69, 99
FMEA……182

Giemsa 染色……14
GIST……122

Helicobacter pylori（*H. pylori*）……112
HEV……171
Hodgkin リンパ腫……177
HPV……27, 42
HPV 検査……99

――単独法……4
HSIL……44
――を除外できない異型扁平上皮細胞（ASC-H）……47
HTLV-1……177
hump（こぶ）様細胞質突起……93

IDH 変異……161
IDH 野生型膠芽腫……162
IL-1……177
IOPN……126
IPMN……114, 126
IPNB……125
ITD……130

LAM……92
LBC……3, 26, 40, 69, 98, 131
LCH……155
LSIL……44
lymphoglandular bodies……140

MALT リンパ腫……122
MC……82
MCN……114
MEN……143

N/C 比……34, 41, 77, 78, 104, 105
NET……114, 123
NUM……109

OG6……12

Paget 病……139
Papanicolaou の分類……36
Pap 染色……9, 99
PAS 反応……10, 16
PEL……94
PMP……94
PTCD……114
PUNLMP……103

QMS……180

RAS 変異……145
RCA……182
RET 遺伝子……147

RMC……82
RNA……14

SCC（→扁平上皮癌も見よ）……44
SCJ……38
SCN……114
SDS……184
SIL……42
SPN……114
SWOT 分析……181

TAM……53
TBM……171
TBS……26, 50
TD……130
TDLU……130
Tg……143
TNF-α……177
TQM……180
TTF-1……73
TUR/生検……100
TURBT……100

WHO 分類……103

Ziehl-Neelsen 染色……175

●あ

亜急性甲状腺炎……144
悪性黒色腫……178
悪性細胞……34
悪性末梢神経鞘腫瘍……155
アスベスト（石綿）……93
アスペルギルス症……70
圧挫標本……161
圧挫法……7
アポクリン化生……141
アポトーシス……172
アミロイド……149
アリアス・ステラ反応……52
合わせ法……7, 174
安全データシート（SDS）……184

胃……112
胃炎……120
胃潰瘍……120

201

索 引

意義不明な異型扁平上皮細胞（ASC-US）……47
異型カルチノイド……77
異型細胞……34
異型腺細胞（AGC）……47
異型尿路上皮……109
異型扁平上皮細胞（→ ASC も見よ）……44
萎縮性腟炎……40
異常角化……73
異常細胞……34
石綿……93
胃腺癌……120
胃腺腫……120
遺伝子検査……99
遺伝子検索……27
医療安全管理……181
印環細胞癌……122
インシデント・アクシデントレポート……182
陰性……108
インターロイキン-1（IL-1）……177

液状化検体細胞診（LBC）……3, 26, 40, 69, 98, 131
壊死……77, 102, 103, 104, 105
壊死性リンパ節炎（菊池病）……175
壊死物質……36
エラー分析……181
塩酸アルコール……12
塩酸水溶液……12
炎症細胞……36
遠心塗抹装置……97
延髄……159
円柱上皮細胞……67, 97

横紋筋性腫瘍……155
横紋筋肉腫……155
大型多辺形細胞……71

● か
外部精度管理……193
化学物質管理者……188
核/細胞質比（→ N/C 比も見よ）……34, 41
核異型……102, 103, 104
角化……73
角化異常細胞……56
角化型異型細胞……73
角化型扁平上皮癌……44, 72
核緊満感……44
核クロマチン……35, 79
核形態……35
核小体……35, 107
喀痰……68, 70

──細胞診判定基準……72
核分裂像……35
核密度……47
過誤腫……71
下垂体腺腫……165
仮性菌糸……40
可染体マクロファージ（TBM）……171
家族性大腸ポリポーシス……149
滑膜肉腫……156
過ヨウ素酸シッフ（PAS）反応……10, 16
カルシトニン……143
カルチノイド腫瘍（→ NET も見よ）……123
癌……178
　　──細胞……99, 104, 106, 106
　　──肉腫……56
肝外胆管……113
肝硬変……123
間質性肺炎……71
感染症……70
感染対策……192
肝臓……113
乾燥固定法……10
感度……102
肝内胆管癌……124
間脳……159
乾酪壊死……70, 175
管理濃度……184

偽陰性……104
気管……67
気管支……67
菊池病……175
基底細胞……67, 96
基底細胞腺腫……118
基底細胞増生……71
ギムザ（Giemsa）染色……14
逆流性食道炎……119
キャッスルマン病……175
急性化膿性甲状腺炎……144
橋……159
胸腔……81
偽陽性……102
疑陽性……108
胸腺癌……79
胸腺腫……79
胸膜炎……89
業務の精度管理……2
筋上皮・基底細胞関連腫瘍……111
筋上皮・基底細胞非関連腫瘍……111
筋上皮細胞……131
筋線維芽細胞性腫瘍……154
筋層非浸潤性膀胱癌……103

クーパー靱帯……130
クラブ細胞……67, 75
グリア神経細胞系……164
クリプトコッカス症……70
クルケンベルグ腫瘍……64
クルシュマンらせん体……70
クルチッキー細胞……67

茎……104
経営管理……180
頸管内膜……38
蛍光 in situ ハイブリダイゼーション（FISH）法……27, 30, 69, 99
形質細胞性腫瘍……177
軽度異形成……44
軽度扁平上皮内病変（LSIL）……44
経尿道的切除（TUR）/生検……100
経尿道的膀胱腫瘍切除術（TURBT）……100
経皮経肝胆管ドレナージ（PTCD）……113
経卵管的……56
劇物……190
血液……36
結核性リンパ節炎……175
結節型腫瘍……100
結節性筋膜炎……154
血痰……68
血尿……99
血尿診断ガイドライン2023……99
限局性星細胞系膠腫……162
健康管理……187
検体不適正……39
原発性肝細胞癌……123
原発性体腔液性リンパ腫（PEL）……94
顕微鏡的血尿……99

コイロサイトーシス……43
高異型度……104
　　──癌細胞……99
　　──漿液性癌……59
　　──尿路上皮癌……109
　　──非浸潤性乳頭状尿路上皮癌……100, 104
好塩基球顆粒……14
膠芽腫……162
硬化性腺症……141
硬化性肺胞上皮腫……71
口腔……112
膠原線維状球状物……84
抗原賦活処理……20
好酸球……70
好酸性細胞……146
甲状腺癌取扱い規約……150
甲状腺ベセスダシステム……150

索 引

硬性型浸潤性乳管癌……136
構造異型……52, 104
酵素抗体法……20
高度異形成……44
高度扁平上皮内病変（→ HSIL も見よ）
　……44
高内皮細静脈（HEV）……171
呼吸器……67
個人情報管理……183
骨外性粘液型軟骨肉腫……156
骨巨細胞腫……152
骨組織……151
骨軟部発生未分化小円形細胞肉腫……
　157
骨肉腫……152
コーティング固定法……11
こぶ様細胞質突起……93
コロイド……143
混合型胚細胞腫瘍……64
コンパニオン診断……2

● さ

サイクリン……176
再現性……27
再生上皮（修復）細胞……41
細胞間橋……73
細胞検査士……2
細胞質……36
細胞転写法……28
細胞密度（核密度）……47
サイログロブリン（Tg）……143
作業環境測定……183
作業管理……187
索状……137
擦過……108
擦過塗抹法……6
砂粒小体……56
サルコイドーシス……175

資格認定試験……3
子宮……96
子宮内膜間質肉腫……56
子宮内膜腺間質破綻（EGBD）……52
篩状型非浸潤性乳管癌……134
篩状モルラ癌……149
自然気胸……89
自然尿……98
湿固定……98
湿固定法……10
失敗モード影響分析（FMEA）……182
シッフ試薬……16
自動遠心塗抹法……10
自動化……3
脂肪腫……154
脂肪性腫瘍……154

脂肪肉腫……154
シャルコー・ライデン結晶……70
縦隔腫瘍……79
集細胞法……10
充実型浸潤性乳管癌……136
充実型非浸潤性乳管癌……136
充実性偽乳頭状腫瘍（SPN）……114
重層扁平上皮細胞……38
終脳……159
修復細胞……41
終末細乳管（TD）……130
終末乳管小葉単位（TDLU）……130
樹枝状構造……54
樹状細胞……174
術中洗浄細胞診……82
腫瘍壊死因子-α（TNF-α）……177
腫瘍細胞……95, 102, 104
腫瘍性背景……36
シュワン細胞腫（→神経鞘腫も見よ）
　……165
上衣細胞……160
上衣腫……164
漿液性癌……56
漿液性子宮内膜上皮内癌……56
漿液性腫瘍……58
漿液性嚢胞腫瘍（SCN）……114
生涯学習……194
消化管間質腫瘍（GIST）……122
松果体細胞腫……165
松果体腫瘍……165
小膠細胞……160
小細胞……102
小細胞癌……77, 99, 106
硝子化索状腫瘍……146
照射後異形成……42
小脳……160
上皮性細胞……79, 95
上皮内癌（→ CIS も見よ）……44, 102
上皮内腫瘍進展像……102
上皮内腺癌（AIS）……47
上部尿路細胞診……102
小葉外終末乳管（ETD）……130
小葉間乳管……130
小葉内終末乳管（ITD）……130
食道……112
女性労働基準規則……187
腎……95, 107
腎盂・尿管・膀胱癌取扱い規約……99,
　103, 106, 108
腎盂・尿管癌……101
腎盂癌細胞……107
神経細胞系腫瘍……164
神経鞘腫……155, 165
神経上皮性腫瘍……161
神経性腫瘍……155

神経内分泌腫瘍……77
腎細胞癌……107
侵襲……99, 108
滲出液……82
浸潤性小葉癌……137
浸潤性膵管癌（→腺癌も見よ）……126
浸潤性乳管癌……135
浸潤性尿路上皮癌……100, 105, 106
浸潤性粘液性腺癌……76
浸潤性微小乳頭癌……138
ジンチチウム型トロホブラスト……53
心膜腔……81

膵液……115
髄芽腫……164
膵管内オンコサイト型乳頭状腫瘍
　（IOPN）……126
膵管内乳頭粘液性腫瘍（IPMN）……
　114, 126
膵神経内分泌腫瘍（NET）……114
水素イオン濃度……12
膵臓……114
髄洞……173
髄膜腫……165
髄様癌……138, 148
スマッジ核……43
すり合わせ法……8, 68, 174
すりガラス細胞癌……48
すりガラス状クロマチン……147
スリップ……181

星細胞……160
性索間質性腫瘍……60
精子細胞……97
成熟奇形腫……63
正常細胞……34
成人 T 細胞性白血病……177
成人型顆粒膜細胞腫……60
成人型びまん性膠腫……161
精祖細胞……97
精嚢上皮細胞……95, 107
精母細胞……97
脊索腫……153
脊髄……167
セルトリ・ライディッヒ細胞腫……60
セルトリ細胞……97
セルブロック……23, 69
　──作製法……23, 88
　──法……23
線維芽細胞性腫瘍……154
線維腺腫……139
腺癌……48, 75, 78, 99, 106, 107, 122, 126
　──細胞……107
腺管形成型浸潤性乳管癌……135
腺腔形成……78

索引

腺細胞……95, 97
穿刺吸引……69
穿刺吸引細胞診……144
穿刺吸引細胞診検体……131
穿刺吸引法……98
腺腫様甲状腺腫……145
腺扁平上皮癌……48
腺房細胞癌……118
線毛円柱上皮細胞……67
腺様嚢胞癌……119
前立腺上皮細胞……97

総合的品質マネジメント（TQM）……180
相互封入像……44
その他の悪性腫瘍……48

● た

胎芽性癌……63
体腔液……81
大細胞癌……78
大細胞神経内分泌癌……77
胎児性腫瘍……164
大腸……113
大腸癌……123
大腸腺腫……123
大腸ポリープ……122
大脳（終脳）……159
唾液腺型腫瘍……78
唾液腺腫瘍……111
多核巨細胞……78
多形黄色星細胞腫……162
多形腺腫……117
多形大細胞……102
多層化……103
多発性内分泌腫瘍症（MEN）……148
タモキシフェン（TAM）……53
胆管癌……125
胆管内乳頭状腫瘍（IPNB）……125
胆汁……115
単純ヘルペスウイルス感染細胞……40
胆道癌……124
胆嚢……113
胆嚢癌……125

置換型腺癌……75
蓄痰法……69
腟トリコモナス……40
中間層細胞……96
中心芽細胞……171, 172
中枢性神経細胞腫……164
中層型細胞……104
中層細胞……96, 97, 103
中等度異形成……44
中脳……159

中皮細胞……82
中皮腫……92
超音波内視鏡下穿刺吸引……2
直接塗抹……26
直接塗抹法（従来法）……39

通常型内頸部腺癌……48

低悪性度乳頭状尿路上皮腫瘍（PUNLMP）……103
低異型度の癌……100, 101, 102, 104, 106
低異型度非浸潤性乳頭状尿路上皮癌……100, 103, 107
定型カルチノイド……77
ディスジャーミノーマ……63
低乳頭型非浸潤性乳管癌……134
低分化癌……148
デオキシリボ核酸（DNA）……14
デコイ細胞……107
テストステロン……97
デーデルライン桿菌……38
転移性肝癌……124
転移性骨腫瘍……153
転移性腫瘍……64, 106, 178
転移性肺腫瘍……79

導尿……98
特異度……102
毒物……190
塗抹……6, 97, 98
トリアージ検査……4
トルコ鞍部腫瘍……165

● な

内視鏡的逆行性胆管膵管造影（ERCP）……114
内視鏡的経鼻胆道ドレナージ（ENBD）……114
内部精度管理……193
内膜増殖症……54
捺印標本……161
捺印法……7, 98, 108
軟骨芽細胞腫……152, 153
軟骨性腫瘍……152
軟部組織……151, 154

肉眼的血尿……99, 100, 103, 104, 107
肉腫……178
肉腫様癌……78
二次性腫瘍（→転移性腫瘍も見よ）……64
乳管過形成……141
乳管内乳頭腫……132
乳腺……130, 131
乳腺細胞診の報告様式……142

乳腺症……141
乳腺葉……130
乳頭型腫瘍……100
乳頭癌……147
乳頭状構造……103
ニューモシスチス肺炎……70
尿管カテーテル法……98, 101, 103
尿細管上皮細胞……107
尿細胞診報告様式パリシステム……108
尿膜管癌……106
尿路……99
尿路上皮異形成……102
尿路上皮癌……97, 99, 101, 106, 107, 108
尿路上皮細胞……95, 96, 103, 105, 107
尿路上皮内癌……99, 100, 102

粘液……36
粘液癌……138
粘液産生細胞……78
粘液性癌……60
粘液性腫瘍……59
粘液性嚢胞性腫瘍（MCN）……114
粘液線維性肉腫……154
粘表皮癌……119

脳実質内細胞由来の腫瘍（神経上皮性腫瘍）……161
脳腫瘍……161
脳脊髄液（CSF）……167
嚢胞液……150

● は

肺……67
バイオハザード……192
杯細胞……67
杯細胞過形成……71
胚細胞腫瘍……60
胚腫……165
胚中心細胞……171, 172
肺胞上皮細胞……67
バーキットリンパ腫……177
白板症……119
ばく露管理……187
橋本病（慢性甲状腺炎）……145
バセドウ病……144
バフィーコート……9
パラケラトーシス……43
反応性中皮細胞（RMC）……82

ヒアルロン酸……93
被蓋細胞……96
非角化型扁平上皮癌……44, 72, 78
引きガラス法……9
非小細胞癌……78
微小浸潤癌……135

微小浸潤扁平上皮癌……44
微小乳頭型腺癌……75
非侵襲……99, 102
非浸潤性乳管癌（DCIS）……134
非浸潤性乳頭状尿路上皮腫瘍……100
ビスマルクブラウン……12
ヒトT細胞白血病ウイルス1型（HTLV-1）……177
ヒトパピローマウイルス（→HPVも見よ）……27
ヒトパピローマウイルス（HPV）検査……99
泌尿器細胞診報告様式2015……108
非尿路上皮悪性腫瘍（NUM）……109
皮膚病性リンパ節症……175
びまん性大細胞型B細胞性リンパ腫……176
ヒューマンエラー……181
表層細胞……96, 97, 103, 104
標本作製……97
品質管理システム（QMS）……180

不安全行動……181
フィルター法……98
吹き付け法……7, 174
腹腔……81
腹膜偽粘液腫（PMP）……94
腹膜透析……89
不合格検体……50
不調増殖期内膜（DPP）……52
不適正検体……50
プランマー病……145
プロパノール……11
分化傾向……47
分化不明腫瘍……156
分別……12
分類（報告様式）……3

平滑筋性腫瘍……154
平滑筋肉腫……154
平坦型腫瘍……100
平坦型非浸潤性乳管癌……135
ベセスダシステム（TBS）……26, 50
ヘマトキシリン……12
辺縁洞……173
変性……103, 104
扁平上皮……105, 106
　　──への分化を伴う類内膜癌……54
扁平上皮-円柱上皮境界部（SCJ）……38
扁平上皮化生細胞……42
扁平上皮癌（SCC）……44, 72, 78, 99, 106, 108, 119, 120
扁平上皮細胞……95, 96, 97
扁平上皮内病変（SIL）……42

扁平上皮様細胞……78

傍基底細胞……73
膀胱癌……99, 100
膀胱鏡……99, 100, 103, 107
膀胱洗浄液……98
放射線照射による細胞変化……42
紡錘形異型細胞集塊……78
紡錘細胞……78
胞巣状軟部肉腫……156
膨大細胞癌……148
膨大細胞腺腫……146
乏突起膠腫細胞……160
傍皮質領域……171
泡沫細胞……71
傍濾胞細胞……143
保護具着用管理責任者……185
ホーミング……172
ポリエチレングリコール……11
ホルモン剤投与……47

●ま
膜濾過法……10
マクロファージ……173
マリモ状……90
慢性甲状腺炎……145

未熟化生細胞……41
未熟奇形腫……64
ミステイク……181
未分化/未分類肉腫……157
未分化癌……148
未分化多形肉腫……157
未分化な悪性腫瘍……78
未分化胚細胞腫……63
未分化非小細胞癌……78
脈絡叢乳頭腫……164
ミラノシステム……128
ミラーボール状……90

メイ・グリュンワルド液……14
明細胞癌……56, 60
明細胞腫瘍……60
明細胞肉腫……156
メラニン細胞系腫瘍……165
メルゼブルグ三徴……144
免疫芽球……176
免疫細胞化学……20, 27, 71
免疫組織化学……20
面疱型非浸潤性乳管癌……135

毛様細胞性星細胞腫……162

●や
ユーイング肉腫……157

有核細胞層……9
有機則第2条……187

洋傘細胞……96
葉状腫瘍……140
陽性……108
洋ナシ細胞……96
ヨコハマシステム……142

●ら・わ
ライディッヒ細胞……97
ライト液……14
裸核様……77
ラズベリー小体……91
ラプス……181
卵黄嚢腫瘍……63
卵管腫瘍……66
ラングハンス型巨細胞……70, 175
ラングハンス型トロホブラスト……53
ランゲルハンス細胞組織球症（LCH）……153
卵巣甲状腺腫……64
ランダム生検……100

リスクアセスメント……182, 190
リスクマネジメント……182
リボ核酸（RNA）……14
リポフスチン顆粒……108
留膿腫……52
リンタングステン酸……12
リンパ腫……106, 122, 149, 165
リンパ小節……172
リンパ脈管平滑筋症（LAM）……94

類上皮細胞……70, 175
類上皮肉腫……156
類内膜癌……54, 60
類内膜腫瘍……59

漏出液……82
労働衛生管理……183
ロゼット……164
ローピーコロイド……147
濾胞過形成……175
濾胞癌……146
濾胞細胞……143
濾胞性腫瘍……146
濾胞性リンパ腫……176
濾胞腺腫……145

ワルチン腫瘍……118

JAMT技術教本シリーズ
細胞検査技術教本 第2版

令和7年2月15日　発　行

監修者　　一般社団法人　日本臨床衛生検査技師会

発行者　　池　田　和　博

発行所　　丸善出版株式会社
　　　　　〒101-0051　東京都千代田区神田神保町二丁目17番
　　　　　編集：電話(03)3512-3261／FAX(03)3512-3272
　　　　　営業：電話(03)3512-3256／FAX(03)3512-3270
　　　　　https://www.maruzen-publishing.co.jp

© 一般社団法人　日本臨床衛生検査技師会 2025
レイアウト・有限会社　アロンデザイン
組版印刷・株式会社　加藤文明社／製本・株式会社　松岳社

ISBN 978-4-621-31085-7　C 3347　　　　Printed in Japan

本書の無断複写は著作権法上での例外を除き禁じられています．